*Sanft heilen
mit Blütenessenzen aus aller Welt*

Marion Zerbst

Sanft heilen mit Blütenessenzen aus aller Welt

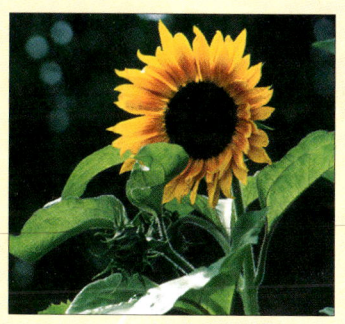

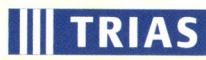

Die Deutsche Bibliothek – CIP-Einheitsaufnahme
Zerbst, Marion:
Sanft heilen mit Blütenessenzen aus aller Welt / Marion Zerbst. – Stuttgart : TRIAS, 1998

Redaktion und Gestaltung: Dr. Katrin Beyer
Research: Karolina Stuhec
Korrektur: Andrew Leslie
Umschlaggestaltung: Cyclus · D+P Loenicker, Stuttgart
Foto Cover vorne: Bavaria (kleine Abbildung);
Foto Cover hinten: Bavaria
Konzeption und Redaktionsleitung: Werner Waldmann
Produktion: WZ Media, Stuttgart
Reproduktion: Konzept-Verlag, Stuttgart
Druck: Westermann Druck, Zwickau

© 1998 Georg Thieme Verlag,
Rüdigerstraße 14,
D-70469 Stuttgart

ISBN 3–89373–429–5

Leserservice

Wenn Sie Fragen oder Anregungen
zu diesem Buch haben, schreiben Sie uns!

TRIAS Verlag

Postfach 30 11 20, D-70451 Stuttgart

Was dieses Buch Ihnen bietet

Schon der Begründer der Blütentherapie, Dr. Edward Bach, forderte, daß jeder Mensch in der Lage sein müsse, sich ohne großen Aufwand selbst mit Blütenessenzen zu therapieren. Das erfordert natürlich Selbstbeobachtung und aktive Mitarbeit. Anleitung dazu finden Sie in diesem Buch: Hier werden nicht nur über 500 Blütenessenzen und Essenzenkombinationen der wichtigsten Hersteller (auch neueste Entwicklungen) ausführlich vorgestellt. Fragebogen erleichtern gleichzeitig die Auswahl der geeigneten Blüten; Arbeitsboxen mit Übungen und ein Blütentagebuch-Vordruck zeigen, wie man den Behandlungserfolg verbessern kann. Fallbeispiele illustrieren die oft verblüffende Wirkung der Essenzen selbst in Fällen, wo die Schulmedizin versagte; ausführliche Bezugsquellen-Angaben helfen, sich diese sanften Wundermittel möglichst rasch zu beschaffen.

Deshalb ist dieses Buch unverzichtbar für alle Menschen, die sich für Blütenessenzen interessieren und sich gern selbst damit behandeln möchten. Auch für Ärzte, Heilpraktiker und Therapeuten, die bereits mit Blütenessenzen arbeiten oder sich eingehender damit beschäftigen möchten, ist das Buch ein wichtiges Nachschlagewerk.

Marion Zerbst

Inhalt

Was sind Blütenessenzen, und wie wirken sie?   **8**

Europa   **19**

Bach-Blüten – Den Körper durch die Seele heilen   21

Enertree und Enerwood – Die Kraft der Bäume und Hölzer   43

Yggdrasil – Blüten aus unseren heimischen Gefilden   55

Irisflora – Entspannung für Körper und Seele   61

Horus – Blütenessenzen in der Geburtsvorbereitung   67

USA und Kanada   **73**

Kalifornische Blütenessenzen – Kommunikation mit der Seele der Natur   75

Master's Flower Essences – Inspiration eines Yogi   97

Desert Alchemy – Was uns die Wüste lehrt   115

Petite Fleur Essences – Mehr Power für unser Immunsystem   145

Pegasus Products – Blütenessenzen auf der Basis gechannelter Informationen   163

Alaska-Blütenessenzen – Harmonie mit der Natur und spirituelle Weiterentwicklung   179

Pacific Essences – Blütenheilmittel aus der unberührten Natur British Columbias   197

Aloha – Blütenessenzen aus der exotischen Landschaft Hawaiis   205

Australien, Neuseeland, Asien und Südamerika

211

Australische Buschblüten – Die innere Weisheit
des ältesten Kontinents
213

Living Essences of Australia – Blütenessenzen
für Massage, Akupunktur und Reflexzonentherapie
229

New Perception Flower Essences – Wege
zu einem neuen Bewußtsein
235

Himalayan Flower Essences – Blütenessenzen
für die Chakren
245

Aum Himalaya Sanjeevini Essences – Blütenessenzen
für ein besseres Leben
251

Korte Phi Essenzen – Spirituelle Energie aus dem Regenwald   261

Araretama Rainforest Vibrational Healing Essences – Der Ort,
von dem das Licht ausgeht
269

Register   **276**

Was sind Blütenessenzen, und wie wirken sie?

Zu Beginn dieses Jahrhunderts entdeckte der englische Arzt und Homöopath Dr. Edward Bach eine neue Heilmethode, die sich erst heute – Jahrzehnte später – wachsender Beliebtheit und Anerkennung erfreut: Bach-Blüten.

Enttäuscht von der Schulmedizin, die immer nur isolierte Krankheiten und Symptome behandelt, statt im Sinne einer ganzheitlichen Therapie den ganzen Menschen mitsamt seiner charakterlichen Veranlagung und seiner psychischen Probleme in den Mittelpunkt der Therapie zu rücken, gab Bach 1928 seine gutgehende Arztpraxis in London auf, zog sich aufs Land zurück und begab sich auf die Suche nach Wildpflanzen mit heilkräftiger Wirkung. Dabei ließ er sich nicht so sehr von wissenschaftlichen Erkenntnissen, sondern vielmehr von seiner Intuition leiten: Der sensible Arzt spürte intuitiv, ob eine Pflanze heilkräftige Schwingungen besaß, und konservierte diese, indem er deren Blüten kochte oder in Quellwasser legte und für einige Stunden dem Sonnenlicht aussetzte. Auf diese Weise stellte er im Lauf der Jahre 38 verschiedene Blütenessenzen her.

Der Gedanke, Menschen mit Blütenessenzen zu therapieren, ist nicht neu: Schon Paracelsus soll Tau von Blüten gesammelt und seinen Patienten eingegeben haben.

Hinter der Therapie mit Blütenheilmitteln steckt die Überzeugung, daß jede Krankheit seelische Ursachen hat. Werden unsere psychischen Probleme nicht rechtzeitig behandelt und behoben, so äußern sie sich in Form körperlicher Erkrankungen. Nach dem Motto „Nicht den Körper, sondern die Seele heilen" lassen sich durch die harmonisierende Wirkung von Blütenessenzen seelische Blockaden, Depressionen und Ängste beseitigen, Fehlverhalten und eingefahrene Denkmuster korrigieren. Sind die seelischen Probleme erst einmal gelöst, so verschwinden auch viele körperliche Beschwerden und Krankheiten wie von selbst – oder treten gar nicht erst auf.

Es hat seinen Grund, daß diese Heilmittel gerade aus den Blüten und nicht aus anderen Pflanzenteilen zubereitet werden: Die Blüte (das Fortpflanzungsorgan) ist der höchstentwickelte Teil der Pflanze – der Punkt, wo sich die meiste Lebenskraft konzentriert. Edward Bach hatte zwei verschiedene Methoden, seine Essenzen herzustellen: die Sonnenmethode und die Kochmethode.

Ein wichtiges Einsatzgebiet von Blütenheilmitteln liegt in der Vorbeugung.

Bei der Sonnenmethode werden morgens an einem sonnigen, wolkenlosen Tag die voll geöffneten Blüten der Pflanze abgepflückt und so in eine Schale mit reinem Quellwasser gelegt, daß sie obenauf schwimmen. Dort läßt man sie ein paar Stunden lang in voller Sonne stehen. Dann nimmt man sie wieder heraus, füllt das Wasser in Flaschen und fügt Alkohol hinzu, um die Essenz zu konservieren.

Diese Methode wandte Dr. Bach bei allen Pflanzen an, die im späten Frühjahr oder im Sommer blühen, wenn die Sonneneinstrahlung intensiv genug ist. Einige seiner Essenzen-Pflanzen blühen jedoch so früh im Jahr, daß das Sonnenlicht für die Zubereitung von Essenzen nicht ausreicht. Bei diesen Pflanzen verwendete Bach die Kochmethode: Er kochte die Blüten in Wasser aus und filterte dieses. Dann wurde es genau wie die nach der Sonnenmethode gewonnenen Essenzen durch Beimischung von Alkohol haltbar gemacht.

Die mit Alkohol versetzte, noch unverdünnte Essenz bezeichnet man als Mutteressenz (mother essence). Sie wird vom Hersteller in kleine Vorratsfläschchen (stock bottles) abgefüllt. Man kann diese Essenz vor der Einnahme noch weiter verdünnen, muß das aber nicht unbedingt tun; viele Blütenessenzen-Hersteller sagen, daß man sie ebensogut auch unverdünnt direkt aus der stock bottle einnehmen kann. (Die Wirkung ist dann möglicherweise intensiver.)

Die meisten neueren Blütenessenzen, die im Gefolge der Bach-Blüten entstanden, werden mit Hilfe der Sonnenmethode zubereitet, da die dafür verwendeten Pflanzen größtenteils im Sommer blühen und viele außerdem aus warmen, sonnigen Gebieten (Neuseeland, Australien, Kalifornien oder dem Südwesten der USA) stammen, wo die Sonne es das ganze Jahr über gut mit uns meint.

Das Geheimnis ihrer Wirkung

Blütenessenzen sind keine Medikamente im schulmedizinischen Sinn des Wortes, denn sie wirken nicht direkt auf die biochemischen Vorgänge im Körper oder Gehirn ein. Sie enthalten ja auch keine chemischen Bestandteile der Blüten, sondern nur deren energetisches Muster, ihre Schwingung. Ähnlich wie homöopathische Heilsubstanzen sind die Blütenessenzen in der Trägersubstanz in so starker Verdünnung enthalten, daß praktisch keine molekularen Blütenbestandteile mehr nachweisbar sind. Diese Tatsache läßt viele konservativere Mediziner an der Wirkung solcher Heilmittel zweifeln. „Wie kann etwas wirken, dessen Existenz sich mit wissenschaftlichen Methoden überhaupt nicht beweisen läßt?" fragen sie.

Dennoch ist es eine Erfahrungstatsache, daß sich gerade mit den homöopathischen Hochpotenzen (den am höchsten verdünnten Heilmitteln) besonders durchschlagende Wirkungen erzielen lassen. Auch die heilende Wirkung von Blütenessenzen ist zwar bislang nicht in wissenschaftlichen Studien, wohl aber durch unzählige Fallbeispiele erwiesen. Skeptiker argumentieren mit dem Placebo-Effekt (das heißt, mit der Tatsache, daß der bloße Glaube an die Wirksamkeit einer Substanz in vielen Fällen schon die Heilung bewirken kann). Aber Blütenessenzen wirken auch bei Babys, Tieren und Pflanzen, bei denen eine Placebo-Wirkung ausgeschlossen ist.

Die Erklärung für die geheimnisvolle Wirkung der hochverdünnten homöopatischen Substanzen und Blütenessenzen sehen

Mittel, die nicht durch ihre biochemischen Substanzen, sondern aufgrund ihrer energetischen Information wirken (dazu gehören außer Blütenessenzen z. B. auch Edelsteine und Edelsteinessenzen), bezeichnet man als Schwingungsheilmittel.

Man muß nicht unbedingt an Blütenessenzen glauben, um in den Genuß ihrer heilenden Wirkung zu kommen. Schon viele Skeptiker haben diese Mittel eingenommen, ohne hundertprozentig von ihrer Wirkung überzeugt zu sein, und waren erstaunt über die Resultate. Allerdings sollte man schon eine grundsätzlich positive Einstellung zu Heilmitteln dieser Art mitbringen oder ihnen zumindest nicht ablehnend gegenüberstehen; denn wenn man sich innerlich dagegen wehrt, kann das den Heilungsprozeß blockieren.

Wissenschaftler in der Fähigkeit des Wassermoleküls, Informationen zu speichern und an Menschen, Tiere und Pflanzen weiterzugeben. Wasser hat also gewissermaßen ein „Gedächtnis": Es nimmt die energetischen Informationen der homöopathischen Heilsubstanz oder Blütenessenz in sich auf und bewahrt dieses Energiemuster selbst dann noch, wenn es kein einziges Molekül der eigentlichen Substanz mehr enthält. Diese gespeicherte Information ist das einzige, was der Organismus benötigt, um zu gesunden.

Auf dieser Erkenntnis beruht die Herstellungsmethode von Heilmitteln in der Homöopathie: Durch ein spezielles Verschüttelungsverfahren werden die Informationen der Heilsubstanz auf das Lösungsmittel übertragen. Blütenessenzen werden nicht „verschüttelt"; bei ihnen dient die Energie der Sonneneinstrahlung bzw. der Kochvorgang dazu, die heilkräftige Schwingung der Blüten auf das Wasser zu übertragen.

Viele Hersteller von Blütenheilmitteln verlassen sich beim Auffinden der heilkräftigen Blüten hauptsächlich auf ihre Intuition. Sie haben eine besondere Sensibilität für die Pflanzenwelt entwickelt, stimmen sich meditativ auf die Pflanzen ein und kommunizieren mit ihren Naturgeistern, den Devas.

Es gibt aber auch ganz konkrete Hinweise auf die Heilwirkung einer Pflanze. Jahrhundertealt ist die Signaturenlehre: die Lehre von den Zusammenhängen zwischen den äußeren Merkmalen (Geruch, Wachstumsverhalten, Form der Blüten, Blätter, Früchte usw.) einer Pflanze und ihren heilenden Eigenschaften. Diese Lehre wurde von vielen Naturvölkern, beispielsweise den Indianern, schon immer angewandt und von dem berühmten Arzt und Naturforscher Paracelsus (1493–1541) neu begründet. So schrieb man z. B. Pflanzen, die äußerlich bestimmten Organen oder Körperteilen des Menschen ähneln, eine heilende Wirkung auf genau diesen Körperteil zu.

Auch die Blütenessenzen-Therapie orientiert sich an dieser Signaturenlehre: Die Bach-Blüte Wild Oat aus den filigranen Blüten der Waldtrespe, die bei jedem Windhauch unentschlossen hin und her schwankt, bietet z. B. jenen Menschen Orientierungshilfe, die sich nicht entscheiden können, welchen Weg sie im Leben einschlagen sollen. Die kalifornische Blütenessenz Indian Paintbrush aus den leuchtend hellroten, pinselförmigen Blüten des Indianischen Malerpinsels hilft Künstlern, einen harmonischen Ausgleich zwischen ihrer Kreativität und den Anforderungen des täglichen Lebens zu finden.

Wann nimmt man Blütenessenzen ein?

Blütenessenzen helfen uns, einen Zustand seelischer Harmonie zu erreichen, an alles, was uns begegnet, mit Optimismus und einer

positiven Lebenseinstellung heranzugehen. Eine solche positive innere Haltung stärkt nicht nur das Immunsystem, sondern gibt uns
auch die innere Kraft, Krisensituationen und schwere oder chronische Krankheiten besser zu überstehen. Die folgende Übersicht soll
eine kleine Orientierungshilfe sein, in welchen Situationen man darüber nachdenken sollte, Blütenheilmittel einzunehmen:

* Wenn man das Gefühl hat, daß eine Krankheit „im Anzug" ist.

* Bei kleineren Verletzungen (z. B. Verstauchungen, Prellungen,
  kleinen Brand- oder Schnittwunden, Insektenstichen). Selbstverständlich gilt auch hier, daß Blütenessenzen nicht den Arzt ersetzen; doch oft kann man damit Schmerzen lindern und verhindern, daß kleine Wunden sich entzünden, Prellungen übermäßig
  stark anschwellen usw. Der Heilungsprozeß wird beschleunigt,
  die Abwehrkräfte werden mobilisiert. Aber bitte niemals auf
  offene Wunden auftragen oder -sprühen!

* In Zeiten, in denen man gestreßt oder überarbeitet ist; auch in
  solchen Situationen ist die Krankheitsanfälligkeit erhöht.

* In der Rekonvaleszenz

* Nach einem psychischen oder physischen Schock (Unfall, Verletzung, Todesnachricht, heftige Auseinandersetzung usw.)

* Nicht nur in großen Krisen, auch bei kleineren Alltagsproblemen
  sind Blütenessenzen die idealen Helfer – beispielsweise bei leichteren seelischen Belastungen oder einem momentanen Stimmungstief.

* In Phasen des Umbruchs oder der Veränderung (Umzug, Ausbil-
  dungsbeginn, neue Stellung, Ende oder Beginn einer Partnerbeziehung, Eintritt in den Ruhestand usw.).

* In allen Phasen körperlicher Veränderung (Pubertät, Wechseljahre, Schwangerschaft).

Natürlich ersetzen Blütenessenzen nicht die medizinische Behandlung. Schwerere physische oder psychische Erkrankungen gehören
in die Hand eines Arztes, Heilpraktikers oder Therapeuten. Man
sollte alle ungewöhnlichen Symptome zunächst ärztlich abklären
lassen, ehe man versucht, sich selbst mit Blütenheilmitteln zu helfen.
Wohl aber können Blütenessenzen bei schweren, langwierigen oder
chronischen Krankheiten und psychischen Störungen begleitend zu

*Wenn man die Essenzen recht-
zeitig einnimmt, kann man
das Ausbrechen der Erkrankung häufig noch verhindern,
oder sie verläuft zumindest
viel leichter als sonst.*

*Vorsicht: Blütenessenzen gegen
Streß und Erschöpfung können
zwar eine Zeitlang helfen,
Phasen zu überbrücken, in
denen wir wirklich notgedrun-
gen „auf Hochtouren" arbeiten
müssen. Als Dauer-Aufputsch-
mittel für Workaholics eignen
sie sich aber nicht!*

Es gibt eine ganze Reihe von Blütenessenzen, die sich sehr gut zur Sterbebegleitung eignen.

anderen Therapien eingesetzt werden, um den Heilungsprozeß zu unterstützen, Schmerzen zu lindern und dem Betroffenen neuen Lebensmut zu geben. Selbst bei unheilbaren Krankheiten ist die Arbeit mit Blütenessenzen sinnvoll, da sie dem Patienten inneren Frieden schenken, so daß er sein Schicksal besser akzeptieren kann.

Wie man mit Blütenessenzen arbeitet

Bei der Diagnose und Therapie mit Blütenessenzen gibt es die unterschiedlichsten Ansätze und Möglichkeiten: Der eine entschließt sich zur Eigentherapie, das heißt, er analysiert seine Probleme ohne fremde Hilfe und findet selber anhand der Beschreibungen die für ihn geeigneten Blütenmittel; der andere vertraut sich lieber einem Arzt, Heilpraktiker oder Blütenberater an. Der Therapeut wird versuchen, ein bestimmtes „Grundthema" oder auch mehrere Themen im Leben seines Klienten zu erkennen: Probleme oder Situationen, die immer wieder auftauchen, hervorstechende Eigenschaften, Denkmuster und Verhaltensweisen, Lebensaufgaben, usw. Körperliche Symptome können zwar auch Hinweise für die Auswahl der Blüten liefern, doch grundsätzlich geht die Blütentherapie mehr von der Psyche und der Lebenssituation eines Menschen aus.

Der Blütenberater wählt die Essenzen für seinen Klienten aus und erläutert ihm deren Wirkung. In den nächsten Wochen folgen weitere Sitzungen, in denen man über erste Wirkungen und Fortschritte in der Therapie spricht; es kann auch sein, daß der Patient nach einer gewissen Zeit eine neue Blütenmischung benötigt.

In manchen Fällen übernehmen die Krankenkassen die Kosten für eine Blütenessenzen-Therapie.

Es gibt aber auch andere, intuitivere Diagnosemethoden, die man zum Teil sogar ohne Hilfe eines Therapeuten durchführen kann. Die Analyse oder Selbstanalyse hat nämlich einen entscheidenden Nachteil: Oft sehen wir uns selbst nicht ganz so, wie wir wirklich sind. Die meisten Menschen haben irgendwo einen „blinden Fleck" – bestimmte Denk- und Verhaltensmuster, die ihnen gar nicht bewußt sind, Eigenschaften, Probleme und Ängste, die sie verdrängt haben usw. Deshalb bevorzugen viele Therapeuten und Anwender intuitive Auswahlverfahren.

Statt der Fläschchen kann man auch Karten mit farbigen Abbildungen der Blüten verwenden, die manche Essenzen-Hersteller anbieten.

✳ Man legt die Fläschchen mit den Blütenessenzen mit nach hinten gedrehtem Etikett vor sich hin und läßt den Blick darüber wandern. An einigen Fläschchen oder Bildern bleibt der Blick unwillkürlich hängen; man fühlt sich intuitiv zu ihnen hingezogen. Diese Flaschen oder Fotos legt man beiseite.

✳ Das gleiche geht auch durch blindes Ertasten der Fläschchen. Man schließt die Augen und fährt mit den Händen langsam über die Flaschen, ohne sie zu berühren. Bei einigen spürt man vielleicht ein leichtes Kribbeln oder Wärmegefühl in den Fingern oder den instinktiven Impuls, innezuhalten. Diese Flaschen enthalten die Essenzen, die man momentan benötigt.

Natürlich ist es am besten, das Pendeln in einem Kurs bei einem erfahrenen Lehrer zu üben; viele bringen es sich aber auch im Do-it-yourself-Verfahren bei. Es ist eine Sache der Erfahrung; mit der Zeit erzielt man immer bessere Ergebnisse.

✳ Manche Menschen ermitteln die Blütenessenzen durch Pendeln. Man nimmt das Fadenende des Pendels in die rechte Hand, hält es locker zwischen Daumen und Zeigefinger, beugt das Handgelenk leicht und stützt den Ellbogen auf. Dann hält man das Pendel ruhig über die einzelnen Flaschen und konzentriert sich auf die Frage: „Brauche ich diese Essenz?" Im allgemeinen gilt eine Kreisdrehung des Pendels im Uhrzeigersinn als positive Antwort, eine Bewegung im Gegenuhrzeigersinn bedeutet „nein".

✳ Für die Diagnose mit dem kinesiologischen Muskeltest braucht man noch eine zweite Person – möglichst einen ausgebildeten Kinesiologen –, die diesen Test durchführt. Man stellt sich dazu aufrecht hin und läßt den linken Arm locker am Körper herabhängen. Den rechten Arm streckt man rechtwinklig vom Körper weg. Nun gibt der Kinesiologe dem Patienten das Fläschchen mit der Essenz in die linke Hand, versucht gleichzeitig seinen rechten, ausgestreckten Arm herunterzudrücken und fordert ihn dabei auf, diesem Druck standzuhalten. Wenn die Essenz für den Patienten gut ist, wird ihre Energie seinen Armmuskel stärken, so daß der Arm sich nicht herunterdrücken läßt. Umgekehrt zeigt der Körper durch einen schwachen Armmuskel an, daß die Essenz nicht gebraucht wird. Auf die gleiche Weise kann man übrigens auch Einnahmedauer und Dosierung testen, indem man einfach nach konkreten Einnahmezeiten und Dosen fragt und dann wieder den Muskeltest macht.

Auf jeden Fall sollte man sich bei solchen intuitiven Diagnoseverfahren hinterher bewußtmachen, warum die einzelnen Essenzen benötigt werden, indem man die Beschreibungen liest und versucht, einen Bezug zwischen ihrer Wirkung und seiner momentanen Lebenssituation herzustellen. Meist wird man verblüfft darüber sein, wie genau die intuitiv ausgewählten Essenzen „passen".

Bei der Frage, wie viele Blütenessenzen man gleichzeitig einnehmen kann oder sollte, unterscheiden sich die Empfehlungen der einzelnen Essenzenhersteller ein wenig. Im Durchschnitt liegen sie bei drei bis sechs Essenzen. Bei echten Schlüsselthemen ist es manchmal am besten, nur eine einzige Essenz einzunehmen, die die Problematik genau trifft, um dieses eine Thema ganz intensiv zu bearbeiten.

Die bekannteren Blütenessenzen – vor allem Bach-Blüten – sind in manchen Apotheken erhältlich oder können dort bestellt werden. Aber natürlich haben Apotheken nicht sämtliche Blütenessenzen vorrätig. Es gibt jedoch einzelne Drogerien und Apotheken, die sich auf den Verkauf von Blütenessenzen spezialisiert haben. Auf Bestellung versenden sie diese auch und stellen individuelle, einnahmefertige Blütenmischungen her. In diesem Buch sind zu jeder Blütenessenzen-Linie die entsprechenden Bezugsquellen angegeben.

Wenn der Patient nicht bei Bewußtsein ist, kann man ihm die Essenz auf Stirn oder Handgelenke reiben oder die Lippen damit benetzen. (Nicht auf offene Wunden auftragen!)

Es empfiehlt sich, das Fläschchen vor jeder Einnahme leicht zu schütteln; dadurch wird die Essenz aktiviert.

Bei Kindern oder Alkoholkranken kann man zum Konservieren Obstessig (z. B. Apfelessig) oder pflanzliches Glycerin statt Alkohol verwenden.

Oft „vergißt" der Patient, seine Blütenessenzen einzunehmen, sobald er sie nicht mehr braucht. Dann benötigt er vielleicht eine neue Essenzenkombination; oder er braucht vorläufig gar keine Essenzen mehr.

Meist werden die Essenzen in Einnahmefläschchen mit Tropfpipette geliefert. Man kann sie natürlich auch als Konzentrat (stock bottle) kaufen und direkt aus dieser Vorratsflasche einnehmen (viermal täglich vier Tropfen davon unter die Zunge geben); oder man stellt sich selber einnahmefertige, verdünnte Tropfen aus einem oder mehreren Konzentraten zusammen. Dazu füllt man eine Pipettenflasche aus braunem Glas zu drei Vierteln mit kohlensäurefreiem Mineralwasser und zu einem Viertel mit etwa 45prozentigem Alkohol (Kognak, Schnaps oder Brandy, zur Haltbarmachung). Dann gibt man aus jeder Vorratsflasche drei bis vier Tropfen in das Pipettenfläschchen und bewahrt diese Essenzenkombination möglichst lichtgeschützt bei normaler Zimmertemperatur auf. Von dieser Mischung tropft man sich viermal täglich etwa vier Tropfen unter die Zunge oder nimmt sie in etwas Wasser ein. Am besten ist es, die Tropfen gleich nach dem Aufwachen, mittags, abends und dann noch einmal vor dem Schlafengehen zu nehmen. (Blütenessenzen und andere Schwingungsheilmittel sollten jedoch grundsätzlich nie während einer Mahlzeit eingenommen werden, sondern mindestens eine halbe Stunde davor oder danach.) Es empfiehlt sich, die Essenzen unter die Zunge zu tropfen und einige Sekunden lang im Mund zu behalten; auf diese Weise wird die Blüten-Information am schnellsten in den Blutkreislauf aufgenommen und weitergeleitet.

In akuten Situationen kann man die Einnahmehäufigkeit erhöhen (in dringenden Fällen alle fünf bis zehn Minuten vier Tropfen). Bei Blütenheilmitteln beschleunigt und verstärkt die Wirkung sich nämlich nicht durch höhere Dosierung, sondern durch häufigere Einnahme. In besonders akuten Fällen (Krisensituation, Prüfung, Schmerzen, Ängste) kann man die Tropfen auch direkt aus der Vorratsflasche in ein Glas kohlensäurefreies Mineralwasser geben und sie dann in kleinen Schlucken über den Tag verteilt trinken. Meist setzt man Blütenessenzen jedoch für längerfristige oder tiefergehende Heilungsprozesse ein. Dabei beträgt die Einnahmedauer häufig vier Wochen oder sogar noch länger; manche Essenzen muß man monatelang einnehmen, um eine dauerhafte Wirkung zu erzielen.

Man muß Blütenessenzen übrigens nicht unbedingt einnehmen; es gibt auch noch andere sehr wirkungsvolle Methoden, sie einzusetzen. Viele Masseure, Chiropraktiker oder Therapeuten, die mit Akupunktur, Akupressur oder Reflexzonenmassage arbeiten, benutzen Blütenessenzen, um den Patienten zu entspannen und die Wirkung ihrer Therapie zu verstärken: Vor einer Massage, Akupressur oder chiropraktischen Behandlung kann der betroffene Korperbereich mit den Essenzen eingerieben werden. Man kann sie auch als Badezusatz benutzen oder sie einer Creme oder Körperlotion oder dem Massageöl beimischen. Eine andere Möglichkeit besteht darin, die Blütenheilmittel aus Sprühflaschen auf bestimmte Körperbereiche zu sprühen oder in der Aura zu verteilen; auch als Spray zur Verbesserung der Raumatmosphäre (z. B. in einem Krankenzimmer oder nach einem stressigen Tag im Büro) lassen sie sich einsetzen.

Eine sanfte, aber nachdrückliche Wirkung

Die ersten Reaktionen auf die Essenzen sind ganz unterschiedlich. Manche Menschen spüren gleich nach der ersten Einnahme eine tiefgreifende Wirkung: ein Gefühl wie ein Stromstoß, ein Prickeln, Wärme- oder Kälteempfindungen oder eine plötzliche Erleichterung. Bei anderen finden subtile, kaum merkliche Veränderungen über einen längeren Zeitraum hinweg statt. Hier eine kurze Übersicht über die häufigsten Reaktionen:

✳ Die Träume werden lebhafter und intensiver, man kann sich besser an sie erinnern. Schlüsselträume, die eine wichtige Botschaft enthalten, können bereits in der ersten Nacht oder in den ersten Wochen der Einnahme auftreten (Traumtagebuch führen!).

Am besten legt man das Traumtagebuch auf den Nachttisch und notiert sich seine Träume gleich nach dem Aufwachen, denn die Erinnerung daran verblaßt sehr rasch.

✳ Ein Gefühl größerer innerer Gelassenheit stellt sich ein. Man sieht die Dinge aus einer neuen Perspektive, nimmt sie nicht mehr so schwer, bekommt eine innere Distanz zu Situationen, von denen man vorher emotional viel stärker betroffen war.

✳ Manchmal kann es auch zu einer vorübergehenden Verschlimmerung der psychischen oder physischen Probleme und Beschwerden kommen, die man mit der Blütenessenz behandelt; oder alte Krankheitssymptome flackern vorübergehend wieder auf. (Die Homöopathen bezeichnen dieses Phänomen als „Erstverschlimmerung" oder Heilkrise.) Negative Emotionen, die man bisher unterdrückt und verdrängt hatte, dringen nun ins Bewußtsein vor, und man muß sich mit ihnen auseinandersetzen.

Die „Erstverschlimmerung" ist ein Zeichen dafür, daß die Blütenessenzen einen Heilungsprozeß in Gang gesetzt haben. Meist legen sich die unangenehmen Symptome nach kurzer Zeit wieder. Man sollte die Therapie deshalb also nicht abbrechen, sondern höchstens die Einnahmehäufigkeit reduzieren oder zusätzlich Notfalltropfen einnehmen.

✳ Man verspürt plötzlich den Drang, bestimmte Dinge in seinem Leben zu klären oder Veränderungen anzugehen, die man bislang immer vor sich hergeschoben hat. Es kann auch sein, daß zwischenmenschliche Beziehungen sich verändern.

✳ Es treten Hautreaktionen (Ekzeme, Ausschlag, Juckreiz usw.) auf, die jedoch meist nach ein paar Tagen wieder abklingen. Auch sie sind positiv – als Zeichen einer inneren Reinigung – zu werten.

✳ Andere Therapien sind plötzlich erfolgreicher, weil sie durch die Blütenessenzen in ihrer Wirkung unterstützt werden.

Viele Blütenessenzen-Hersteller und Therapeuten empfehlen, homöopathische Mittel wegzulassen, solange man Blütenessenzen einnimmt – es sei denn, ein erfahrener Therapeut rät, beides zu kombinieren. Es kann nämlich leicht passieren, daß die verschiedenen Informationen sich überlagern und gegenseitig aufheben. Das gilt auch für viele allopathische Medikamente. Auch solche Interferenzen können ein möglicher Grund sein, wenn Blütenessenzen nicht wirken.

* *Man hat ein stärkeres Ruhe- und Schlafbedürfnis auf sonst, da der innere Heilungsprozeß viel Energie erfordert.*

Manche Menschen spüren nach der Einnahme von Blütenessenzen überhaupt keine Wirkung. Das kann verschiedene Gründe haben:

* *Man hat seine „Lektion" noch nicht gelernt. Oft ist eine Krankheit ein Alarmsignal des Körpers, ein Hinweis, daß wir etwas an unserem Leben verändern müssen – weniger arbeiten, uns mehr bewegen, uns vernünftiger ernähren, usw. Wenn der Patient die Lernaufgabe, die hinter seiner Krankheit steht, nicht gemeistert hat, können Blütenessenzen auf die Dauer nicht wirken.*

* *Der Kranke will gar nicht gesund werden. Bewußt oder unbewußt zieht er aus seiner Krankheit irgendeinen Nutzen – vielleicht die Beachtung und Zuwendung anderer Menschen, vielleicht auch die Möglichkeit, im Bett zu bleiben und sich mit unangenehmen Dingen nicht auseinandersetzen zu müssen, usw.*

* *Man hat die falschen Blüten gewählt. Bei Problemen und Beschwerden, die schon sehr lange bestehen, kann es sein, daß die ersten Anzeichen einer Heilung sich erst nach ein paar Wochen zeigen. Doch wenn nach vier bis sechs Wochen noch keinerlei Wirkung zu erkennen ist, hat man die falschen Blüten ausgewählt. Dann wiederholt man den Auswahlprozeß noch einmal.*

Die Gefahr unerwünschter Nebenwirkungen besteht bei Blütenessenzen glücklicherweise nicht. Sie wirken nur auf jene physischen und psychischen Bereiche, in denen ein Ungleichgewicht herrscht. Hat man die falschen Essenzen gewählt, so geschieht normalerweise gar nichts – man spürt keine Wirkung.

Die Blütentherapie erfordert aktive Mitarbeit. Es gibt verschiedene Möglichkeiten, Blütenessenzen in ihrer Wirkung zu verstärken, z. B. durch Affirmationen – d. h. indem man die positive Wirkung der Essenzen in einprägsame, positive Sätze kleidet und diese dann immer wieder laut oder in Gedanken vor sich hinspricht und sich intensiv darauf konzentriert. Auch Meditationen und kreative Visualisationsübungen können die Wirkung von Blütenessenzen unterstützen. So kann man sich z. B. bei der Einnahme der Essenzen vorstellen, wie sie sich im ganzen Körper ausbreiten und ihre positive Wirkung sich entfaltet wie eine Blüte usw.

Fallstudien haben gezeigt, daß sich die größten Erfolge erzielen lassen, wenn die Arbeit mit den Blütenessenzen von intensiver Selbstbeobachtung begleitet wird. Gute Hilfestellung leistet dabei ein Blüten-Tagebuch, in das man während der Einnahme regelmäßig Beobachtungen, Veränderungen und Träume einträgt.

Machen Sie sich von dem Formular auf der rechten Seite mehrere Kopien, und benutzen Sie für jede Essenz oder Essenzenkombination ein neues Formular. Wenn der Platz für Ihre Beobachtungen nicht reicht, heften Sie einfach mehrere Blätter an.

Das Blütentagebuch

Blütenessenz oder
Essenzenkombination

Ziele, die ich damit erreichen möchte:

....

....

....

....

....

....

Beginn der Behandlung: ....

Ende der Behandlung: ....

Affirmationen: ....

                        ....

Was mir aufgefallen ist (Veränderungen, Fortschritte, Erfolgserlebnisse, Träume usw.):

....

....

....

....

....

....

....

....

....

....

....

....

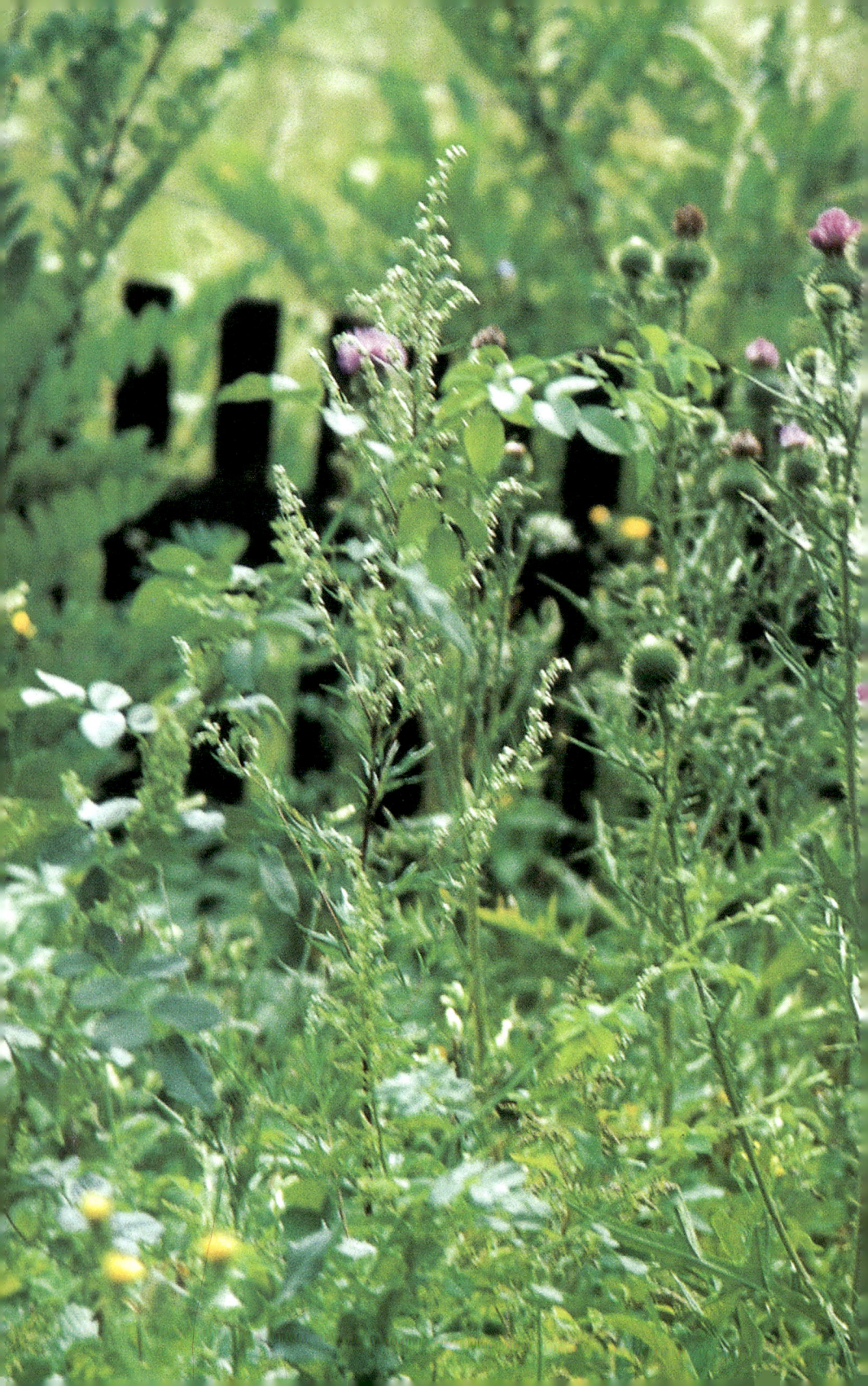

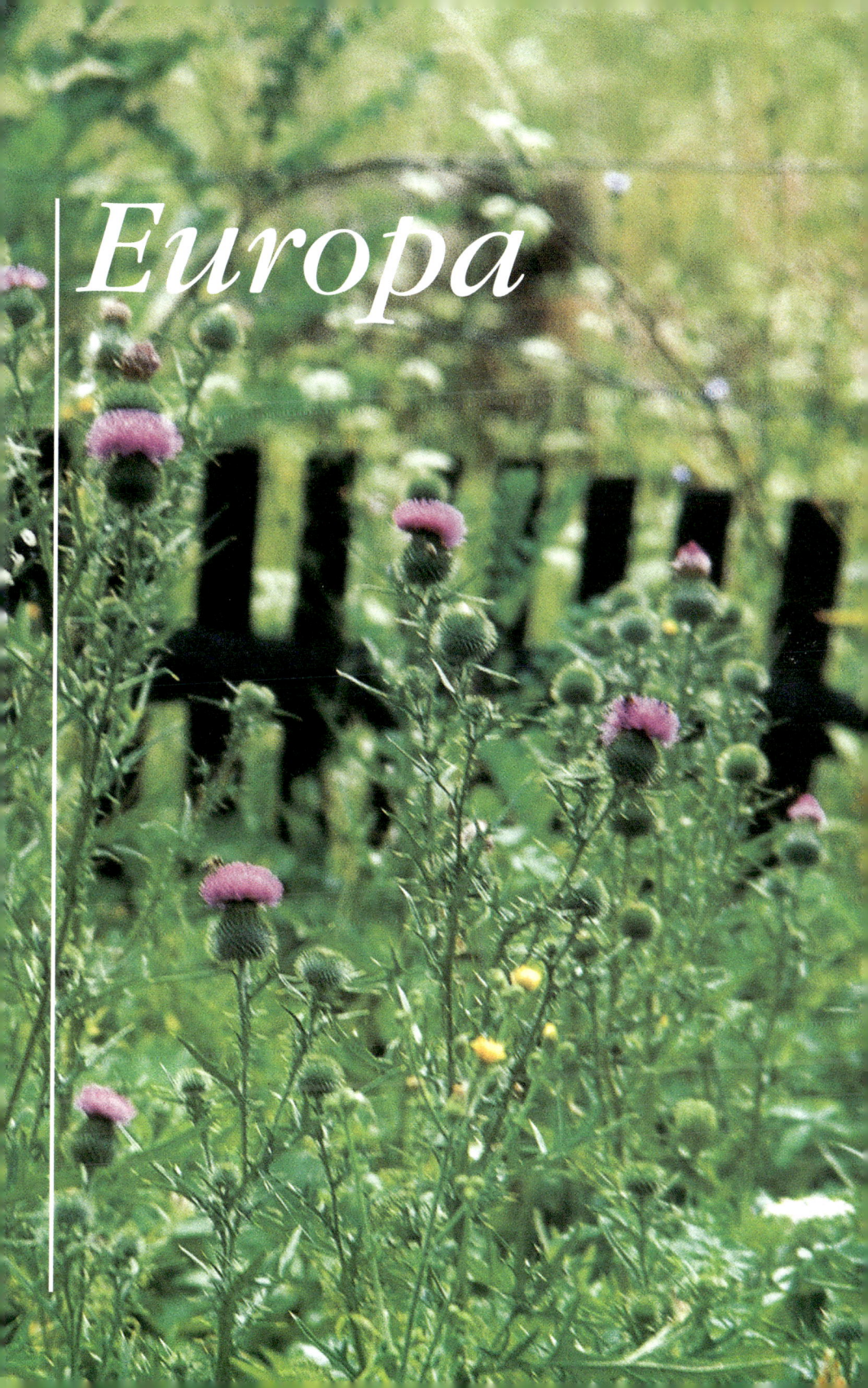

Europa

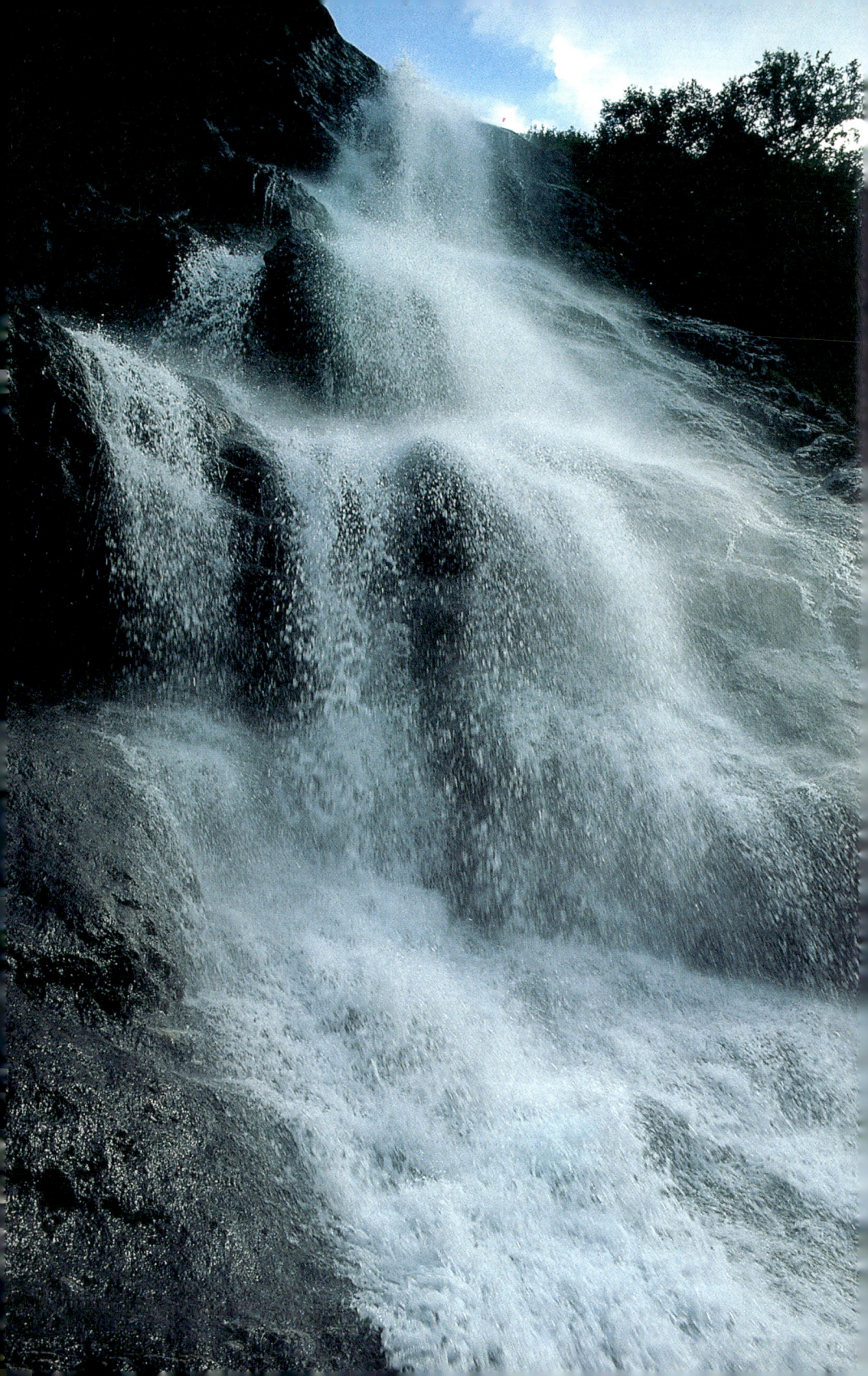

Bach-Blüten
Den Körper
durch die Seele heilen

Edward Bach, der Begründer der Blütenessenzen-Therapie, wurde 1886 in England geboren, studierte Medizin und arbeitete dann eine Zeitlang als Unfallchirurg, später als Bakteriologe am Universitätskrankenhaus in London. Seine Forschungsarbeiten führten ihn schon sehr bald über die Grenzen der Schulmedizin hinaus, und er begann sich mit Homöopathie zu beschäftigen. Bei seiner Arbeit als Bakteriologe machte er eine interessante Entdeckung. Er fand bei seinen Patienten sieben Gruppen von Darmbakterien, die sieben negativen Gemütszuständen entsprachen:

„Diese Heilmittel rufen einen Zustand der Harmonie unseres ganzen Wesens hervor und oft auch eine Lebensfreude, Freiheit von Sorgen und Befürchtungen, wie wir sie früher nicht gekannt haben."

Edward Bach

* Angst
* Unsicherheit
* ungenügendes Interesse an der Gegenwart
* Einsamkeit
* Überempfindlichkeit gegenüber Einflüssen und Ideen
* Mutlosigkeit und Verzweiflung
* übermäßige Sorge um das Wohl anderer.

Bei jedem Patienten, der von einem dieser Gemütszustände geprägt war, herrschte in der Darmflora die entsprechende Bakteriengruppe vor – und zwar völlig unabhängig von seiner körperlichen Erkrankung.

Bach ging nun daran, aus diesen Darmbakteriengruppen sieben verschiedene Impfstoffe zu entwickeln – die Bach-Nosoden, die in der Homöopathie heute noch eingesetzt werden. Er behandelte seine Patienten mit diesen Impfstoffen und stellte fest, daß jeder am besten auf die Bach-Nosode ansprach, die seiner Persönlichkeitsstruktur entsprach – gleichgültig, was für Beschwerden er hatte und an welcher physischen Krankheit er litt.

Nosoden sind homöopathische Mittel, die aus Krankheitserregern im menschlichen Blut hergestellt werden.

Daraufhin begann Edward Bach sich mehr für die Persönlichkeit und die psychischen Probleme seiner Patienten zu interessieren als für ihre Krankheiten. Stundenlang sprach er mit ihnen, um mehr über ihr Innenleben zu erfahren. Und einzig und allein aufgrund ihrer seelischen Verfassung und ihrer psychischen Probleme verschrieb er ihnen dann ganz bestimmte Bach-Nosoden, ohne ihre körperlichen Beschwerden zu berücksichtigen. Damit hatte er so großen

◀ *Abbildung:*
Dr. Bach stellte seine Blütenessenzen mit Quellwasser her. Heute wird in der Regel kohlensäurefreies Mineralwasser dazu verwendet.

„Fast jeder von uns leidet an etwas, das der Harmonie im Wege steht, sei es Depression, Besorgnis, Angst oder etwas anderes. Diese Heilpflanzen beseitigen es, und damit verschließen sie nicht nur die Tür vor dem Eindringen von Krankheit, sondern sie machen auch unser Leben glücklicher, freudiger und nützlicher."

Edward Bach

Erfolg, daß er sich schon bald eine eigene Praxis in London einrichten konnte.

Aus dieser faszinierenden Entdeckung entwickelte Bach die Theorie, die der Therapie mit Blütenessenzen bis heute zugrunde liegt: daß Krankheiten ihren Ursprung nicht in unserem Körper, sondern in unserer Psyche haben – in negativen Gemütszuständen, die uns aus dem seelischen Gleichgewicht bringen. Dadurch werden wir anfällig für Krankheiten. Indem man dieses Ungleichgewicht korrigiert, kann man sein Immunsystem stärken, so daß Krankheiten gar nicht erst auftreten. Doch selbst bereits bestehende Erkrankungen lassen sich auf diese Weise oft noch in den Griff bekommen. Von dieser Erkenntnis bis zur völligen Abkehr von der Schulmedizin war es

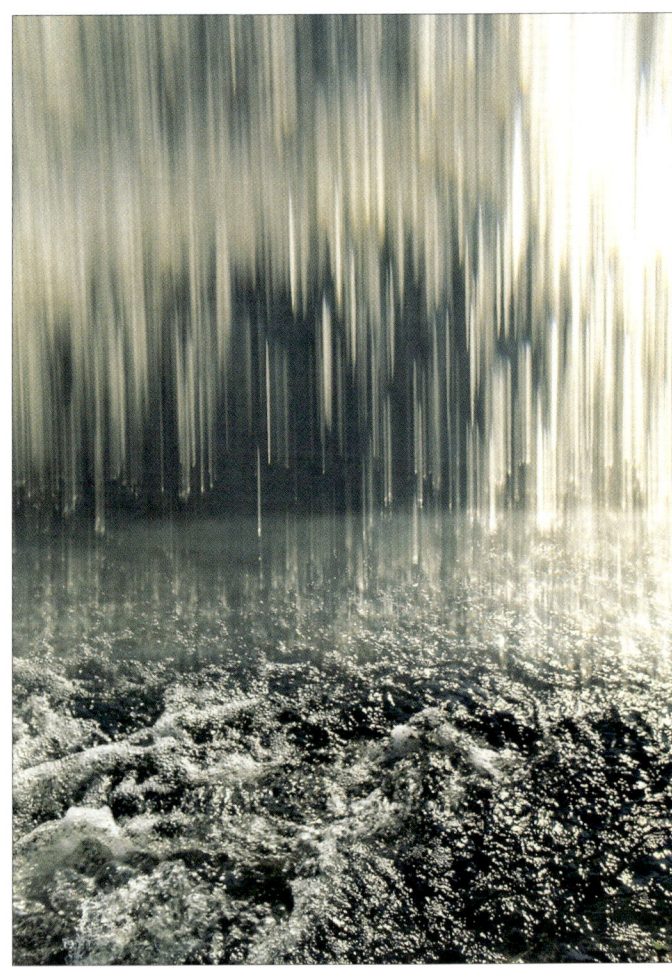

Die energetische Schwingung der Blüten überträgt sich auf das Wasser.

nur noch ein kleiner Schritt. Diese Art der Medizin war Dr. Bach schon immer zu einseitig gewesen; sie behandelte nur die physischen Symptome, statt nach den eigentlichen Ursachen zu forschen und den ganzen Menschen in die Therapie mit einzubeziehen. Nun hatte Bach endlich den Beweis, daß er auf dem richtigen Weg war. Im Alter von 38 Jahren gab er seine florierende Londoner Praxis auf und zog sich nach Wales aufs Land zurück. Da ihm die Herstellung von Heilmitteln aus Darmbakterien widerstrebte und er meinte, daß wir die Heilung unserer Krankheiten lieber in der freien Natur suchen sollten, unternahm er immer wieder lange, einsame Spaziergänge durch Wälder und Wiesen auf der Suche nach heilkräftigen Blütenessenzen.

Dabei ließ er sich ganz von seiner Intuition leiten. Er spürte die heilkräftigen Schwingungen bestimmter Pflanzen und testete all seine Blütenessenzen zunächst an sich selbst, um sie dann in jahrelanger gewissenhafter Arbeit an anderen Menschen auszuprobieren – mit großem Erfolg.

Bach teilte unsere psychischen Probleme und Fehlverhalten in sieben verschiedene Kategorien ein – dieselben Kategorien, auf die er bereits bei seiner Entdeckung der Bach-Nosoden gestoßen war. Für jeden dieser sieben Gemütszustände fand er mehrere (insgesamt 38) Essenzen. Seiner Erfahrung entsprechend empfiehlt er, Krankheiten immer mit Blick auf die zugrundeliegenden oder begleitenden psychischen Zustände zu behandeln. Das heißt, es gibt keine bestimmte Blütenessenz gegen Schlafstörungen. Zunächst muß man nach der Ursache forschen: Hat der Patient Schlafprobleme, weil er beruflich zu stark belastet ist oder weil ihm abends immer noch tausend Gedanken im Kopf herumgehen? Ist er ein verzagter, übervorsichtiger Typ, dem seine Ängste den Schlaf rauben? Oder ist er ein hektischer, ungeduldiger Workaholic? Je nach der Ursache des Problems wählt man dann die Blütenessenzen für die Behandlung aus.

Als Edward Bach die Beschreibungen seiner 38 Essenzen publizierte, war das für die Londoner Ärzteschaft ein Skandal. Niemand nahm seine neue Heilmethode ernst, die den Menschen damals als unwissenschaftlich und völlig abwegig erschien. Als Bach im Alter von 50 Jahren verstarb, ahnte er nicht, daß seine Blütenessenzen einige Jahrzehnte später in allen größeren Apotheken zu finden sein würden. Erst nach seinem Tode setzte sich seine Therapie durch und fand eine große Anhängerschaft. Und nicht nur das: Im Gefolge Bachs wurden unzählige weitere Blütenessenzen-Linien entwickelt, so daß uns heute Tausende von Essenzen zur Verfügung stehen, die mit zum Teil sehr guten Ergebnissen bei der Behandlung psychischer und physischer Erkrankungen eingesetzt werden. Bach hatte den Weg für diese Entwicklung bereitet; den Erfolg seiner Methode selbst mitzuerleben ist ihm leider versagt geblieben.

Bach-Blüten sind in vielen größeren Apotheken erhältlich. Außerdem bekommt man sie bei folgenden Bach-Blütentherapie-Instituten:

info/bezugsquellen

Mechthild Scheffer GmbH
Institut für Bach-Blütentherapie, Forschung und Lehre

in Deutschland:
Lippmannstr. 53
22769 Hamburg
Tel.: 0 40/43 25 77 10
Fax: 0 40/43 52 53

in Österreich:
Börsengasse 1
1010 Wien
Tel.: 01/5 33 86 40
Fax: 01/5 33 86 40 15

in der Schweiz:
Mainaustr. 15
8034 Zürich 8
Tel.: 01/3 82 33 11
Fax: 01/3 82 33 19

Welche Essenzen für welches Problem?

❑   Leiden Sie häufig unter Ängsten?   ➪ `1` `2` `3`

❑   Sind Sie ein übervorsichtiger Typ, der am liebsten
auf „Nummer Sicher" geht?   ➪ `1`

❑   Haben Sie manchmal Depressionen oder ein Gefühl
der Mut- und Hoffnungslosigkeit?   ➪ `4` `6` `7` `11` `13` `14` `15` `26` `27` `33`

❑   Machen Sie sich oft Sorgen um andere Menschen?   ➪ `5`

❑   Sind Sie schüchtern oder introvertiert, knüpfen Sie nicht
so leicht Kontakte und bleiben lieber im Hintergrund?   ➪ `1` `21` `23` `26`

❑   Fällt es Ihnen schwer, sich durchzusetzen? Fühlen Sie
sich zu nachgiebig oder sogar ausgenutzt?   ➪ `1` `10` `12` `23` `26` `28`

❑   Haben Sie öfters Minderwertigkeitskomplexe oder
Schuldgefühle?   ➪ `26` `28`

❑   Lassen Sie sich leicht von anderen Menschen
beeinflussen oder gar beherrschen?   ➪ `10` `23` `24`

❑   Fallen Ihnen Entscheidungen manchmal schwer?   ➪ `9` `10` `11`

❑   Haben Sie manchmal Angst, die Kontrolle über sich zu
verlieren; neigen Sie zu Panik und Kurzschlußhandlungen?   ➪ `3` `4`

❑   Neigen Sie zu intensiven, ja manchmal sogar überschwenglichen Gefühlen?   ➪ `4`

❑   Sind Sie hin und wieder ein wenig verträumt und mit
Ihren Gedanken ganz woanders?   ➪ `12`

❑   Leiden Sie unter starken Stimmungsschwankungen?   ➪ `11`

❑   Haben Sie an anderen immer etwas auszusetzen?   ➪ `38`

❑   Neigen Sie zu Hektik, Ungeduld oder Wutausbrüchen?   ➪ `4` `20` `25`

❑   Sind Sie ein großer Ordnungs- und Sauberkeitsfan?   ➪ `32`

❑   Neigen Sie zu Gefühlen des Neides oder der Eifersucht?   ➪ `25` `36`

❑   Haben Sie oft das Bedürfnis, im Mittelpunkt zu stehen?   ➪ `19`

❑   Wirft man Ihnen manchmal vor, ehrgeizig, dominierend,
rechthaberisch oder besitzergreifend zu sein?   ➪ `34` `35` `36` `37` `38`

❑   Sagen andere Menschen Ihnen, daß Sie in Ihrer
Begeisterung hin und wieder zu übereifrig sind?   ➪ `35`

❑   Haben Sie eine sehr enge, „symbiotische" Beziehung zu
einem anderen Menschen (Partner, Kind, Eltern usw.)?   ➪ `5` `36`

❏ Wirft man Ihnen manchmal übertriebene Fürsorge vor? ➪ **5 36**

❏ Sind Sie ein Perfektionist oder erlegen Sie sich selber
zu viele Zwänge auf? ➪ **28 31 32 34**

❏ Fällt es Ihnen schwer, einen Sinn in Ihrem Leben zu erkennen? ➪ **9**

❏ Befinden Sie sich momentan in einer Lebenskrise, oder
haben Sie einen Schicksalsschlag oder eine seelische
Erschütterung noch nicht verkraftet? ➪ **3 6 13 24 27 29 33**

❏ Trauern Sie immer noch der Vergangenheit nach, in der
es Ihnen besser ging? ➪ **13**

❏ Drehen sich Ihre Gedanken ständig im Kreis herum? ➪ **16**

❏ Machen Sie immer wieder die gleichen Fehler, oder
geraten Sie immer wieder in ähnliche Situationen? ➪ **18**

❏ Haben Sie den Eindruck, vor einem Wendepunkt oder
Neubeginn in Ihrem Leben zu stehen? ➪ **24**

❏ Sind Sie manchmal verbittert und vom Leben enttäuscht? ➪ **9 25 29**

❏ Sind Sie mit Ihrer beruflichen Situation unzufrieden? ➪ **8 9 24**

❏ Fangen Sie immer wieder etwas Neues an und geben es
dann wieder auf, weil es doch nicht das richtige für Sie war? ➪ **9**

❏ Neigen Sie zu übersteigertem Pflichtgefühl? Sind Sie
ein „Workaholic"? ➪ **17 28 30 31 35**

❏ Fühlen Sie sich überlastet und mit Ihrer Kraft am Ende? ➪ **8 17 30**

❏ Leiden Sie an einer schweren oder chronischen
Krankheit? ➪ **3 6 7 14 17 24 29 30 31 33**

❏ Haben Sie Alkohol- oder Drogenprobleme? ➪ **3 4 12 13 22**

❏ Haben Sie Lern- oder Konzentrationsschwierigkeiten? ➪ **11 12 16 18**

❏ Sind Sie nervös? Oder ist Ihr Schlaf gestört? ➪ **1 2 5 16 20 22 35**

❏ Neigen Sie zu Allergien und Ekzemen oder anderen
Hautproblemen? ➪ **18 24 25 26 32 37 38**

❏ Haben Sie eine Herz-Kreislauf-Erkrankung? ➪ **12 17 20 25**
30 31 34 35 37

❏ Leiden Sie an rheumatischen Beschwerden, Rückenschmerzen
oder an Problemen mit der Wirbelsäule? ➪ **22 23 26 28 31 34 35 37**

❏ Haben Sie sexuelle Probleme? ➪ **4 24 26 28 32**

Blütenessenzen gegen Angst

Mimulus

1 Mimulus
(Mimulus guttatus, Gefleckte Gauklerblume)

Der Mimulus-Typ hat vor allem möglichen Angst: vor dem Fliegen, vor Krankheiten, vor dem Zahnarzt, vor Spinnen, Insekten oder Hunden. Er ist ein übervorsichtiger Typ, der keine Risiken eingeht. Meist ist er auch ein wenig schüchtern und menschenscheu und hält sich lieber im Hintergrund. Außerdem neigen Mimulus-Menschen zu Übersensibilität – sie sind z. B. überempfindlich gegen Lärm, Kälte, grelles Licht, Menschenmengen oder bestimmte Nahrungsmittel. Da sie so zartbesaitet sind, haben sie meist auch Schwierigkeiten, sich durchzusetzen. Solche Menschen neigen zu Nervosität und kränkeln leicht. Vor allem, wenn sie unter Druck stehen oder sich einer Situation stellen müssen, vor der sie Angst haben, reagieren sie mit Krankheit, bekommen eine Erkältung, Migräne, nervöse Magen- oder Herzbeschwerden. Und wenn sie krank sind, dann sind sie sehr ängstliche Patienten, die sich aus Übervorsicht schon beim ersten Symptom ins Bett legen. Das Blütenmittel Mimulus schenkt Gelassenheit und Selbstsicherheit und hilft, die Ängste zu überwinden.

Aspen

2 Aspen
(Populus tremula, Espe, Zitterpappel)

Aspen-Menschen leiden unter irrationalen Ängsten, für die es keine logische Begründung gibt. Sie werden häufig von Alpträumen oder düsteren Vorahnungen geplagt; oder sie sind abergläubisch, fürchten sich vor Gespenstern und übersinnlichen Phänomenen. Ein solcher Mensch hat Angst vor der Dunkelheit oder traut sich nicht aus dem Haus, ohne daß es irgendeinen Grund dafür gäbe; oder er leidet unter Halluzinationen und Verfolgungswahn. Aspen verhilft solchen Menschen zu einer rationaleren Einstellung, so daß sie ihre Ängste überwinden oder zumindest besser damit umgehen können. Menschen, die ein Trauma erlitten haben (beispielsweise vergewaltigte Frauen oder mißhandelte Kinder) können mit Hilfe von Aspen ihre panischen Angstzustände besser in den Griff bekommen.

3 Rock Rose (Helianthemum
nummularium, Gelbes Sonnenröschen)

Dieses Blütenmittel hilft bei Notfällen und in Krisen: z. B. zur begleitenden Behandlung bei einer plötzlichen schweren Erkrankung wie Krebs oder Herzinfarkt, bei Unfällen und Ope-

rationen, aber auch, wenn man einen schweren Schicksalsschlag erlitten hat. Das kann der Tod eines Partners oder
Angehörigen sein, der Verlust einer Stellung oder eine Ehe-
krise. Immer wenn man das Gefühl hat, einer Situation hilflos
ausgeliefert und vor Entsetzen wie gelähmt zu sein, schenkt
Rock Rose Mut und einen klaren Kopf und hilft, den Schock zu
überwinden. Menschen, die ein „schwaches Nervenkostüm"
haben und in Krisensituationen leicht den Kopf verlieren, sollten dieses Blütenmittel immer in der Tasche haben. Es hilft
auch Drogensüchtigen auf Entzug und lindert die panische
Angst bei Asthma und anderen schweren Krankheiten (ohne
jedoch natürlich den Arzt und die Medikamente zu ersetzen).

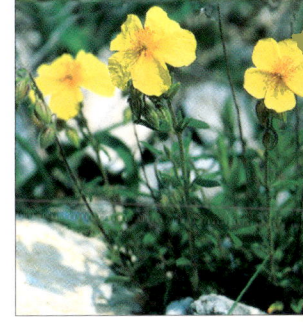

Rock Rose

4 Cherry Plum
(Prunus cerasifera, Kirschpflaume)

Cherry Plum ist das geeignete Blütenmittel für Menschen, die
Angst haben, die Kontrolle über sich zu verlieren, verrückt zu
werden oder irgend etwas Schreckliches zu tun – vielleicht
einem anderen Menschen etwas anzutun oder sich selbst das
Leben zu nehmen. In diesen Zustand kann man beispielsweise
durch eine extreme Krisensituation geraten; es gibt aber auch
Cherry-Plum-Typen, die von Natur aus zu Kurzschlußhandlungen und sehr intensiven, oft sogar überschwenglichen
Gefühlen neigen. Sie sollten das Mittel längere Zeit (über die
akute Krisensituation hinaus) einnehmen. Bei Nervenzusam-
menbrüchen, hysterischen Anfällen und psychischen Krankheiten, die mit Wahnvorstellungen oder Selbstmordgefahr
einhergehen, wirkt Cherry Plum lindernd und beruhigend.
Es hilft, Kontrolle über sich selbst zu gewinnen und seine
eigenen Gefühle, Triebe und Impulse besser in den Griff zu
bekommen.

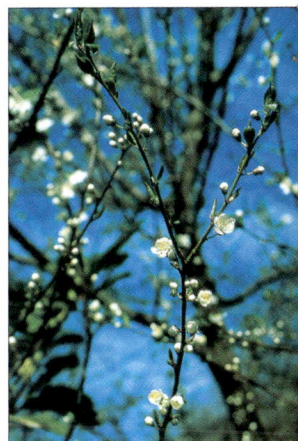

Cherry Plum

5 Red Chestnut
(Aesculus carnea, Rote Kastanie)

Der Red-Chestnut-Typ macht sich ständig Sorgen um andere,
ihm nahestehende Menschen. An sich selber denkt er fast nie;
er geht ganz in der Fürsorge für seine Lieben auf, die er damit
manchmal allerdings auch belastet. Denn oft ist seine Fürsor
ge übertrieben und seine Besorgnis unbegründet: Ein solcher
Mensch vermutet bereits das Schlimmste, wenn das Kind einmal zehn Minuten später von der Schule heimkommt als
sonst oder der Ehemann von einer Geschäftsreise nicht gleich
zu Hause anruft und vermeldet, daß er gut angekommen ist.
Vor lauter Sorge wird er dann ganz nervös und schläft schlecht
oder bekommt sogar Depressionen. Deshalb neigen solche

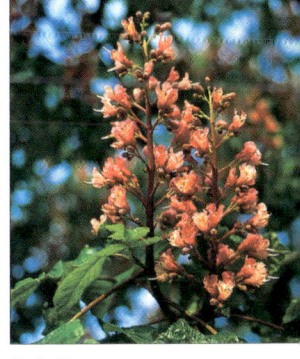

Red Chestnut

Menschen auch zu nervös bedingten Herz-Kreislauf-Beschwerden. Das Blütenmittel Red Chestnut hilft, sich von zu engen Bindungen (an Kinder, Partner oder Eltern) „abzunabeln" und übertriebene Fürsorge und Angst um andere Menschen auf ein realistisches Maß zu reduzieren.

Blütenessenzen gegen Unsicherheit

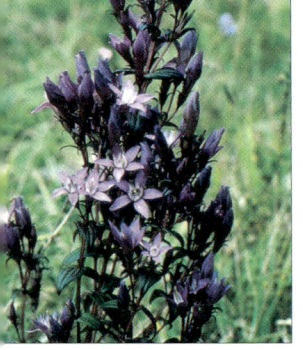

Gentian

6 Gentian
(Gentiana amarella, Herbstenzian)

Der Gentian-Mensch ist der geborene Pessimist und rechnet immer mit dem Schlimmsten. Er verliert schnell den Mut; meist mangelt es ihm an Durchsetzungsvermögen, und vieles versucht er gar nicht erst, weil er von vornherein keine Hoffnung auf Erfolg hat. Reaktive Depressionen sind ein typisches Gentian-Symptom. Das Blütenmittel Gentian hilft bei der Überwindung schwerer Lebenskrisen und Schicksalsschläge, in der Rekonvaleszenz und wenn ein Patient aufgrund einer schweren oder chronischen Krankheit den Lebensmut verloren hat oder immer wieder Rückfälle erleidet, weil er nicht an seine Heilung glaubt.

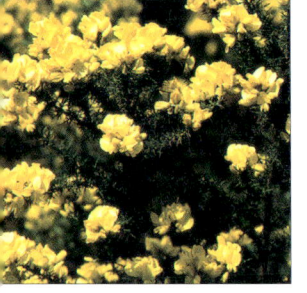

Gorse

7 Gorse
(Ulex europaeus, Stechginster)

Dieses Blütenmittel hilft, wenn man nach vielen negativen Ereignissen, Enttäuschungen und Rückschlägen total resigniert und die Hoffnung aufgegeben hat. Man hat keinen Lebenswillen mehr, ist völlig apathisch und versucht nicht einmal mehr, an seiner Lebenssituation etwas zu ändern. Oft quälen einen sogar Selbstmordgedanken. Die Blütenessenz Gorse schenkt schwer oder chronisch kranken Menschen Lebensmut und neue Hoffnung und eignet sich auch gut zur Sterbebegleitung.

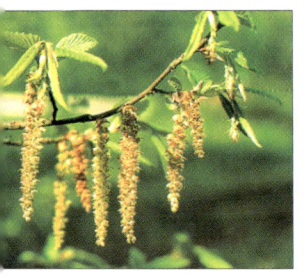

Hornbeam

8 Hornbeam
(Carpinus betulus, Hainbuche)

Der Hornbeam-Mensch fühlt sich überfordert, glaubt die tägliche Routine nicht mehr verkraften zu können. Montags würde er am liebsten gar nicht ins Büro gehen; ohne Kaffee und andere Stimulanzien übersteht er den Tag nicht, und oft flüchtet er vor den Anforderungen des Arbeitsalltags in irgendeine Krankheit. Dabei ist er in Wirklichkeit gar nicht so überlastet, sondern leidet eher an einer geistigen Ermüdung; denn sobald etwas Außergewöhnliches passiert und die All-

tagsroutine durchbrochen wird, ist seine Müdigkeit wie weg-
geblasen. Solche Menschen sollten Hornbeam einnehmen, das
schenkt neue Energie – und sie sollten über die Ursachen ihres
Alltagsüberdrusses nachdenken. Vielleicht steckt dahinter
eine tiefe Unzufriedenheit, die sich nur durch einen Berufs-
oder Stellenwechsel oder irgendeine andere Veränderung
ihrer Lebensumstände beheben läßt.

*Hornbeam hilft auch bei Kopf-
schmerzen aufgrund geistiger
Überanstrengung und bren-
nenden Augen nach langem
Fernsehen oder Lesen.*

9 Wild Oat
(Bromus ramosus, Waldtrespe, Hafergras)

Das ist das Blütenmittel für alle Menschen, die keinen Sinn in
ihrem Leben sehen. Oft haben sie hochgesteckte Wunschvor-
stellungen und Ideale, wissen aber nicht, wie sie diese in
ihrem Leben verwirklichen sollen. So ein Mensch fängt vielleicht mehrere verschiedene Ausbildungen an, versucht es mit
diversen Berufen und gibt sie dann wieder auf, weil er das
Gefühl hat, daß das alles doch nicht das richtige war. Die Blütenessenz Wild Oat hilft, sich über seinen Weg klarzuwerden,
und eignet sich auch zur Behandlung von Erkrankungen, die
entstanden sind, weil der Patient unzufrieden ist und keinen
Lebensinhalt hat.

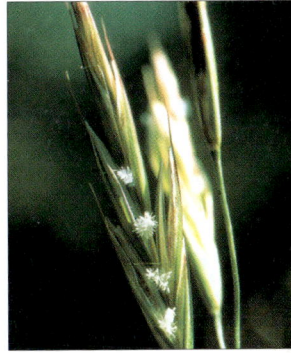

Wild Oat

10 Cerato
(Ceratostigma willmottiana, Bleiwurz)

Der Cerato-Typ hat zuwenig Selbstvertrauen und fragt daher
ständig andere um Rat. Er hat keine eigene Meinung, will es
jedem recht machen und wird deshalb häufig von anderen,
stärkeren Persönlichkeiten beherrscht oder gar ausgenutzt.
Oft wirkt er naiv und leichtgläubig, folgt kritiklos jedem Rat-
schlag und jeder neuen Moderichtung. Er neigt zur Unentschlossenheit und dazu, anderen Menschen mit seinen vielen
Fragen auf die Nerven zu gehen. Das Blütenmittel Cerato
schenkt Selbstsicherheit, Entschlußkraft und ein gesundes
Urteilsvermögen.

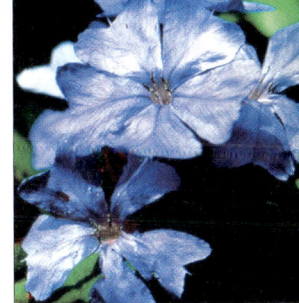

Cerato

11 Scleranthus
(Scleranthus annuus, Einjähriger Knäuel)

Der Scleranthus-Typ schwankt ständig zwischen zwei Alternativen hin und her und kann sich für keine entscheiden. Oft
kommt es vor, daß er eine Zusage macht und sich dann nicht
daran hält, weil ihm plötzlich Zweifel an der Richtigkeit
seiner Entscheidung gekommen sind. Er leidet unter Stimmungsschwankungen, und bei der Arbeit ist er häufig zer-
streut und schusselig. Das Blütenmittel Scleranthus schenkt
nicht nur Entschlußkraft und Ausgeglichenheit, es hilft eben-

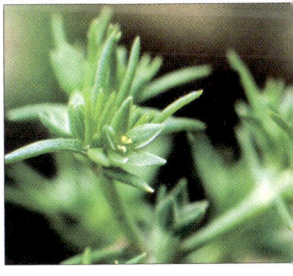

Scleranthus

Übung für den Gentian-Typ

Wenn man tief in einer Depression steckt, hat man meistens zu nichts Lust und glaubt, daß einem nichts mehr Freude bereiten kann. Doch das ist ein Irrtum: Gerade die „kleinen Freuden des Alltags" können Ihnen helfen, sich Schritt für Schritt wieder aus dem Sumpf der Depression herauszuziehen.

Das folgende „Anti-Depressions-Programm" wurde von Verhaltenstherapeuten entwickelt und mit großem Erfolg bei depressiven Patienten eingesetzt.

Nehmen Sie Papier und Kugelschreiber zur Hand, und notieren Sie mindestens fünfzehn Aktivitäten, die Ihnen Spaß machen. Das muß nichts Weltbewegendes sein; es können auch so banale Dinge sein wie ein lustiger Film im Kino, ein schönes Buch, ein Essen in einem guten Restaurant, eine Tasse Kaffee, eine entspannende Massage, die Planung des nächsten Urlaubs, langes Ausschlafen am Sonntagmorgen oder ein Waldspaziergang.

Wenn Ihnen in Ihrer jetzigen deprimierten Stimmung absolut nichts Schönes einfällt, denken Sie darüber nach, was für Dinge Ihnen früher Freude bereitet haben, als Ihre Stimmung noch nicht so tief „im Keller" war.

1. ....

2. ....

3. ....

4. ....

5. ....

6. ....

7. ....

8. ....

9. ....

10. ....

11. ....

12. ....

13. ....

14. ....

15. ....

....

....

....

....

Wenn Ihnen mehr als fünfzehn Aktivitäten einfallen, ist es natürlich noch besser – Ihrer positiven Phantasie sind keine Grenzen gesetzt. Und nun bauen Sie sich aus diesen angenehmen Dingen jeden Abend einen „Anti-Depressions-Stundenplan" für den nächsten Tag zusammen. Planen Sie für jeden Tag systematisch mehrere angenehme Aktivitäten ein, notieren Sie sie mit genauer Angabe der Uhrzeit, wie in einem Terminkalender – und halten Sie sich an diesen Plan. Führen Sie parallel dazu ein Tagebuch, in dem Sie regelmäßig notieren, wie Sie sich dabei gefühlt haben. Sie werden sehen: Langsam, aber sicher wird Ihr „Stimmungsbarometer" wieder in die Höhe steigen!

falls bei allen Erkrankungen, die durch Schwankungen – sowohl im wirklichen als auch übertragenen Sinn – gekennzeichnet sind. Hierzu zählen zum Beispiel Gleichgewichtsstörungen, Reisekrankheit, Wechsel zwischen hohem und niedrigem Blutdruck. Scleranthus hilft auch manisch-depressiven Patienten.

Blütenessenzen gegen ungenügendes Interesse an der Gegenwart

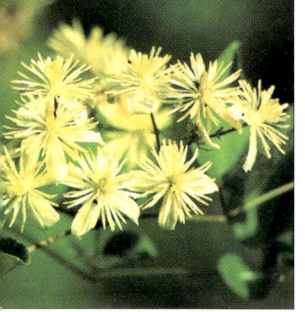

Clematis

12 Clematis (Clematis vitalba, Weiße Waldrebe)

Der Clematis-Typ ist immer ein wenig verträumt und mit seinen Gedanken ganz woanders. Er lebt nicht in der Gegenwart, sondern in seiner Traumwelt oder in irgendeiner schöneren, besseren Zukunft. Solche Menschen sind still und introvertiert; Durchsetzungsvermögen zählt nicht zu ihren Stärken. Manchmal flüchten sie vor der Realität in Drogen oder Alkohol. Ihre Energielosigkeit spiegel sich auch in physischer Hinsicht wider: Häufig haben sie Durchblutungsstörungen oder einen zu niedrigen Blutdruck, sie sind blaß, neigen zu Schwindelanfällen und haben ein sehr starkes Schlafbedürfnis.

Honeysuckle

13 Honeysuckle (Lonicera caprifolium, Geißblatt)

Der Honeysuckle-Typ lebt ständig in der Vergangenheit; sei es, daß er immer noch einem verstorbenen Partner nachtrauert, sich nach seiner alten Heimatstadt oder längst vergangenen, glücklicheren Zeiten zurücksehnt. Diese Einstellung blockiert ihn für alles Neue, macht ihn passiv und unzufrieden. Manche Honeysuckle-Typen ertränken ihre nostalgische Sehnsucht nach der Vergangenheit sogar in Alkohol. Das Blütenmittel Honeysuckle hilft, Trauer zu überwinden, sich nicht mehr an die Vergangenheit zu klammern und Veränderungen zu akzeptieren.

14 Wild Rose (Rosa canina, Heckenrose)

Die Wild-Rose-Typen sind total resigniert und apathisch, obwohl ihre Lage oft gar nicht so hoffnungslos ist, wie sie ihnen selbst erscheint. Solche Menschen haben zu kämpfen aufgehört; häufig ist ihnen ihr Leben völlig gleichgültig. Sie haben meist einen sehr niedrigen Blutdruck und sind anfällig für Krankheiten, von denen sie sich nur schwer wieder erholen, weil sie keinen Lebenswillen haben. Die Blütenessenz Wild Rose gibt solchen Menschen wieder neue Hoffnung und auch Zukunftsperspektive, Kraft zum Kämpfen und eine positivere Sicht ihrer Situation. Das Wild-Rose-Blütenmittel schenkt ihnen auch neuen Lebensmut bei schweren oder chronischen Krankheiten.

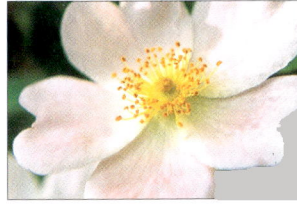
Wild Rose

15 Mustard
(Sinapis arvensis, Ackersenf)

Dieses Mittel hilft, wenn einen manchmal ganz plötzlich und scheinbar grundlos eine düstere Stimmung überfällt (endogene Depressionen). Eigentlich hat man keinen Grund, deprimiert zu sein, aber man ist es dennoch. Meist verschwindet das Stimmungstief dann ebenso plötzlich wieder, wie sie gekommen ist. Gegen solche schubweise auftretenden Depressionen, aber auch bei pubertäts-, menstruations- oder wechseljahrsbedingten „Weltuntergangsstimmungen" hilft es.

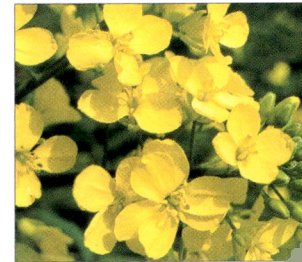
Mustard

16 White Chestnut
(Aesculus hippocastanum, Roßkastanie)

Dieses Blütenmittel brauchen Menschen, deren Gedanken sich ständig im Kreis herumdrehen und sich nicht abschalten lassen. Ständig grübelt man über dieselben Probleme nach. Die Inhalte solch stummer Selbstgespräche sind meist negativ. Die inneren Zwangsdialoge werden vor allem dann als quälend empfunden, wenn sie einen am Einschlafen hindern oder die Konzentration bei der Arbeit stören. Die Blütenessenz White Chestnut hilft, das hyperaktive, überreizte Gehirn zu beruhigen und abzuschalten. Statt ständig im Kreis herumzudenken, ist man jetzt wieder in der Lage, seine Probleme logisch und rational anzugehen und zu lösen.

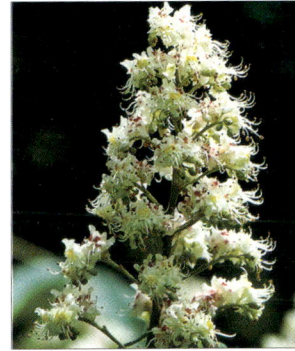
White Chestnut

17 Olive
(Olea europaea, Olivenbaum)

Das Blütenmittel Olive hilft gegen totale Kraftlosigkeit und Erschöpfung, wie sie nach einer schweren Krankheit, einer persönlichen Krise oder zuviel Streß bei der Arbeit auftreten kann. In dieser Situation kann man sich zu nichts mehr aufraffen und möchte am liebsten nur noch schlafen. Das Blütenmittel Olive bringt einen wieder auf die Beine – aber Vorsicht: Der nächste Zusammenbruch ist vorprogrammiert, wenn man sein Leben nicht ändert und weiterhin Raubbau mit seinen Kräften treibt.

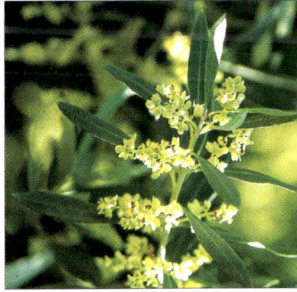
Olive

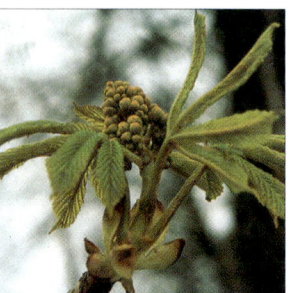

Chestnut Bud

18   Chestnut Bud
(Aesculus hippocastanum, Kastanienknospe)

Der Chestnut-Bud-Typ macht ständig die gleichen Fehler und stolpert immer wieder in die gleichen negativen Situationen hinein. Er scheint aus seinen Fehlern nicht lernen zu können; meist sind sie ihm nicht einmal bewußt. Oft wirken solche Menschen sorglos, oberflächlich und naiv. Auch geistig Behinderten und Kindern mit Lern- und Konzentrationsstörungen gibt man Chestnut Bud; außerdem hilft das Mittel bei streßbedingten Migräneanfällen, Akne und allen schubweise auftretenden Krankheiten.

Blütenessenzen gegen Einsamkeit

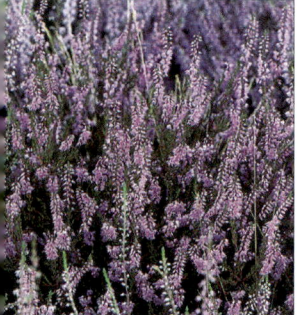

Heather

19   Heather
(Calluna vulgaris, Heidekraut)

Heather-Typen sind geltungssüchtig und egozentrisch; sie wollen immer im Mittelpunkt stehen. Meist haben sie kein Ohr für die Probleme anderer Leute, sondern sprechen nur über sich selbst. Deshalb sind sie nicht sehr beliebt; man empfindet sie als aufdringlich und geschwätzig. Hinter ihrem Verhalten stecken Unsicherheit, Minderwertigkeitskomplexe und das Gefühl, nicht genügend geliebt zu werden. Das Blütenmittel Heather schenkt diesen Menschen ein gesundes Selbstwertgefühl, so daß sie nicht mehr meinen, Liebe und Aufmerksamkeit erzwingen zu müssen.

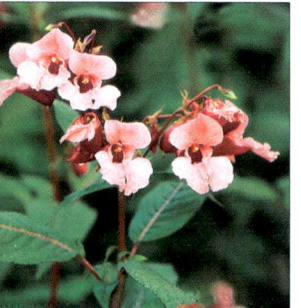

Impatiens

20   Impatiens
(Impatiens glandulifera, Drüsentragendes Springkraut)

Der Impatiens-Typ ist ungeduldig und hektisch; bei ihm muß alles schnell gehen. Bei seinen Kollegen ist er trotz seiner Tüchtigkeit und Leistungsfähigkeit nicht immer beliebt, weil er für Menschen, die langsamer sind als er, absolut kein Verständnis hat. Außerdem neigt er in seiner Hektik zu Zerstreutheit und Flüchtigkeitsfehlern und leidet oft an Erschöpfungszuständen und typischen Streß-Erkrankungen wie nervös bedingten Hautausschlägen, Magenproblemen, Schlafstörungen, Bluthochdruck, Herzinfarkt und Rückenschmerzen aufgrund innerer Anspannung.

21   Water Violet
(Hottonia palustris, Sumpfwasserfeder)

Der Water-Violet-Mensch ist introvertiert und zurückhaltend; es fällt ihm nicht leicht, Kontakte zu knüpfen. Dabei ist er oft überdurchschnittlich intelligent und begabt. Water-Violet-Typen sind die geborenen Individualisten; oft fallen sie durch unkonventionelle Ansichten, ja sogar durch ungewöhnliche Kleidung oder exzentrisches Benehmen auf. Manchmal verbirgt sich hinter ihrer Reserviertheit allerdings auch ein gewisser Hochmut. Water Violet fördert Kontakte zu anderen Menschen und verhindert, daß man zum Außenseiter und Einzelgänger wird.

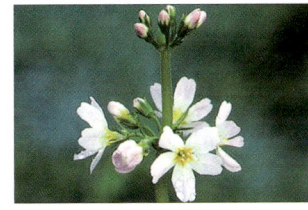

Water Violet

Blütenessenzen bei Überempfindlichkeit gegenüber Einflüssen und Ideen

22 Agrimony
(Agrimonia eupatoria, Odermennig)

Der Agrimony-Typ ist immer fröhlich, gutgelaunt und extrovertiert; er ist die Stimmungskanone am Stammtisch oder der Clown, der immer Witze reißt. Doch damit überspielt er häufig innere Ängste, Sorgen, Konflikte und Probleme, die er sich selbst nicht eingestehen will und deshalb verdrängt. Manchmal suchen solche Typen auch im Alkohol oder in Drogen Vergessen. Das Blütenmittel Agrimony hilft gegen alle durch diese Wesensart bedingte Krankheiten, zu denen psychisch bedingte Muskelverspannungen und Ekzeme, Schlafstörungen, Alkoholismus und psychische Erkrankungen aufgrund von Verdrängung zählen. Außerdem wirkt es gegen Schmerzen und Krampfzustände aller Art.

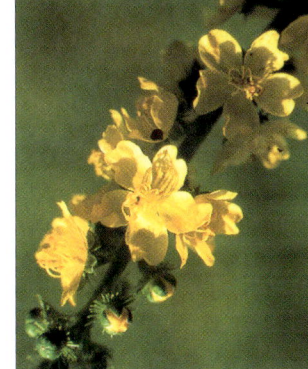

Agrimony

23 Centaury
(Centaurium umbellatum, Tausendgüldenkraut)

Der Centaury-Typ ist zu nachgiebig und gutmütig und wird deshalb häufig ausgenutzt. Dahinter steckt ein zu geringes Selbstbewußtsein und der Wunsch, anerkannt und geliebt zu werden. Oft können diese sich Menschen bis ins Erwachsenenalter nicht vom Einfluß ihrer dominanten Eltern lösen. Da sie sich häufig aufopfern bis zur Selbstaufgabe, neigen sie zu Erschöpfung und Schwächezuständen, Rückenschmerzen und Wirbelsäulenbeschwerden. Centaury stärkt ihre Persönlichkeit und Willenskraft, so daß sie lernen, nein zu sagen.

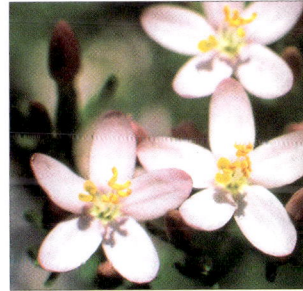

Centaury

24 Walnut
(Juglans regia, Walnußbaum)

Walnut ist das Blütenmittel für Übergangsphasen aller Art: wenn man spürt, daß man an einem Wendepunkt steht, aber

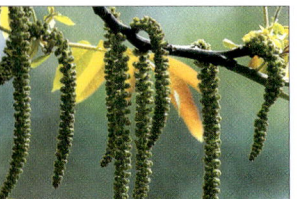

Walnut

noch nicht den Mut zu einem Neubeginn hat. In solchen Situationen läßt man sich leicht von anderen Menschen beeinflussen und verunsichern. Walnut schenkt Entschlußfreudigkeit und die Kraft, den eigenen Weg zu finden. Außerdem hilft es bei allen Problemen und Beschwerden, die mit Übergangsphasen im Leben zu tun haben (Pubertäts- und Wechseljahrsbeschwerden, Midlife-crisis, Schwangerschaft und Geburt), und erleichtert Sterbenden den Abschied von dieser Welt.

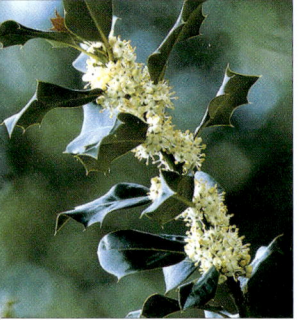

Holly

25 Holly (Ilex aquifolium, Stechpalme)

Dieses Blütenmittel hilft, wenn man verbittert und mit seinem Leben unzufrieden ist. Holly-Typen neigen zu Neid, Eifersucht, Haßgefühlen und Schadenfreude; oder sie sind Choleriker, die in ihrer Wut manchmal sogar gewalttätig werden. Mit ihrer Aggressivität machen sie sich nicht nur unbeliebt, sondern entwickeln auch häufig ganz typische Krankheiten: Herz-Kreislauf-Probleme, Bluthochdruck, durch Ärger verursachte Magengeschwüre und Gallenkoliken oder jäh ausbrechende Erkrankungen (hohes Fieber, heftige allergische Reaktionen und Hautausschläge, plötzliche schwere Infektionen).

Blütenessenzen gegen Mutlosigkeit und Verzweiflung

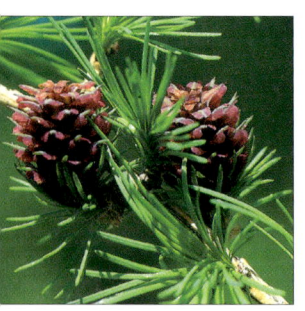

Larch

26 Larch (Larix decidua, Lärche)

Larch ist für Menschen, die unter Minderwertigkeitskomplexen leiden und sich nichts zutrauen, die nur Mißerfolge erwarten und daher meist auch nicht viel in ihrem Leben erreichen. Typische Erkrankungen sind Rückenschmerzen, Osteoporose, Wirbelsäulenerkrankungen, Magenbeschwerden, Stottern, Potenzstörungen. Das Blütenmittel hilft auch in Situationen, in denen z. B. das Selbstbewußtsein vorübergehend angeschlagen ist – etwa bei Krankheiten, durch die man sich entstellt fühlt (Akne, Brustamputation).

27 Sweet Chestnut (Castania sativa, Edelkastanie)

Ein Mensch im Sweet-Chestnut-Zustand ist mutlos und völlig verzweifelt, dem psychischen Zusammenbruch nahe, bemüht sich aber, seine Schwäche nicht zu zeigen. Meist ist dies nur ein vorübergehender Zustand, in den man durch einen schweren Schicksalsschlag gerät. Das Blütenmittel Sweet Chestnut gibt Kraft und Optimismus und zeigt die Chance zu einem Neubeginn, die sich in jeder Krise verbirgt.

28 Pine
(Pinus silvestris, Kiefer)

Der Pine-Typ neigt zu Schuldkomplexen und Selbstvorwürfen. Aufgrund seines übersteigerten Pflichtgefühls schreckt er davor zurück, Zustände, die für ihn unhaltbar sind, zu beenden: Aus lauter Schuldgefühl bleibt er so bei der Partnerin, die er nicht mehr liebt, oder bei der Firma, in der es ihm nicht mehr gefällt. Er ist gewissenhaft bis hin zum Perfektionismus, hat übertrieben strenge Moralvorstellungen und stellt sehr hohe Anforderungen an sich selbst. Häufig hat er Probleme mit der Sexualität, weil er sie als unmoralisch empfindet.

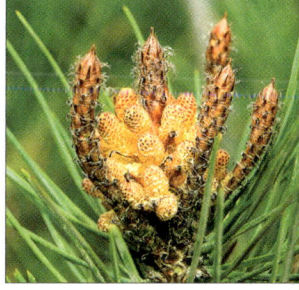

Pine

Übung für den Pine-Typ

Ian White, der Begründer der australischen Buschblüten-Therapie, hat eine sehr wirksame Übung für Menschen entwickelt, die an Schuldkomplexen leiden:

✳ *Nehmen Sie eine bequeme Haltung ein, und versuchen Sie sich an das früheste Ereignis in Ihrem Leben zurückzuerinnern, das Schuldgefühle in Ihnen ausgelöst hat. Sobald ein Erinnerungsbild vor Ihrem inneren Auge auftaucht, durchleben Sie dieses Ereignis noch einmal möglichst lebhaft und in allen Details.*

✳ *Stellen Sie sich nun vor, daß dieses Erlebnis ein Film ist, und Sie sind der Regisseur. Nachdem Sie sich den Film angeschaut haben, schneiden Sie die Filmrolle in kleine Stücke, und gestalten Sie die Szene neu – und zwar so, wie sie sich damals abgespielt hätte, wenn alles nach Ihren jetzigen Wünschen und Vorstellungen gegangen wäre.*

Verfahren Sie mit allen Ereignissen in Ihrer Vergangenheit, bei denen Sie sich schuldig gefühlt haben, auf diese Weise. Verzeihen Sie sich selbst – schreiben Sie das Stück einfach um.

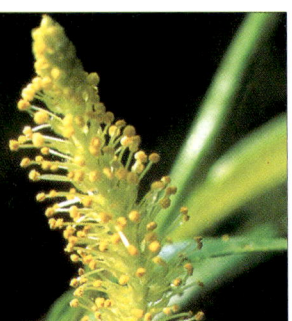

Willow

29 Willow
(Salix vitellina, Weide)

Willow-Menschen sind enttäuscht und verbittert, weil sie sich ungerecht behandelt fühlen oder meinen, daß das Leben ihnen zu vieles versagt hat. Oft stellt sich dieser Zustand bei Menschen jenseits der Lebensmitte ein, die erkennen, daß viele ihrer Ziele und Wünsche sich nicht verwirklichen ließen. Sie suchen die Schuld immer bei anderen, sind sehr nachtragend und wegen ihrer Griesgrämigkeit meist nicht sonderlich beliebt. Ihre selbstzerstörerischen Gedanken und Gefühle führen häufig zu Magen-, Gallen- und Darmbeschwerden oder rheumatischen Erkrankungen.

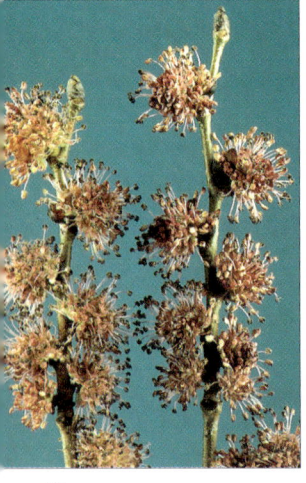

Elm

30 Elm
(Ulmus procera, Ulme)

Der Elm-Typ ist die geborene Führungspersönlichkeit. Am wohlsten fühlt er sich in einer verantwortungsvoller Position – z. B. als Chefarzt, Politiker oder Topmanager eines Unternehmens. Er ist nahezu unbegrenzt belastbar und leidet nicht unter mangelndem Selbstvertrauen. Doch selbst bei seiner überdurchschnittlichen Begabung und Leistungsfähigkeit kann es einmal vorkommen, daß er sich zuviel vorgenommen hat und ihn die Kraft verläßt – und das stürzt ihn in Selbstzweifel, weil es so ungewohnt für ihn ist. In diesen Situationen gibt die Blütenessenz Elm Kraft und Durchhaltevermögen; doch müssen solche Menschen auch lernen, sparsamer mit ihren Energien umzugehen, denn sie neigen zu streßbedingten Krankheiten wie beispielsweise Bluthochdruck, Herzinfarkt, Schlaganfall, Kreislaufkollaps und Nervenzusammenbruch.

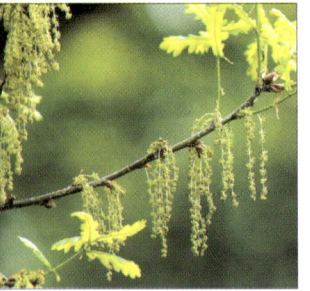

Oak

31 Oak
(Quercus robur, Eiche)

Oak-Menschen sind Workaholics mit eiserner Willenskraft. Sie sind leistungsfähig und zuverlässig und daher genau wie der Elm-Typ meist in verantwortungsvollen Positionen zu finden. Allerdings schießen sie oft übers Ziel hinaus und entwickeln einen krankhaften Ehrgeiz und ein zu starres Pflichtgefühl. Sie arbeiten selbst dann noch, wenn sie krank sind, und würden niemals Schwäche zeigen. Häufig mangelt es ihnen an Flexibilität; sie sind rechthaberisch, unnachgiebig; sie verrennen sich gern in irgendein Ziel oder eine Idee. Dieser Dauerstreß führt früher oder später zu Überarbeitung, hohem Blutdruck, Arteriosklerose und Rückenschmerzen aufgrund von Verspannungen.

32 Crab Apple
(Malus pumila, Holzapfel)

Crab-Apple-Menschen leiden unter übertriebenem Reinlich-keitswahn und fast krankhafter Ordnungsliebe. Sie sind Per-fektionisten in jeder Hinsicht; und da sie diese Perfektion auch von den Menschen in ihrer Umgebung erwarten, ist das Zusammensein mit ihnen nicht immer einfach. Crab-Apple-Typen ekeln sich sehr leicht, haben eine übertriebene Angst vor Ansteckung, übersteigerte Moralvorstellungen und häufig ein gestörtes Verhältnis zum eigenen Körper und zur Sexua-lität. Sex ist für sie etwas Unreines. Die Blütenessenz Crab Apple verhilft zu einer realistischeren, weniger körperfeind-lichen Einstellung. Außerdem hilft sie bei Entzündungen, Verstopfung, Allergien, Akne und Ekzemen und hat eine blut-reinigende Wirkung.

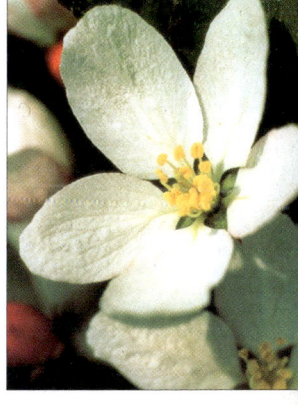
Crab Apple

33 Star of Bethlehem
(Ornithogalum umbellatum, Doldiger Milchstern)

Star of Bethlehem ist die Blütenessenz gegen Schockzustände und traumatische Erlebnisse aller Art. Dieses Mittel sollte man nehmen, wenn man durch irgendein erschütterndes Ereignis aus der Bahn geworfen wurde.

Die Star-of-Bethlehem-Blütenessenz hilft auch bei allen kör-perlichen Verletzungen, die auf Gewalteinwirkung zurückge-hen. Man kann sie vor und nach Operationen einnehmen und dem Patienten bei Ohnmacht oder akuten Schockzuständen auf die Stirn streichen.

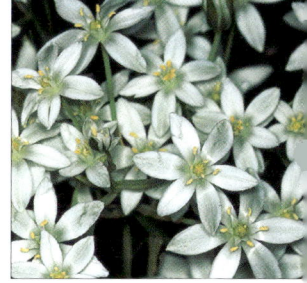
Star of Bethlehem

Blütenessenzen gegen
übermäßige Sorge um das Wohl anderer

34 Rock Water
(Quellwasser)

Rock Water ist das einzige Bach-Blütenmittel, das nicht aus einer Blüte oder Blütenknospe hergestellt wird, sondern aus reinem Quellwasser. Ebenso rein und erhaben wie dieses Wasser will der Rock-Water-Mensch sein. Er hat sehr hohe, häufig weltferne Ideale und Prinzipien und erlegt sich viele Zwänge auf: eine ganz bestimmte Ernährungsweise, Abstinenz oder irgendein Fitneßprogramm, das dann eisern durch-gezogen wird. Selbstdisziplin ist für ihn oberstes Gebot. Dabei entwickelt er sich häufig zum Prinzipienreiter oder Weltver-besserer mit missionarischem Eifer – denn die gleichen

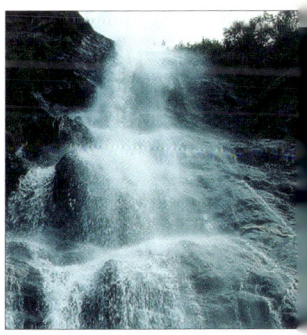
Rock Water

Forderungen wie an sich selbst stellt er auch an andere. Häufig gehört er irgendeiner Sekte an oder ist sogar selber der „Sekten-Guru". Typisch für Rock Water sind Erkrankungen, die mit körperlichen Verspannungs- und Erstarrungszuständen einhergehen, z. B. Arteriosklerose.

35 Vervain (Verbena officinalis, Eisenkraut)

Der Vervain-Typ stürzt sich in alle Aufgaben mit ungeheurem Engagement und großer Begeisterung hinein. Häufig setzt er sich für Projekte ein, die einem guten Zweck dienen. In seinem Idealismus schießt er allerdings häufig über das Ziel hinaus und neigt zu Übereifer und Fanatismus. In diesen Situationen überfordert er nicht nur sich selbst, sondern versucht auch alle anderen Menschen zu seinen eigenen Ideen und Zielen zu „bekehren"; er wirkt schwärmerisch und überschwenglich. Vervain-Menschen neigen zu Muskelverspannungen, aber auch zu Krankheiten, die durch Erschöpfung und innere Anspannung entstehen, wie zum Beispiel Kopfschmerzen, Nervosität, Schlafstörungen und Bluthochdruck.

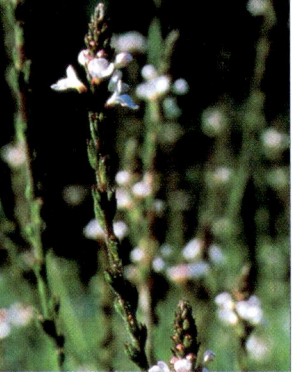

Vervain

36 Chicory (Chicorium intybus, Wegwarte)

Der Prototyp des Chicory-Menschen ist die überfürsorgliche Mutter, die sich für ihre Kinder total aufopfert, die Ehefrau, die ihren Partner umsorgt und verwöhnt, oder der ehrgeizige Vater, der seinen Sohn in eine ganz bestimmte berufliche Laufbahn drängen möchte. Hinter dieser scheinbaren Selbstlosigkeit steckt jedoch Egoismus: Insgeheim möchte der Chicory-Typ andere Menschen durch sein Verhalten an sich binden und von sich abhängig machen. Wenn er einmal nicht seinen Willen bekommt, ist er beleidigt und wirft dann seinen Mitmenschen Undankbarkeit vor. In der Partnerschaft ist er eifersüchtig und besitzgierig; immer meint er, nicht genügend geliebt zu werden, und steigert sich manchmal sogar in Krankheiten hinein, um Zuwendung zu erzwingen. Das Blütenmittel Chicory baut krankhaften Egoismus ab und schenkt wahre Liebesfähigkeit.

Chicory

37 Vine (Vitis vinifera, Weinrebe)

In seiner positiven Ausprägung besitzt der Vine-Mensch hervorragende Führungsqualitäten und Weitblick, er ist leistungsfähig und findet immer eine Lösung. Deshalb hat er meistens Erfolg. In der negativen Ausprägung dieses Charaktertyps neigt er jedoch zu Rechthaberei, Machtgier und rücksichtslosem Ehrgeiz. In diesem Fall wird er zum Diktator, Haustyrann oder despotischen Chef, der notfalls auch über Leichen geht, um seine ehrgeizigen Ziele zu verwirklichen. Kritik und Widerspruch akzeptiert er nicht; selbst als Patient ist er noch rechthaberisch. Er neigt zu typischen Streß-Krankheiten wie Herz-Kreislauf-Erkrankungen und hohem Blutdruck, aber auch zu Allergien und Arthrose. Das Blütenmittel Vine hilft, die positiven Eigenschaften dieses Typs zum Vorschein zu bringen.

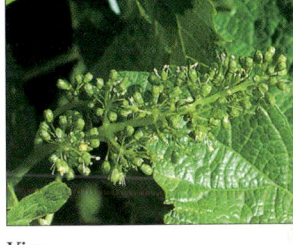

Vine

38 Beech
(Fagus silvatica, Buche)

Beech-Menschen neigen zu Intoleranz und Kritiksucht. Ihnen kann es niemand recht machen; sie sehen überall nur das Negative und müssen immer über andere lästern. Der Beech-Typ hat Vorurteile gegen alle Menschen, die anders sind als er selber. Er neigt dazu, arrogant auf andere herabzuschauen oder pedantisch überall ein Haar in der Suppe zu finden. Das Blütenmittel Beech schenkt diesen Menschen Toleranz und Einfühlungsvermögen und hilft außerdem gegen Allergien aller Art – die typische Beech-Krankheit.

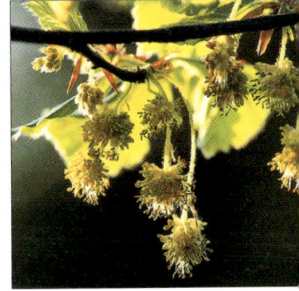

Beech

Rescue Remedy – die Notfalltropfen

Dieses Erste-Hilfe-Mittel für Schockzustände, Unfälle, Verletzungen und Krisensituationen aller Art ist eine Mischung aus folgenden Essenzen:

* Star of Bethlehem gegen Schock
* Clematis gegen Ohnmacht
* Rock Rose gegen Panik
* Impatiens gegen Streß und innere Anspannung
* Cherry Plum, um die Kontrolle über sich zu bewahren.

Man kann es dem Patienten zur Überbrückung der Zeit, bis der Arzt kommt, eingeben (oder bei Ohnmacht auf Schläfen und Handgelenke streichen); aber es hilft auch, die kleinen Schrecksekunden des täglichen Lebens besser zu überstehen – z. B. einen Streit, eine Streßsituation, einen Zahnarztbesuch oder eine Prüfung. Die Tropfen der Rescue Remedy wirken rascher als die anderen Bach-Blütenmittel. Es gibt auch eine Rescue Cream, die bei kleinen Verletzungen, Hautausschlägen, Insektenstichen, Sonnenbrand hilft.

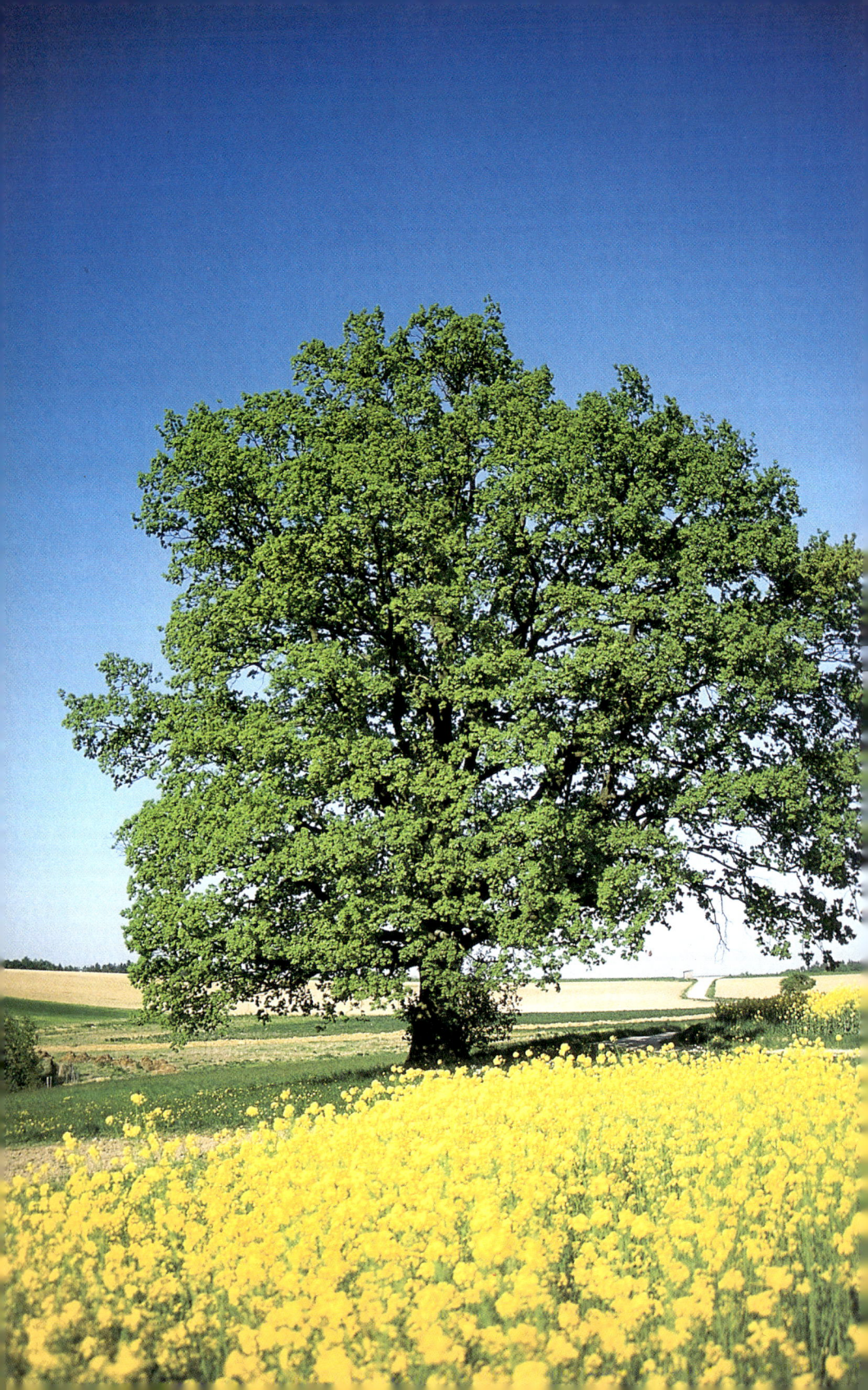

Enertree und Enerwood

Die Kraft
der Bäume und Hölzer

Diese zwölf Holzessenzen wurden im Lauf der letzten Jahre von den beiden Schweizern Dieter Buchser und Peter Salocher entwickelt. Salocher hatte schon immer eine besondere Beziehung zu Bäumen gehabt und sich eines Tages gefragt, warum beispielsweise die heilenden Energien von Edelsteinen schon seit langem bekannt und anerkannt waren, aber noch niemand auf die Idee gekommen war, auch Hölzer für Heilungszwecke einzusetzen. Anregungen dazu erhielt er von der britischen Pharmazeutin Vicky Wall, der Begründerin der Aurasoma-Therapie.

Bäume sind unsere Lebensgrundlage; ohne sie könnten wir nicht existieren. Wir verdanken ihnen nicht nur die Luft zum Atmen, sondern auch Nahrung, Material für unsere Möbel und Behausungen und nicht zuletzt ein intaktes Klima. Gleichzeitig sind die Bäume aber auch Mittler zwischen Himmel und Erde: Mit ihren Zweigen und Blättern ragen sie in den Himmel hinein, empfangen kosmische Strahlen und wandeln die Lichtenergie der Sonne in Sauerstoff um. Mit ihren Wurzeln aber sind sie fest und tief in der Erde verankert. Deshalb ist ihre Energie gerade für uns moderne, entwurzelte Menschen so wichtig, um uns zu erden und uns vor Augen zu führen, daß wir Teil eines größeren Ganzen sind. Durch ihr hohes Alter – Bäume gab es schon lange Zeit vor uns Menschen auf der Erde – symbolisieren sie Geduld, Beständigkeit und solides Wachstum.

Krankheiten entstehen nach Ansicht der beiden Enertree-Begründer vor allem durch Energieblockaden – durch körperliche, geistige und emotionale Stauungen, so daß die Energie nicht frei und ungehindert durch uns hindurchfließen kann. Solche Stauungen liegen bei den meisten Menschen vor und werden von uns selbst geschaffen. Wir unterdrücken und verdrängen Gefühle, die für uns unangenehm sind oder mit denen wir nicht zurechtkommen; ja sogar ein ganzer Teil unseres Gehirns – nämlich die rechte Gehirnhälfte – wird in unserer vorwiegend rational orientierten Gesellschaft in den Hintergrund gedrängt und nicht optimal genutzt.

Doch wir können eine negative emotionale Energie nicht beseitigen, indem wir sie unterdrücken. Dann sucht sie sich nämlich irgendein Ventil und kommt als Krankheit, psychische Störung oder Suchtverhalten zum Ausdruck.

Die nordamerikanischen Indianer waren sich der heilenden Kraft der Bäume bewußt. Immer wenn sie ihre Energie benötigten, gingen sie in den Wald und lehnten sich mit ausgestreckten Armen an einen Kiefernstamm, um sich mit der feinstofflichen Energie dieses Baumes aufzutanken.

„Wer sich von den Bäumen helfen läßt, wird einen langsamen, aber kontinuierlichen und nachhaltigen Wachstumsprozeß spüren."

Peter Salocher
Dieter Buchser

◀ *Abbildung:*
Die Essenz der Eiche (Oakwood, S. 51) hilft, negative Erlebnisse besser zu verkraften und sich mit seinem Schicksal auszusöhnen.

literatur

Peter Salocher/Dieter Buchser:
„Enertree", München, Knaur,
1996

info/bezugsquellen

LF Naturprodukte
Hans Finck
Treenering 105
Postfach 22
24851 Eggebek
Tel.: 0 46 09/15 26
Fax: 0 46 09/15 35

Enerworld Institut Wien
Peter Salocher
Balthasar-Kraus-Gasse 34 B
A-2380 Perchtoldsdorf
Tel./Fax: 00 43/1/8 69 64 43

Enerworks AG
Dieter Buchser
Energetische Produkte
Mittelweg 14
CH-4142 Münchenstein
Tel.: 0041/61/4 11 16 16
Fax: 0041/61/4 11 16 66

Milagra GmbH
Postfach 747
CH-2540 Grenchen
Gratisnummern:
Deutschland: 01 30 81 41 39
Österreich: 06 60 81 95
Schweiz: 08 00 55 75 00

Solche Blockaden lassen sich am erfolgreichsten durch den Einfluß von Schwingungen auflösen – beispielsweise durch die Schwingungen von Duftstoffen, Edelsteinen, Farben oder aus Pflanzen gewonnenen Essenzen. Begleitend dazu muß eine intensive, bewußte Auseinandersetzung mit den geistigen Prinzipien stattfinden, die diese Essenzen verkörpern.

Peter Salocher und Dieter Buchser haben nach und nach zwölf Bäume entdeckt, deren Energien uns helfen können, die Blockaden zu lösen, so daß unsere Energie wieder frei fließen kann. Es handelt sich ausschließlich um Arten, die bei uns heimisch sind; denn die beiden sind der Meinung, daß die Heilmittel, die wir brauchen, immer in unserer nächsten Umgebung zu finden sind. Jeder dieser Bäume drückt ein ganz bestimmtes geistiges Prinzip aus, von dessen Energie sein Holz geprägt ist. Das Holz oder die Holzessenz vermittelt uns dieses Prinzip, so daß dieses sich auch bei uns wieder klar ausdrücken kann, falls es vorher blockiert war.

Für ihre Therapie prägten Buchser und Salocher den Begriff „Enertree" – aus den englischen Wörtern „energy" (Energie) und „tree" (Baum). Zunächst setzte Peter Salocher größere Holzstücke des jeweiligen Baums in seiner therapeutischen Praxis ein und gab sie den Patienten auch mit nach Hause, damit sie ständig von dieser heilenden Energie umgeben waren. Doch das erwies sich auf die Dauer als etwas unpraktisch und unhandlich, und deshalb wurden später ein Holzset mit zwölf kleineren Holzstücken und die dazugehörigen Holzessenzen entwickelt.

Peter Salocher und Dieter Buchser empfehlen, sich die Essenzen, die man braucht, stets selbst auszusuchen. Für die Auswahl gibt es mehrere Methoden, je nachdem, ob man mehr ein kognitiver oder ein eher visuell oder haptisch orientierter Mensch ist:

* Man wählt die Essenzen, die man benötigt, anhand der Beschreibungen der zwölf Baumprinzipien aus.
* Man stellt die zwölf Hölzer im Halbkreis vor sich auf, betrachtet sie nacheinander genau und schiebt diejenigen, an denen der Blick automatisch hängenbleibt, ein wenig nach vorn. Beim nächsten Durchgang verfährt man wieder so, bis zum Schluß nur noch maximal drei Hölzer übrig sind, denn mit mehr als drei Essenzen (oder Hölzern) auf einmal sollte man nicht arbeiten. Auf der Unterseite der Hölzer steht der Name der Bäume, so daß man sich nun die dazugehörigen Essenzen beschaffen und auch die Beschreibungen lesen kann, um sich klarzumachen, welches Baumprinzip dahintersteckt.
* Auf die gleiche Weise kann man die Hölzer, die man braucht, auch blind ertasten.

✳ Es empfiehlt sich, auch einmal darauf zu achten, welche Bäume in der allernächsten Umgebung wachsen – vor dem Fenster, vor der Haustür, im Garten. Versuchen Sie, herauszufinden, welche Bäume in Ihrer eigenen Kindheit eine ganz besondere Rolle gespielt haben (unter welchen Sie am liebsten saßen oder spielten und auf welche Sie gern kletterten usw.). Meistens haben diese Bäume uns auch etwas Besonderes zu sagen.

Für die Therapie kann man sowohl die Hölzer selbst als auch die Holzessenzen benutzen. Die Hölzer kann man sich beispielsweise nachts unters Kopfkissen legen und sich beim Einschlafen geistig ganz intensiv auf das jeweilige Baumprinzip konzentrieren und den Baum um Unterstützung bitten. Oder man legt sich die Hölzer in Längsrichtung zur Körperachse auf die Chakren. Man kann sie auch tagsüber in der Hosentasche bei sich tragen oder im Zimmer aufstellen, um die Raumatmosphäre zu beeinflussen. Wichtig ist, daß man stets längere Zeit (mehrere Tage bis mehrere Wochen) mit einem Holz arbeitet.

Die Enertree-Holzessenzen wirken durch eine Kombination aus Farb-, Aroma- und Essenzentherapie. Peter Salocher mischt seinen Holzessenzen – die er nach einem Geheimrezept spagirisch herstellt – nämlich ätherische Öle bei und auch Farbstoffe, die für ihn dem Prinzip des jeweiligen Baums entsprechen. Auf diese Weise ergänzen und verstärken sich Baumenergie, Farbenergie und Duft gegenseitig.

Kinesiologischer Selbsttest

*Diesen Selbsttest empfehlen
Peter Salocher und Dieter Buchser:*

✳ Man stelle eine Personenwaage auf den Tisch.

✳ Anschließend hält man mit der einen Hand jeweils ein Holz auf sein Herzzentrum und drückt mit der anderen Hand (mit gestrecktem Arm) fest auf die Waage.

✳ Die Hölzer, die bei diesem Test den stärksten Ausschlag bringen, sind diejenigen, deren Energie man momentan am dringendsten braucht.

Eine schematische Darstellung der Position der einzelnen Chakren finden Sie auf S. 246.

Man nimmt die Holzessenzen nicht ein, sondern gibt einmal täglich (jeden Morgen oder jeden Abend) ein paar Tropfen auf die Handfläche und verteilt sie über den Chakren. Wichtig ist, daß man dabei intensiv an das jeweilige Baumprinzip und die Veränderungen denkt, die man sich wünscht. Man bewegt die Arme zunächst kreisförmig über seinem Scheitelzentrum, senkt sie dann langsam nach unten über das Dritte Auge (den Punkt in der Stirnmitte, zwischen den Augen), den Kehlkopf, den Herzbereich, das Sonnengeflecht, die Bauchnabel-Region und den Bereich der Geschlechtsorgane. Die Essenz verdunstet und setzt die Energie des Holzes frei.

Mischungen aus mehreren Enertree-Holzessenzen kann man nicht selber anfertigen, denn sie müssen aus der reinen Essenz (ohne Beigabe von Farbstoffen und ätherischen Ölen) hergestellt sein, da sich sonst die verschiedenen Farben und Düfte zu einem undefinier-

Welche Essenzen für welches Problem?

❏ Fühlen Sie sich oft einsam?   ➪ `1`

❏ Ziehen Sie sich manchmal in Ihr Schneckenhaus zurück, weil Sie fürchten, verletzt zu werden?   ➪ `3`

❏ Haben Sie Angst, Gefühle zu zeigen, weil Ihnen diese als Schwäche ausgelegt werden könnten?   ➪ `7`

❏ Empfinden Sie Ihre Situation hin und wieder als ausweglos?   ➪ `4`

❏ Haben Sie das Gefühl, daß das Leben Ihnen übel mitgespielt hat?   ➪ `10`

❏ Gab es in Ihrer Vergangenheit ein traumatisches Erlebnis oder einen Schock, den Sie noch nicht verarbeitet haben?   ➪ `6`

❏ Haben Sie manchmal Probleme, Ihre Ideale mit den Bedürfnissen Ihres Körpers in Einklang zu bringen?   ➪ `10`

❏ Neigen Sie zu Selbstvorwürfen, Schuldkomplexen oder Minderwertigkeitsgefühlen?   ➪ `2` `7`

❏ Fällt es Ihnen schwer, sich selber zu lieben?   ➪ `7`

❏ Haben Sie das Gefühl, Ihre eigene Identität, Ihre individuellen Qualitäten und Fähigkeiten noch nicht gefunden zu haben?   ➪ `12`

❏ Gehören Sie zu den Menschen, die nie Zeit haben?   ➪ `8`

baren Gemisch vermengen würden. Solche Mischungen kann man bei Enertree jedoch auf Bestellung anfertigen lassen. Außerdem gibt es mehrere fertige Mischungen, z. B. Schock/Streß, Prüfungsangst, Rescue und Joy (für Freude und sexuelle Erfüllung).

Im Frühjahr 1997 trennten sich Peter Salocher und Dieter Buchser, und jeder ging seine eigenen Wege. Dieter Buchser gründete eine eigene Firma, die Enerworks, und stellt seine Holzessenzen (die er, um sich von Enertree abzusetzen, nun Enerwood nennt), nach einem anderen Verfahren her: Die Essenzen werden nicht mit Farbstoffen versetzt, sondern in ihrer Naturfarbe belassen, und statt ihnen fremde Aromastoffe beizumischen, stellt Buchser sie mit ätherischen Ölen her, die aus den Bäumen selbst gewonnen werden. Die Essenzen haben also den Duft und die Originalfarbe des jeweiligen Baumes.

❑ Haben Sie manchmal den Eindruck, daß Sie sich zuviel gefallen lassen? ⇨ **2**

❑ Neigen Sie zu übertriebener Anpassung? Tun Sie viele Dinge nur um der Anerkennung und Liebe anderer Menschen willen oder weil Sie das Gefühl haben, daß man das von Ihnen erwartet? ⇨ **2** **7** **12**

❑ Haben Sie Angst vor Entscheidungen, weil Sie fürchten, einen Fehler zu machen? ⇨ **10**

❑ Haben Sie manchmal den Eindruck, mehr zu geben, als Sie von den anderen zurückbekommen? ⇨ **3** **9**

❑ Fühlen Sie sich von jemandem ungerecht behandelt? ⇨ **10**

❑ Gibt es einen Streit, den Sie gern beilegen würden? ⇨ **1**

❑ Wirft man Ihnen öfters Egoismus oder mangelnde Anpassungsfähigkeit vor? ⇨ **1**

❑ Sind Sie ein eher rational orientierter Mensch? ⇨ **7** **8**

❑ Neigen Sie dazu, sich zu überfordern, sich zu sehr in bestimmte Aufgaben und Ziele zu verbeißen? ⇨ **4** **5** **8** **11**

❑ Haben Sie das Gefühl, daß in Ihrem Privatleben oder bei der Arbeit zur Zeit alles zähflüssig läuft, daß Sie mit irgend etwas nicht weiterkommen oder die ewige Alltagsroutine einfach nicht mehr ertragen können? ⇨ **5**

Die zwölf Holzessenzen

1 Lime-wood (Linde)

Die Linde ist die Urmutter, die uns Menschen mit der Ganzheit des Seins verbindet. Sie lehrt uns, daß Einsamkeit nur eine Illusion ist, denn die ganze Schöpfung ist eine Einheit, und wir alle sind ein kleiner Teil davon. Deshalb tröstet die Linden-Essenz Menschen, die sich einsam fühlen und nicht erkennen, wo ihr Platz in der Welt ist. Aber sie ist auch wichtig für egozentrische Menschen, die das altruistische Linden-Prinzip erst noch in ihre Persönlichkeit integrieren müssen. Linde ist die geeignete Essenz für Einzelgänger, die sich nicht anpassen können und immer ihren eigenen Weg gehen wollen – notfalls auch über Leichen. Sie lehrt Solidarität und Gemeinschaftssinn und wirkt unterstützend bei allen Aktivitäten und Projekten, die der Gemeinschaft dienen. Außerdem hilft die Linde mit ihrer versöhnlichen, ausgleichenden Energie, zu verzeihen, Streitigkeiten zu begleichen und seelische Verletzungen zu lindern. Auf physischer Ebene heilt sie Wunden und entzündliche Prozesse im Körper.

Botschaft der Linde:
„Du kannst nie einsam sein, denn du bist mit allem verbunden. Niemand geht seinen Weg allein."

2 Pine-wood (Föhre)

Erziehung, Religion und Gesellschaft haben uns bestimmte Moralmaßstäbe eingeimpft und uns gelehrt, in Kategorien von Gut und Böse zu denken. Bei vielen Menschen entstehen dadurch übertriebene Schuldkomplexe und Minderwertigkeitsgefühle – man neigt zu Selbstvorwürfen, fragt sich immer, ob man auch alles richtig gemacht hat, und läßt sich aufgrund übersteigerter Schuldgefühle von anderen Menschen viel zuviel gefallen. Solche Menschen brauchen die Föhrenessenz. Ähnlich wie die Bach-Blütenessenz Pine hilft sie, Schuld- und Minderwertigkeitskomplexe zu überwinden, Selbstvertrauen zu enwickeln und sich selber so zu akzeptieren, wie man ist.

Botschaft der Föhre:
„Du bist ein unschuldiges Kind des Lichts und hast ein Recht, auf dieser Welt zu sein. Frage dich nicht immer, ob du etwas darfst, sondern tu es einfach."

3 Fir-wood (Tanne)

Die Tanne manifestiert das Prinzip der Liebe und lehrt uns, daß wir diese Liebe in unserem eigenen Inneren tragen. Nur zu oft machen wir den Fehler, in der Außenwelt nach Zuwendung zu suchen, statt dieses Zentrum der Liebe in uns selbst zu entdecken. Das führt immer zu Enttäuschungen, denn dann ist unsere Liebe an bestimmte Bedingungen geknüpft:

Wir geben nur, weil wir dafür etwas Bestimmtes zurückerhalten wollen. Doch was man nicht selber in sich trägt, kann man auch draußen nicht finden. Die Energie der Tanne hilft uns, selbstlos und bedingungslos zu lieben, ohne irgendwelche Erwartungen an den anderen zu stellen; und sobald wir eine solche Liebe ausstrahlen, kommt sie auch zu uns zurück, denn die Welt hält uns stets einen Spiegel vor. Plötzlich fühlt man eine tiefe Verbundenheit zum ganzen Kosmos. Menschen, die niemanden an sich heranlassen und sich emotional nicht öffnen können, weil sie Angst haben, verletzt zu werden, brauchen die Tannen-Essenz.

Botschaft der Tanne:
„Du trägst einen Quell der Liebe in dir, an dem du dich immer laben kannst und der nie versiegt. Lerne, bedingungslos zu lieben, dann wird dieselbe Art von Liebe zu dir zurückkommen."

4 Larch-wood (Lärche)

Diese Essenz hilft allen Menschen, die verzagt sind, Angst vor dem Leben haben oder meinen, ihre Situation sei ausweglos. Sie lehrt, daß es keine Ausweglosigkeit gibt, weil man immer etwas tun kann. Außerdem ist Larch-wood wichtig für Menschen, die zu angestrengt nach einem bestimmten Lebenszweck suchen oder sich zu sehr in eine Aufgabe verbeißen, statt einfach loszulassen und das Dasein zu genießen. Sie lernen mit Hilfe der Lärchen-Essenz, auch einmal Aufgaben an andere zu delegieren, statt sich ständig zu überfordern. Das Leben lebt sich selbst – wir müssen nur einen Schritt nach dem anderen tun und dürfen vor lauter Aufgaben die Lebensfreude und unsere Träume nicht vergessen. Das ist die Botschaft der Lärche an uns.

Botschaft der Lärche:
„Du brauchst nicht zu kämpfen. Setze einfach einen Fuß vor den anderen, dann schaffst du alles spielerisch und mit Leichtigkeit. Das Leben lebt sich selbst. Genieße es, dazusein."

5 Elm-wood (Ulme)

Das Prinzip der Ulme ist Kommunikation und Flexibilität. „Nur nicht stehenbleiben" lautet ihre Botschaft alles ist in Bewegung. Deshalb eignet sich die Elm-wood-Essenz gut für Leute, die das Gefühl haben, in irgendeinem Bereich ihres Lebens festgefahren zu sein. Vielleicht hat man sich zu sehr in ein bestimmtes Ziel verrannt, oder man hat das Gefühl, mit einer Aufgabe nicht weiterzukommen. Vielleicht wartet man auch schon lange auf ein bestimmtes Ereignis, das nicht eintritt – es kann sich dabei einfach nur um einen Brief oder auch die langersehnte Beförderung handeln. Wenn bei der Arbeit oder bei der Verfolgung eines bestimmten Ziels alles viel zu zähflüssig zu laufen scheint, wenn man das Gefühl hat, den Alltagstrott nicht mehr länger ertragen zu können, ist Elm-wood die richtige Essenz. Sie eignet sich aber auch für Menschen, die zu starr und konservativ in ihren Ansichten

Botschaft der Ulme:
„Laß los. Sei im Fluß. Die ganze Schöpfung kommuniziert mit dir. Lebe deine Kreativität!"

sind. Die Ulme hilft, die Dinge wieder in Bewegung zu bringen, und lehrt uns Offenheit, Spontaneität und die Bereitschaft, das Unerwartete zu akzeptieren. Schließlich kann selbst etwas, was einem auf den ersten Blick negativ erscheint, sich im nachhinein als großes Glück erweisen – man muß die Dinge nur positiv angehen.

6 Maple-wood (Ahorn)

Botschaft des Ahorns:
„Fürchte dich nicht, denn du
bist ein unzerstörbares Wesen
und immer mit dem Höchsten
verbunden. Was sterben kann,
ist nur deine äußere Hülle.“

Die Ahorn-Essenz hilft bei allen Angst- und Schockzuständen, aber auch bei längst vergangenen traumatischen Ereignissen, die man verdrängt hat, z. B. aus der Kindheit. Ahorn löst bewußte und unbewußte Blockaden auf. Menschen, die schnell in einen Schockzustand geraten, sollten die Essenz oder das Holz immer bei sich tragen. Durch Ahorn erwerben sie innere Ruhe und Gelassenheit und können selbst in kritischen Situationen, wenn alle anderen die Nerven verlieren, einen kühlen Kopf bewahren.

7 Birch-wood (Birke)

Die Birke steht für das weibliche, empfangende, emotionale Prinzip. In unserer männlich-rational orientierten, kopflastigen Gesellschaft lehrt sie uns, wieder mehr auf unsere Intuition und unsere Gefühle zu hören. Dem männlichen Zwang, immer stark sein zu wollen, setzt sie die Fähigkeit entgegen, sich auch einmal fallenlassen zu können und Gefühle zu zeigen. (Die Begriffe „männlich“ und „weiblich“ sollen hier nicht als Geschlechtsbezeichnungen, sondern als Prinzipien verstanden werden – Männer und Frauen tragen sowohl männliche als auch weibliche Wesenszüge in sich. Doch in unsere modernen Gesellschaft dominiert hauptsächlich das männliche Prinzip. Wichtig ist es daher, hier wieder einen Ausgleich herzustellen.) Die Birke lehrt uns auch, uns selber schön zu finden und zu lieben. Deshalb ist die Birken-Essenz genau das richtige für Menschen mit schwach ausgeprägtem Selbstwertgefühl, die immer wieder anderen Leuten zuliebe Dinge tun, die sie eigentlich gar nicht wollen, nur um anerkannt und geliebt zu werden. Solche Menschen würden lieber sich selbst und ihre eigenen Ziele und Ideale verraten, als allein zu sein. Die Birke lehrt sie Selbstliebe und Selbstgenügsamkeit – die Erfahrung, daß sie im Grunde niemanden brauchen außer sich selbst und daß eine Beziehung zu einem anderen Menschen nur dann funktionieren kann, wenn man sich selber wirklich liebt und akzeptiert.

Botschaft der Birke:
„Du genügst dir selbst und
kannst auch ganz allein
glücklich sein. Bleibe deinem
eigenen Wesen treu. Du
brauchst niemanden.“

8 Beech-wood (Buche)

Beech-wood ist die ideale Essenz für Menschen, die so beschäftigt sind, daß sie gar nicht mehr zu sich selber finden und keine Zeit haben, sich auszuruhen. Sie eignet sich aber auch für übermäßig rational orientierte Leute, die glauben, daß sich alle Probleme mit dem Kopf lösen lassen. Denn die Buche lehrt uns, unsere dauernde Geschäftigkeit und unsere tausend Ziele einmal für eine Weile zu vergessen und unser Leben aus einer höheren Warte zu sehen – eingebettet in die größeren Zusammenhänge des ewigen Seins. Auf diese Weise gewinnen wir Abstand zum Alltag und zu unserer täglichen Routine, die uns nun plötzlich gar nicht mehr so wichtig erscheint. Wir haben wieder Zeit, das Leben in aller Ruhe zu betrachten. Beech-wood hilft uns auch, unsere ständig kreisenden Gedanken zum Schweigen zu bringen, innerlich ruhiger und weniger kopflastig zu werden. „Fühle das Sein und die Welt!" lautet die Botschaft der Buche. „Des Daseins Rätsel kann man nicht mit Gedanken lösen."

Botschaft der Buche: „Es gibt keinen Grund zur Eile. Du hast für alles genug Zeit. Laß los. Komm zur Ruhe."

9 Ash-wood (Esche)

Ash-wood ist die Essenz für Menschen, die enttäuscht sind, weil sie ständig das Gefühl haben, mehr zu geben, als sie von den anderen zurückbekommen. Sie opfern sich für ihre Mitmenschen auf, ernten aber oft nur Undank. Vorsicht: Wenn man in dieser Erwartung etwas gibt, steht in Wirklichkeit das Nehmen im Vordergrund! Man tut nur deshalb etwas für andere, um irgendeine Gegenleistung – Liebe, Dank, Anerkennung – dafür zu bekommen. Das ist aber keine gute Basis für Beziehungen; Enttäuschungen sind bei einer solchen Einstellung vorprogrammiert. Die Esche befreit uns von dieser egoistischen Erwartungshaltung und hilft uns, unseren eigenen inneren Reichtum zu erkennen. Dann sind wir selbst der Mittelpunkt unseres Lebens und können geben, ohne etwas dafür zurückzuerwarten.

Botschaft der Esche: „Der wahre Reichtum liegt in dir selber. Je mehr du gibst, desto mehr wirst du auch erhalten."

10 Oak-wood (Eiche)

Die Eichen-Essenz hilft uns, wenn wir enttäuscht und verbittert sind, weil wir uns (von einem anderen Menschen oder vom Leben) ungerecht behandelt fühlen. Auch wenn uns völlig unerwartet etwas Negatives passiert, was wir nicht verdient zu haben glauben, trägt Oak-wood dazu bei, uns mit dem Schicksal auszusöhnen. Die Eiche lehrt uns, daß das

Übungen für den Beech-Typ

✳ *Sie sollten sich jeden Tag eine Viertelstunde Zeit nehmen, um abzuschalten und alle Gedanken loszulassen. Erlernen Sie eine Entspan-
nungs- oder Meditationstechnik, und lassen Sie sich dabei von dem
Holz und/oder der Essenz unterstützen. Wenn es Ihnen trotzdem
immer noch nicht gelingt, Ihr Gedankenkarussell zum Stillstand zu
bringen, legen Sie einen Block in Reichweite. Notieren Sie alle
Gedanken, die während des Meditierens auf Sie einstürmen. Das hilft
Ihnen, innerlich frei zu werden für diese Viertelstunde des inneren
Abschaltens.*

✳ *Wichtig ist für Sie auch, sich über Ihre Prioritäten klarzuwerden.
Schreiben Sie doch einmal zehn Dinge auf, die Sie in den nächsten
Wochen erledigen müssen. Numerieren Sie sie in der Reihenfolge
ihrer Wichtigkeit – von eins bis zehn. Notieren Sie nun, was Sie wann
erledigen möchten und wie Sie das besonders effizient und zeit-
sparend tun können. Überlegen Sie auch, welche dieser Aufgaben Sie
auf einen späteren Zeitpunkt verschieben oder an andere delegieren
könnten. Kontrollieren Sie diese Liste regelmäßig, um zu sehen, wo
Sie gerade stehen. (Sie können so einen Plan auch mit den zehn
wichtigsten Zielen für den nächsten Monat oder das nächste halbe
Jahr aufstellen.)*

✳ *Parallel dazu sollten Sie sich überlegen, wie Sie ganz allgemein in
Ihrem Leben Ballast abwerfen können. Welche Aktivitäten, Projekte
und Anschaffungen sind eigentlich überflüssig und belasten Sie nur?
Denken Sie darüber nach, und notieren Sie alles, worauf Sie verzich-
ten könnten. Sie werden sehen: Es wird Ihnen alles leichter von der
Hand gehen, wenn Sie Schwerpunkte setzen und delegieren.*

✳ *Ballast in meinem Leben, den ich abwerfen könnte:*

....

....

....

....

....

Negative nur deshalb negativ ist, weil wir es dazu machen. Wir sind dazu da, das Leben in all seinen Manifestationen zu erfahren; und dazu gehören eben auch die Schattenseiten. Und auch diese können wir zu einer positiven Lernerfahrung machen; hinter jedem Problem verbirgt sich eine Chance. Außerdem hilft die Eiche den Personen, die Schwierigkeiten haben, ihre geistigen Ideale mit ihrer Körperlichkeit in Einklang zu bringen. Sie hilft auch unsicheren Menschen, die sich nicht trauen, Entscheidungen zu treffen, weil sie Angst haben, einen Fehler zu machen. Fehler gehören zum Leben; niemand erwartet von uns, daß wir perfekt sind. Das ist die Botschaft der Eiche.

Botschaft der Eiche:
„Habe den Mut, deine eigenen Entscheidungen zu treffen, egal ob sie richtig oder falsch sind. Wenn dir etwas Negatives widerfahren ist, denke daran, daß sich hinter jeder Schwierigkeit eine Chance verbirgt."

11 Chestnut-wood (Roßkastanie)

Das Prinzip der Roßkastanie ist Geselligkeit und Heiterkeit – Freude um ihrer selbst willen. Die Kastanie will uns sagen, daß wir keinen Grund brauchen, um glücklich zu sein. Menschen, die sich zu hohe Ziele gesetzt haben, die sich zu sehr aufreiben und ohne Rücksicht auf ihre Gesundheit verbissen arbeiten, brauchen Chestnut-wood, damit sie ihre Sorgen vergessen und lernen, einfach den Augenlick zu genießen. Die Kastanie lehrt uns, alles offen und in positiver Haltung anzunehmen und uns selbst inmitten von Schwierigkeiten noch unsere innere Heiterkeit zu bewahren.

Botschaft der Roßkastanie:
„Man kann sich nicht ständig abrackern und ein Ziel vor Augen haben. Du trägst eine Quelle der Freude und Heiterkeit in dir. Also sei fröhlich – dafür braucht man keinen Grund."

12 Walnut-wood (Walnußbaum)

Während die Linde für das Verbindende steht, verkörpert der Walnußbaum das Prinzip der Abgrenzung und Trennung. Er hilft uns, inmitten von fremden Einflüssen und Zwängen zu erkennen, wer wir sind, und fremde Energien von uns abzuschütteln. Durch unsere Erziehung und die Gesellschaft werden wir in ein bestimmtes Schema hineingepreßt, müssen uns den geltenden Maßstäben von Normalität anpassen. Der Walnußbaum schützt uns vor übergroßer Anpassung: wenn wir uns aus übertriebenem Pflichtgefühl zuviel aufladen lassen, wenn wir glauben, uns ändern zu müssen, weil wir so, wie wir sind, nicht akzeptiert werden. Er hilft auch, wenn wir unsere eigene Identität noch gar nicht gefunden haben und nicht wissen, wo unsere speziellen Qualitäten und Fähigkeiten liegen. Ähnlich wie die Bach'sche Walnut-Blütenessenz macht uns Walnut-wood von allen äußeren Einflüssen unabhängig und hilft uns, auf unsere Intuition zu vertrauen und unseren eigenen Weg zu gehen.

Botschaft des Walnußbaums:
„Du bist ein einzigartiger Mensch. Laß dir von anderen nicht zu viele Verpflichtungen aufbürden. Du hast nur eine einzige Verpflichtung: du selbst zu sein und deinen eigenen Weg zu gehen."

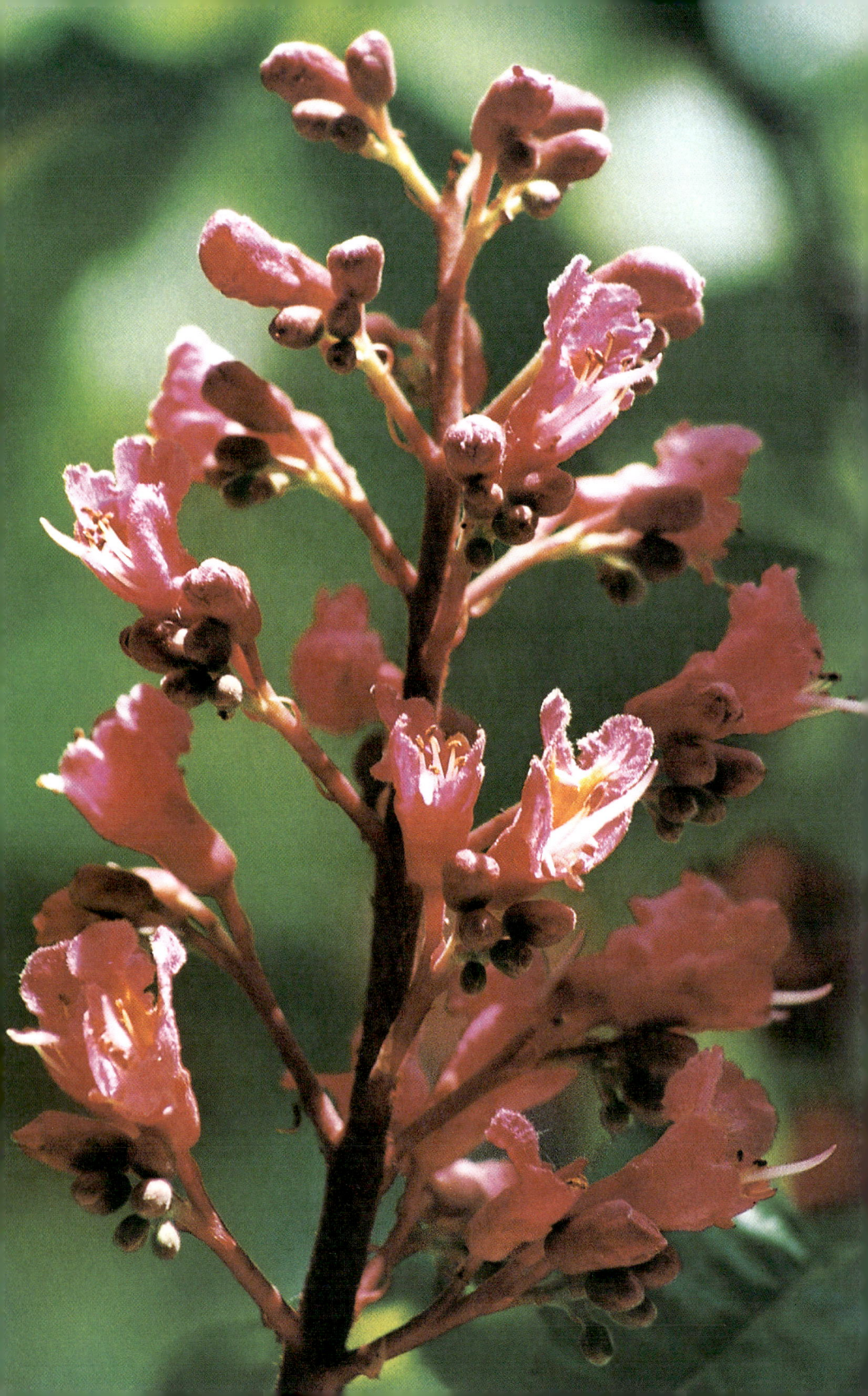

Yggdrasil
Blüten aus unseren heimischen Gefilden

Ute Janson, die Begründerin der Yggdrasil-Blütenessenzenlinie im fränkischen Fürth, konzentriert sich bei der Bereitung ihrer Essenzen hauptsächlich auf Pflanzenarten, die in Deutschland wildwachsend vorkommen, weil sie meint, daß diese der Mentalität der hier lebenden Menschen am ehesten entsprechen. Neben Bach-Blüten stellt sie auch etliche eigene Blütenessenzen her. Seit Dr. Bachs Tod haben in unserer Umwelt tiefgreifende Veränderungen stattgefunden. Einige Pflanzen, die Bach für seine Essenzen verwendete und die zu seiner Zeit noch weit verbreitet waren, sind inzwischen viel seltener geworden, und vielleicht wird es sie in freier Natur irgendwann gar nicht mehr geben. Deshalb – und auch, weil die Bedürfnisse der Menschen sich in den letzten 60 Jahren sehr verändert haben – hat Ute Janson das Bach'sche System um verschiedene Blütenessenzen erweitert, von denen wir hier einige vorstellen möchten.

info/bezugsquellen

Yggdrasil – Die deutschen
Blütenessenzen
Ute Janson
Talpromenade 2b
90765 Fürth
Tel.: 09 11/76 35 17
Fax: 09 11/7 65 92 73

Milagra GmbH
Postfach 747
CH-2540 Grenchen
Gratisnummern:
Deutschland: 01 30 81 41 39
Österreich: 06 60 81 95
Schweiz: 08 00 55 75 00

Die Blütenessenzen

1 **Gemeiner Feinstrahl**
(Erigeron strigosus)

Diese Essenz bietet uns Zugang zu unserer eigenen Seele, unserer Intuition und unseren Gefühlen, wenn wir zu rational orientiert sind und meinen, daß wir mehr aus dem Gefühl heraus leben sollten. Sie hilft, wenn man ratlos ist und nicht weiß, wie man sich entscheiden soll, aber auch, wenn man innerlich unzufrieden ist und sich fragt, was man tun könnte, um auf seelischer Ebene Befriedigung und Erfüllung zu finden. Die Erigeron-Essenz läßt uns die Stimme unserer eigenen Seele hören und trägt auf diese Weise zur Entscheidungsfindung bei. Auf physischer Ebene werden Solarplexus, Bauchspeicheldrüse und Thymusdrüse positiv beeinflußt.

2 **Kornblume**
(Centaurea cyanus)

Das ist die Blütenessenz für jene, die sich selbst -- ihre Psyche, ihr Unterbewußtsein, ihre Seele – nicht richtig kennen. Oft

◀ *Abbildung:*
Ute Janson stellt auch Bach-Blütenessenzen her (im Bild: Red Chestnut).

verstehen sie ihre eigenen Gefühle nicht und können ihre Träume nicht deuten. Die Kornblumen-Essenz stellt den Kontakt zwischen rationalem Verstand und Seele her und unterstützt dadurch die Selbsterkenntnis. Man kann sein eigenes Innenleben plötzlich besser begreifen und damit den Bedürfnissen seiner Seele gerechter werden.

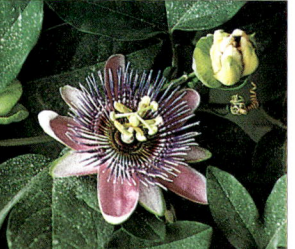

Passionsblume

3 Passionsblume (Passiflora incarnata)

Auch bei dieser Essenz geht es um ein ausgewogenes Gleichgewicht zwischen Verstand und Gefühl. Zu rationalen, „kopflastigen" Menschen hilft sie, sich mehr mit ihren Gefühlen auseinanderzusetzen und sie auszuleben. Andererseits lernen Menschen, die zu gefühlsbetont sind, durch die Passionsblumen-Essenz, sich mehr an ihrem rationalen Verstand zu orientieren und ihre Fähigkeit zu logischem, analytischem Denken weiterzuentwickeln.

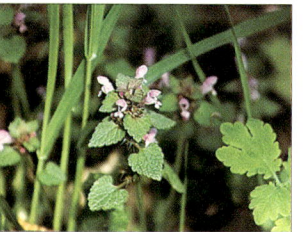

Rote Taubnessel

4 Rote Taubnessel (Lamium purpureum)

Diese Essenz fördert zwischenmenschliche Beziehungen, gleichzeitig aber auch die Beziehung zu sich selbst, zur eigenen Seele. Man lernt sich und andere auf Seelenebene kennen, was ein viel tieferes Verständnis ermöglicht. Blase, Nieren, Herz und Solarplexus werden positiv beeinflußt.

5 Angelika (Angelica sylvestris, Engelwurz)

Wie viele Essenzen aus weißen Blüten fördert auch die Angelika-Essenz tiefere Einsichten und Erkenntnisse. Sie schenkt Einblick in unser Unterbewußtsein, so daß wir uns selbst besser kennenlernen. Gleichzeitig stellt sie einen engen inneren Kontakt zu allem Leben in unserer Umgebung her, so daß wir uns mit allem liebevoll verbunden fühlen. Die Angelika-Essenz eignet sich besonders für schwierige Lebenssituationen, denen wir zögernd und unentschlossen gegenüberstehen, weil wir Angst haben, uns auf das Neue, Unbekannte einzulassen. Angelika schenkt uns die Leichtigkeit, die wir brauchen, um uns über solche Ängste hinwegzusetzen und vertrauensvoll und experimentierfreudig auf neue Situationen zuzugehen. Sie läßt uns auch schwierige Veränderungen im Leben (Tod, Trennungen usw.) leichter ertragen und hilft bei schweren Entscheidungen. Auf physischer Ebene wirkt sie auf den Magen, der sehr häufig mitbetroffen ist, wenn uns Ängste und Sorgen plagen oder wenn wir innerlich verkrampft sind.

6 Ackerkratzdistel
(Cirsium arvense)

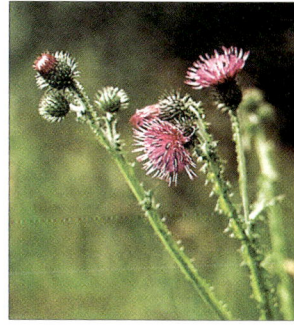

Ackerkratzdistel

Unter ungünstigen Lebensumständen stärkt diese Essenz unsere Fähigkeit, uns zu wehren und uns trotz aller äußeren Hindernisse und Widerstände weiterzuentwickeln. Daher eignet sie sich gut für Menschen, die sich durch ihre Lebenssituation blockiert fühlen oder häufig Angriffen ausgesetzt sind. Genau wie die stachelige Distel sich ihrer Haut wehrt, so schaffen auch wir es mit Hilfe ihrer Blütenessenz, unsere Existenz selbst unter ungünstigsten Bedingungen zu verteidigen und zu sichern. Auf physischer Ebene wirkt die Essenz auf Hoden, Eierstöcke, Milz, Nieren und Nerven.

7 Sedum album
(Weißer Mauerpfeffer)

Diese Essenz hilft, uns mit Situationen abzufinden, die wir nicht ändern können, und das Beste daraus zu machen. Wir finden unseren inneren Frieden wieder und entwickeln ungeachtet der negativen Umstände Vertrauen zum Leben und zu unserer eigenen Intuition. Deshalb kann die Blütenessenz aus dem Weißen Mauerpfeffer gerade bei schweren Krankheiten eine große seelische Unterstützung sein – nicht nur für den Betroffenen selbst, sondern auch für die Angehörigen. Sie hilft, den Tatsachen offen ins Auge zu sehen, die Situation zu akzeptieren und selbst angesichts des möglichen Todes Lebensfreude zu entwickeln und die Zeit, die einem noch verbleibt, sinnvoll zu gestalten.

8 Schöllkraut
(Chelidonium majus)

Reagieren Sie wütend und ungeduldig, wenn Sie nicht erreichen, was Sie wollen? Neigen Sie dazu, sich in solche negativen Emotionen hineinzusteigern? Dann ist diese Essenz genau das richtige für Sie. Sie hilft Ihnen, das Leben leichter zu nehmen und sich neu zu orientieren, wenn Sie ein Ziel nicht erreicht haben oder gegen eine Situation, die Sie gern ändern wurden, beim besten Willen nicht ankommen. Auf physischer Ebene unterstützt die Schöllkraut-Essenz jene Organe, die durch Wut, Haß und Ärger sehr häufig in ihrer Funktion beeinträchtigt werden – Leber und Galle.

9 Echte Kamille
(Matricaria chamomilla)

Diese Essenz unterstützt und fördert die Selbstheilungskräfte unserer Psyche, wenn wir zu großen seelischen Belastungen

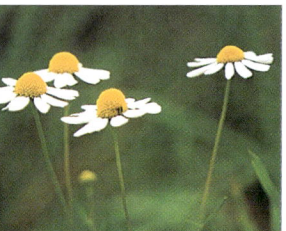

Echte Kamille

und Verletzungen ausgesetzt sind und das Gefühl haben, das alles nicht mehr zu verkraften. Wenn wir Ruhe, Zurückgezogenheit und innere Kraft brauchen, um uns seelisch zu regenerieren und wieder ins Gleichgewicht zu kommen, ist die Essenz aus den Blüten der Kamille genau das richtige für uns.

10 Braunelle (Prunella vulgaris)

Diese Essenz hat eine erdende Wirkung und trägt dazu bei, daß wir selbst die Verantwortung für unseren psychischen oder physischen Heilungsprozeß übernehmen, statt passiv darauf zu warten, daß jemand anders uns hilft. Die Selbstheilungskräfte werden aktiviert; man geht verantwortungsbewußter und liebevoller mit dem eigenen Körper um.

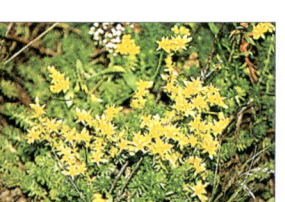

Sedum acre

11 Sedum acre (Scharfe Fetthenne)

Menschen, die weltfremd sind und die lieber in „höheren Sphären" weilen, statt sich um ihre eigene materielle Existenz zu kümmern, brauchen diese Essenz. Sie erdet einen und trägt dazu bei, daß man mehr Realitätssinn entwickelt. Außerdem hat sie einen positiven Einfluß auf Geschlechtsorgane, Milz und Sonnengeflecht.

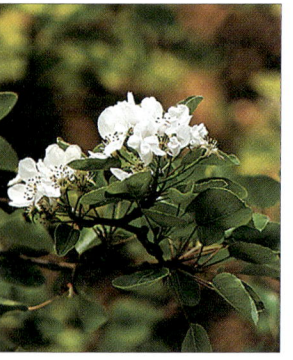

Wildbirne

12 Wildbirne (Pyrus pyraster)

Die Essenz aus den weißen Blüten der Wildbirne (auch als Most- oder Holzbirne bezeichnet) fördert ethisches Verhalten und kritisches Urteilsvermögen. Daher eignet sie sich besonders gut für Menschen, die Wesentliches von Unwesentlichem nicht unterscheiden können und daher alles in sich beziehungsweise in ihr Leben aufnehmen, ob sie es nun brauchen oder nicht. Sie hilft auch dabei, alte Verhaltensmuster loszulassen und mehr in der Gegenwart zu leben. Auf physischer Ebene verbessert sie die Fließfähigkeit des Blutes, regt Verdauung und Ausscheidung an und hilft, wenn uns Probleme an die Nieren gehen, auf den Magen oder die Blase schlagen.

13 Robinie (Robinia pseudoacacia)

Die Essenz für „Workaholics", die nicht wissen, wann es Zeit ist, mit dem Arbeiten aufzuhören. Sie schenkt nicht nur neue Energie, wenn man überarbeitet und erschöpft ist, sondern hilft auch, die eigene Belastbarkeit realistisch einzuschätzen und zu erkennen, wann man sich ausruhen sollte. Auf physischer Ebene werden Eierstöcke, Hoden und Hirnanhangsdrüse positiv beeinflußt.

14 Amaranthus (Amaranthus caudatus, Gartenfuchsschwanz, Roter Fuchsschwanz)

Diese Essenz schenkt Durchhaltevermögen und Widerstandskraft, Energie und Stabilität, wenn wir an einer langwierigen Krankheit leiden oder uns große Anstrengungen abgefordert werden, die an der Substanz zehren.

15 Margerite (Chrysanthemum leucanthemum; Leucanthemum vulgare)

Die Essenz für alle Menschen, denen es an Lebenslust und Lebensfreude mangelt. Sie schenkt ihnen die Fähigkeit, sich zu entfalten und ihr Leben intensiv zu genießen.

16 Sauerampfer (Rumex acetosa)

Diese Essenz hilft Menschen, die dazu neigen, „ihr Licht unter den Scheffel zu stellen". Sie lernen, ihre Ängste zu überwinden und sich selber, ihren Charakter und ihre Fähigkeiten voll und ganz zu entfalten. Außerdem wirkt die Sauerampfer-Essenz auf Blut und Schilddrüse.

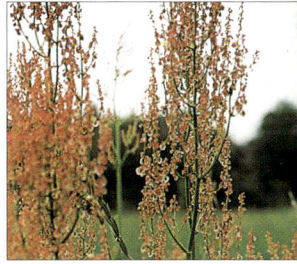

Sauerampfer

17 Kriechender Günsel (Ajuga reptans)

Diese Blütenessenz fördert Durchsetzungsvermögen – die Kraft und den Mut, sein Leben in die Hand zu nehmen und anderen gegenüber seinen Standpunkt zu vertreten. Deshalb eignet sie sich besonders gut für Menschen, die Schwierigkeiten damit haben, sich abzugrenzen und zu ihrer eigenen Meinung zu stehen. Auf körperlicher Ebene wirkt die Essenz aus dem Kriechenden Günsel auf Nieren und Hirnanhangsdrüse.

18 Ringelblume (Calendula officinalis)

Gehen Ihre Pflanzen aus unerklärlichen Gründen immer ein, kümmern freudlos vor sich hin oder scheinen alle möglichen Schädlinge anzuziehen? Dann ist diese Essenz aus den leuchtenden Blüten der Ringelblume genau das richtige für Sie. Diese Essenz fördert Naturverbundenheit und eine harmonische Beziehung zur Pflanzenwelt und eignet sich daher für all jene, die gern einen „grünen Daumen" entwickeln möchten. Auf physischer Ebene vertieft sie die Beziehung zur eigenen Sinnlichkeit, wirkt auf Nerven, Sonnengeflecht und Blut.

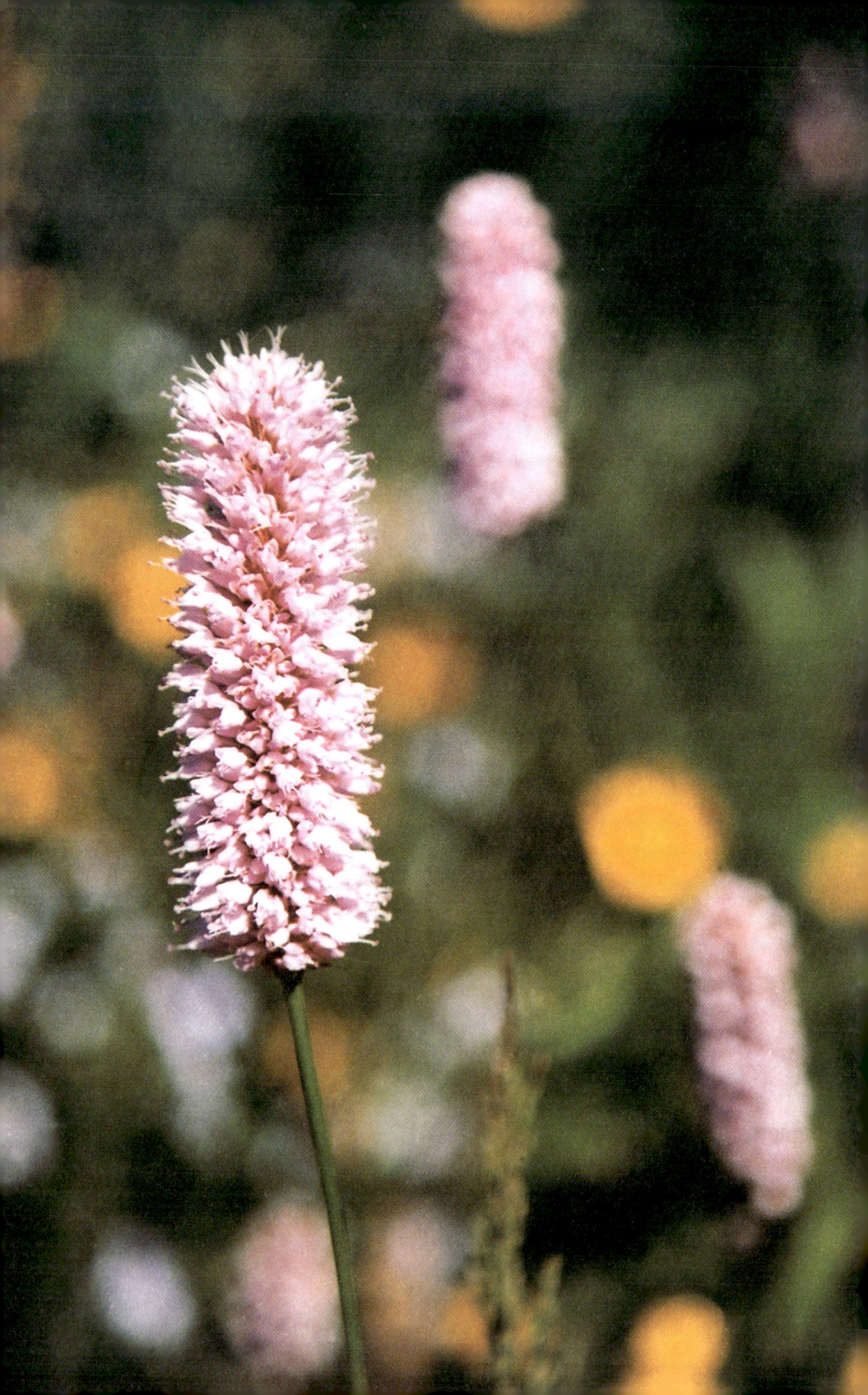

Irisflora
Entspannung für Körper und Seele

In der noch verhältnismäßig unberührten Natur der Südeifel erforscht Anne Rensing seit etlichen Jahren die dort wachsenden Pflanzen und ihre heilende Wirkung, arbeitet als Blütentherapeutin und bietet auch Blütenessenzen-Seminare an. In der Eifel haben Blütenessenzen eine lange Tradition: Dort wurde an Fronleichnam, wenn die Sonne schien, schon immer eine Essenz aus dem Besenginster hergestellt, die den Leuten helfen sollte, besser über den langen, harten Winter zu kommen.

Beim Auffinden der richtigen Blüten für ihre Klienten verläßt sich Anne Rensing vor allem auf ihre Intuition und auf Fallberichte von anderen Therapeuten; außerdem arbeitet sie mit dem kinesiologischen Muskeltest.

Menschen, die ihre Blütenessenzen selbst auswählen wollen, empfiehlt sie, entweder rational-analytisch vorzugehen, d. h. sich zu fragen: „Was benötige ich im Moment?" oder „Womit habe ich im Augenblick die größten Schwierigkeiten?" und sich die Antworten vielleicht in Stichworten zu notieren. Anschließend kann man die Beschreibungen der Blütenessenzen lesen und diejenigen auswählen, die der momentanen Lebenssituation am ehesten entsprechen. Eine andere Möglichkeit besteht darin, die Essenzen, die man braucht, intuitiv mit Hilfe von Farbkarten der einzelnen Blüten auszuwählen (können bei ihr bestellt werden).

Die Irisflora-Essenzen sind in gebrauchsfertigen 30-ml-Sprühkopfflaschen erhältlich, mit denen man sie auf einzelne Chakren oder andere Körperbereiche sprühen kann. (Anne Rensing empfiehlt mehrmals tägliches Aufsprühen auf Armbeugen, Innenseiten der Handgelenke oder die Mitte des Halses in der Höhe des Schlüsselbeins.) Dieses Verfahren hat sich in ihrer Praxis als ebenso wirksam erwiesen wie die Einnahme der Blütenessenzen.

Außerdem kann man bei ihr auch Vorratsflaschen (stock bottles) mit Blütenessenz-Konzentrat bestellen, das man anschließend verdünnt oder als Badezusatz benutzt. Man kann das Konzentrat aber auch unverdünnt einnehmen oder sich auf die Armbeuge streichen. Wenn sich daraufhin anfangs die Symptome verstärken („Erstverschlimmerung"), empfiehlt es sich, die Tropfen weniger häufig anzuwenden.

info/bezugsquellen

Irisflora Blütenessenzen
Anne Rensing
Dorfstr. 18
54649 Mauel
Tel.: 0 65 54/14 35
Fax: 0 65 54/15 22

Milagra GmbH
Postfach 747
CH-2540 Grenchen
Gratisnummern:
Deutschland: 01 30 81 41 39
Österreich: 06 60 81 95
Schweiz: 08 00 55 75 00

◀ Abbildung:
Die Schlangenknöterich-Essenz hilft bei der Bewußtmachung und Verarbeitung verdrängter schmerzlicher Erfahrungen.

Die Blütenessenzen

1 **Bergahorn**
(Acer pseudoplatanus)

Die Essenz aus den grünlichgelben Blütentrauben dieses Baums hilft, wenn man mit seiner Lebenssituation unzufrieden ist, weil man das Gefühl hat, daß alles stagniert. Vielleicht liegt das daran, daß man seine eigenen Bedürfnisse zu lange zurückgestellt und nur für die Familie, den Ehemann, die Firma usw. gelebt hat. Jetzt fühlt man sich blockiert, was sich in einer inneren Unruhe und Ersatzhandlungen (Rauchen, Alkohol, Workaholic) äußern kann. Durch die Bergahorn-Essenz gewinnen solche Menschen den Mut und die Kraft, sich ihre Bedürfnisse zu erfüllen und sich selbst zu verwirklichen, ohne immer nur Rücksicht auf andere zu nehmen. Die blockierten Energien können wieder frei fließen. Auf physischer Ebene wird die Essenz zur Narbenentstörung eingesetzt.

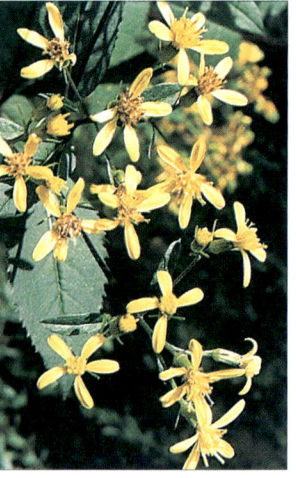

Fuchs' Kreuzkraut

2 **Fuchs' Kreuzkraut**
(Senecio fuchsii)

Die Essenz aus den leuchtendgelben Blüten dieses Korbblütlers wurde für Menschen zubereitet, die zu starr in ihren Ansichten und Verhaltensweisen sind. Sie wollen immer alles unter Kontrolle haben und haben genau festgelegte Vorstellungen von sich selbst und ihrer Umgebung, deren Verwirklichung sie dann zu erzwingen versuchen. Dahinter stecken häufig Ängste und mangelndes Selbstvertrauen. Fuchs' Kreuzkraut verhilft solchen Menschen zu mehr Offenheit, Flexibilität und dem Urvertrauen, das man braucht, um sich einfach fallenzulassen und dem Fluß des Lebens hinzugeben. Dann akzeptieren sie sich so, wie sie sind, und erlegen sich selber und ihren Mitmenschen nicht mehr so strenge Regeln auf. Auch auf physischer Ebene trägt Fuchs' Kreuzkraut zur Heilung aller Beschwerden bei, die mit Starrheit und Bewegungseinschränkung zu tun haben.

3 **Astlose Graslilie**
(Anthericum liliago)

Diese Essenz wird gebraucht, wenn man zu idealistische, unrealistische Vorstellungen von sich und seiner Umwelt hat, zu hohen Idealen nachjagt. Menschen, die immer noch auf der Suche nach dem Märchenprinzen/der Märchenprinzessin sind, ihr Leben in den Dienst eines angebeteten Sekten-Gurus stellen oder unrealistische religiöse Ideale haben, finden durch die Essenz aus den Blüten der Astlosen Graslilie auf den

Boden der Tatsachen zurück. Man lernt, toleranter zu sein und sich selbst und andere Menschen realistischer einzuschätzen.

4 Löwenzahn (Taraxacum officinalis)

Diese Essenz löst Verspannungen im physischen ebenso wie im emotionalen Bereich: Muskeln entspannen sich, Streß wird gelindert; Ehrgeizige lernen, einfach einmal loszulassen und sich auf ihre emotionalen Bedürfnisse zu konzentrieren, statt sich ständig vom Streben nach Erfolg treiben zu lassen. Außerdem kann man diese Essenz als „Notfalltropfen" einsetzen.

5 Schlehe (Prunus spinosa)

Die Essenz aus den weißen Blüten dieses Strauchs, der schon im März zu blühen anfängt, hilft, wenn man sich bedroht und verletzlich fühlt und als Reaktion darauf in die Offensive geht – nach dem Motto „Angriff ist die beste Verteidigung" will man Stärke demonstrieren. Doch das Gefühl der Machtlosigkeit, die ständige Kampf- und Abwehrhaltung und die damit verbundenen Gefühle der Wut und Verbitterung zermürben auf die Dauer und beeinträchtigen auch die Gesundheit. In solchen Situationen schenkt Schlehe innere Gelassenheit und zeigt neue Reaktionsmuster und Möglichkeiten der Konfliktlösung auf. Außerdem ist sie ein gutes Mittel gegen stechende Schmerzen aller Art, z. B. Ischias.

6 Wolfsauge (Anchusa arvensis)

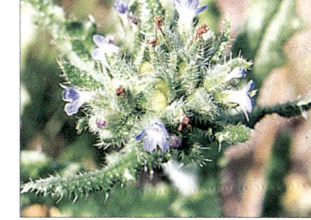

Wolfsauge

Diese Essenz brauchen Menschen, denen es nicht gelingt, sich mit einer einschneidenden Veränderung in ihrem Leben abzufinden. Sie trauern immer noch der Vergangenheit – z. B. dem verstorbenen Partner, dem verlorenen Arbeitsplatz – nach und können sich nicht zu einem Neubeginn aufraffen. Wolfsauge hilft bei der Trauerarbeit und läßt alte Wunden heilen. Auch auf physischer Ebene fördert diese Essenz die Wundheilung.

7 Zwiebeltragende Zahnwurz (Dentaria bulbifera)

Diese Essenz hilft Menschen, die aus einem zu ausgeprägten Sicherheitsbedürfnis heraus Angst vor allem Neuen haben. Sie versuchen sich ständig abzusichern und verpassen lieber eine wertvolle Chance, als auch einmal ein kleines Risiko einzugehen. Die Essenz aus den Blüten der Zahnwurz schenkt Mut, Selbstsicherheit und Entschlußkraft.

8 Mädesüß
(Filipendula ulmaria)

Die Essenz für Menschen, die nie richtig „loslassen" können. Immer sind sie angespannt, voller Sorgen, von Ehrgeiz und Existenzangst zerfressen. Ihnen fehlt das Urvertrauen ins Leben. Häufig gehen sie schon bei der kleinsten Schwierigkeit „an die Decke", reagieren gereizt oder aggressiv. Im Umgang mit anderen sind sie mißtrauisch, und es fällt ihnen schwer, sich innerlich zu öffnen. Mädesüß schenkt Entspannung und inneren Frieden.

9 Beinwell
(Symphytum officinale)

Nach Situationen, in denen man sich selbst als schwach erlebt hat, bleiben Narben zurück, die lange Zeit nicht heilen – ein Gefühl der Unsicherheit, der Angst und Machtlosigkeit. Man geht lieber allen Herausforderungen aus dem Weg, als noch einmal eine solche Niederlage zu erleben. Doch innerlich zermürbt einen die unterdrückte Wut über die erlittene Kränkung und der Ärger über die eigene Schwäche. Häufig äußern sich solche lange Zeit schwelenden negativen Emotionen irgendwann in Magengeschwüren, Durchfall oder Impotenz. Die Beinwell-Essenz gibt neue Kraft, psychische Stabilität und Selbstvertrauen nach Mißerfolgserlebnissen und seelischen Erschütterungen.

10 Wildes Stiefmütterchen
(Viola tricolor)

Diese Essenz tröstet und schenkt neues Selbstbewußtsein, wenn man zurückgewiesen wurde und Ablehnung erfahren hat – beispielsweise, wenn man vom Lebenspartner verlassen wurde oder sich als Kind vernachlässigt fühlt, weil die Eltern nicht genügend Zeit haben. In Beziehungen neigen solche Menschen dazu, sich zu sehr an den Partner zu klammern und ihn total zu vereinnahmen aus lauter Angst, verlassen zu werden oder wieder nicht genügend Liebe zu bekommen. Oft versuchen sie ihren Partner auch zu beherrschen. Das Wilde Stiefmütterchen stärkt das Selbstwertgefühl; man lernt, sich selbst zu genügen, und fühlt sich nicht mehr bei jeder Gelegenheit gleich ungeliebt und zurückgewiesen.

11 Moschus-Malve
(Malva moschata)

Nach einem Ortswechsel (Umzug oder Auslandsaufenthalt) hilft diese Blütenessenz, sich in der neuen Umgebung hei-

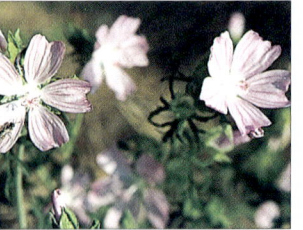

Moschus-Malve

misch zu fühlen, „Wurzeln zu schlagen" und das anfängliche Gefühl der Heimatlosigkeit und Isolation zu überwinden. Sie eignet sich auch für jene Menschen, die das Gefühl haben, anders zu sein als ihre Mitmenschen, und nur schwer Kontakte knüpfen können. Auf physischer Ebene wirkt Moschus-Malve gegen Hautprobleme.

12 Frauenschuh
(Cypripedium calceolus)

Diese Blütenessenz ist Balsam für die Nerven aller Menschen, die übergroßem Streß ausgesetzt sind – sei es im Beruf, sei es in der Familie. Auch Kinder sind heutzutage durch die Reizüberflutung und die hohen Anforderungen in der Schule oft schon gestreßt. Frauenschuh schenkt innere Gelassenheit und lindert streßbedingte Beschwerden wie Schlafstörungen, Muskelverspannungen und Kopfschmerzen.

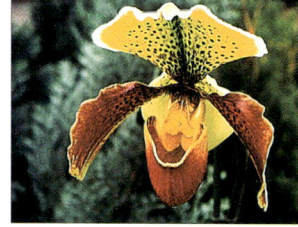

Frauenschuh

13 Vogelwicke
(Vicia cracca)

Diese Essenz ist für Menschen gedacht, die einen starken Sexualtrieb haben, Sexualität aber aufgrund einer körperfeindlichen Erziehung – bewußt oder unbewußt – als etwas Schmutziges abwerten oder als Mittel zur Unterdrückung und Machtausübung einsetzen. Häufig geht es solchen Menschen nur um rasche Eroberungen, um sich selbst zu bestätigen. Zu dauerhaften Bindungen sind sie nicht in der Lage. Die Essenz aus den Blüten der Vogelwicke hilft beim Aufbau einer harmonischen, liebevollen Einstellung zur Sexualität.

14 Lotus
(Nelumbo nucifera)

In fast allen Blütenessenzen-Linien wird die Lotosessenz zur Bewußtseinserweiterung und zur Erreichung spiritueller Ziele (tiefere Einsichten, Erleuchtung) eingesetzt. Auch bei Irisflora ist dies so. Die Lotosblüten-Essenz fördert Intuition und geistige Klarheit und wirkt harmonisierend bei aufwühlenden Bewußtseinsprozessen, die sich mit ihrer Hilfe viel leichter durchstehen lassen. Außerdem empfiehlt Anne Rensing, Lotus auch Essenzen-Kombinationen mit gegensätzlichen Inhalten beizugeben, um einen harmonischen Ausgleich zwischen den verschiedenen Blütenbotschaften zu schaffen. Auch wenn nach Einnahme von anderen Blütenessenzen eine Erstverschlimmerung – d. h. eine anfängliche vorübergehende Verstärkung der Symptome – auftritt, kann die Lotos-Essenz Abhilfe schaffen.

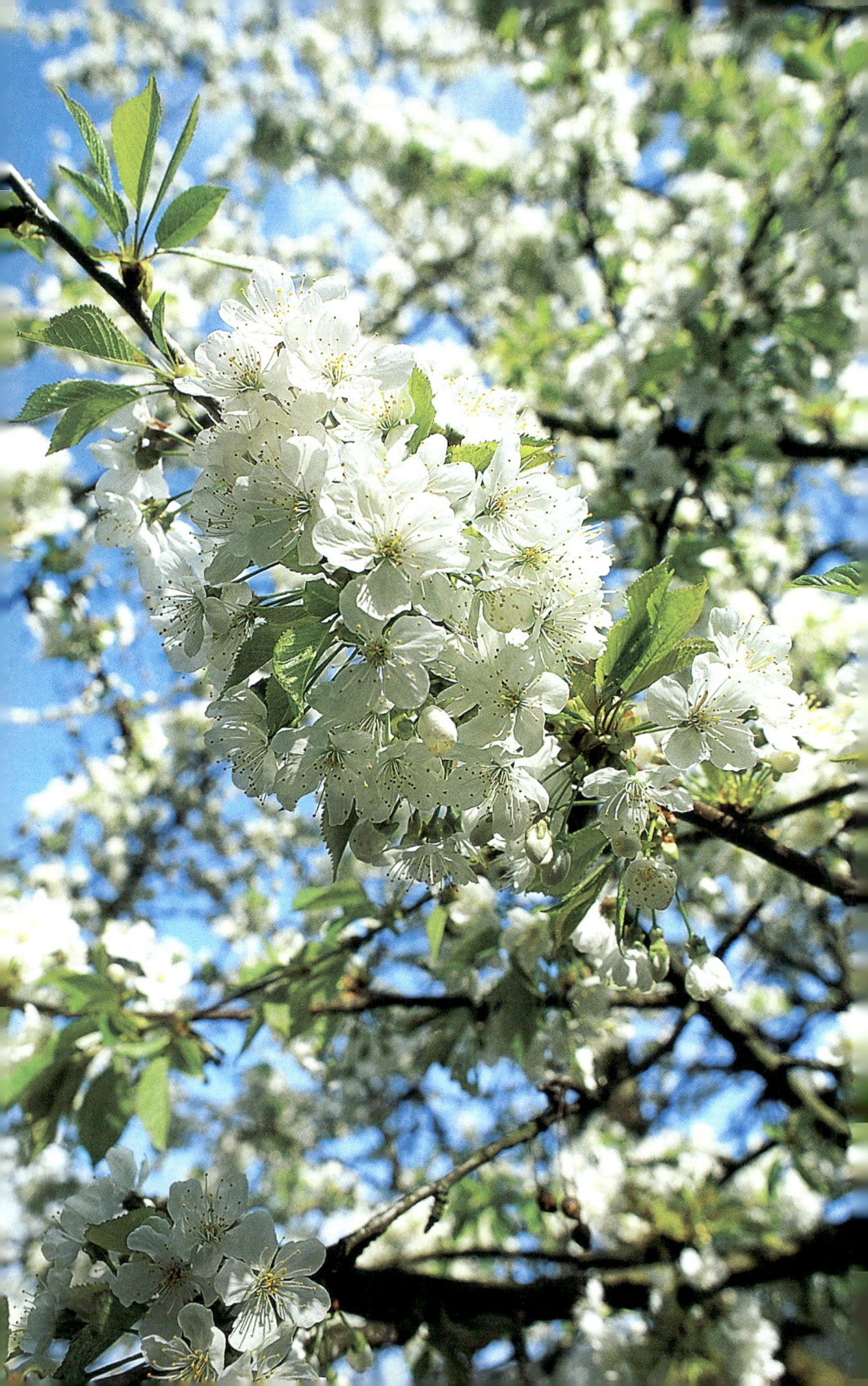

Horus
Blütenessenzen in der Geburtsvorbereitung

Mitte der achtziger Jahre begann der Heilpraktiker und Blüten-essenzen-Forscher Dirk Albrodt, selbst Essenzen herzustellen, die er dann gemeinsam mit der Geburtshelferin Brigitte Glowsky in einem Forschungsprojekt („Blütenessenzen in der Geburtsvorbereitung") testete. Das Projekt erwies sich als großer Erfolg: Die 100 Hebammen, die daran teilnahmen, berichteten übereinstimmend, der Geburtsvorgang sei viel entspannter gewesen, und Komplikationen seien seltener aufgetreten. Außerdem wirkten die „Blüten-Babys" aktiver, munterer und kontaktfreudiger als andere Kinder.

Inzwischen gibt es 20 Blütenessenzen zur Geburtsvorbereitung, von denen wir hier 12 vorstellen. Allerdings sind nur wenige Bach-Blüten darunter; und auch in seinem Ansatz unterscheidet sich Albrodt von dem Bachs: Seine Blüten zielen weniger auf emotionale Zustände ab, sondern wollen vielmehr die Persönlichkeit und bestimmte innere Archetypen stärken und Erkenntnisprozesse fördern. Physische Probleme während der Schwangerschaft (z. B. Wasserstauungen) lassen sich durch die Blütenessenzen zwar nicht direkt beeinflussen; doch verschwinden solche Probleme häufig von selbst, sobald man mit den Blütenessenzen die seelisch-emotionalen Probleme angeht, die damit in Verbindung stehen. Dirk Albrodt rät, bei verfestigten Charaktereigenschaften und immer wiederkehrenden Situationen, die man abstellen möchte, jeweils vier Wochen lang Tropfen aus den Einnahmefläschchen zu nehmen. In Notfällen und akuten Situationen – beispielsweise während der Geburt – müssen die Tropfen dagegen direkt aus der Stock bottle (also in unverdünnter Form) gegeben werden.

Dirk Albrodts Ansatz ist eine Kombination der Blütentherapie mit Akupunktur, Aroma- und Reflexzonentherapie. Die Essenzen können nämlich auch direkt an bestimmten Akupunkturpunkten oder Reflexzonen aufgetragen werden; dadurch läßt sich eine raschere und gezieltere Wirkung erreichen. Außerdem kann man mit den Blütenessenzen Bäder zubereiten oder sie (allein oder in Kombination mit verschiedenen ätherischen Ölen) mit Hilfe einer Duftlampe verdunsten. (Albrodt empfiehlt: 10 Tropfen Blütenessenz in einem kleinen, 20 Tropfen in einem mittelgroßen Raum; von dem ätherischen Öl jeweils nur die Hälfte.)

In Österreich ist Albrodts Blütentherapie-Ausbildungskonzept für Schwangere mittlerweile nach dem dortigen Hebammen-Gesetz offiziell anerkannt.

Folgende ätherische Öle sollten wegen der möglichen abortiven Wirkung während der Schwangerschaft nicht verwendet werden: Beifuß, Kalmus, Muskat, Petersilie, Pfeffer, Rainfarn, Sadebaum, Safran, Senf, Thuja, Wacholder und Wermut.

◀ *Abbildung:*
Die Apfel-Essenz (S. 68) hilft bei der körperlichen Umstellung zu Beginn der Schwangerschaft.

Die Blütenessenzen

1 Apfel
(Malus domestica)

Die Apfel-Essenz schenkt Motivation, geistige Beweglichkeit und Leichtigkeit, wenn man sich schwer und schwerfällig fühlt. Man gewinnt seine innere Harmonie und Ausgeglichenheit zurück. Apfel kann die Freude an der eigenen Körperlichkeit und die Lust auf Sex wiederherstellen, eignet sich zur Erleichterung der körperlichen Umstellung zu Beginn einer Schwangerschaft und hilft bei Störungen des Wasserhaushalts, z. B. Wasserstauungen. Nach der Geburt fühlt man sich mit Hilfe der Apfel-Essenz körperlich schnell wieder fit.

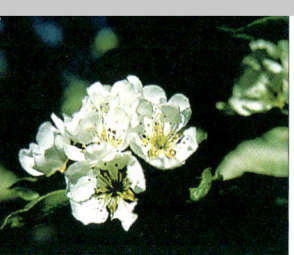

Apfel

2 Birne
(Pyrus communis)

Diese Essenz hilft in seelischen Krisen oder bei körperlichen Notfällen (z. B. Komplikation bei der Geburt). Sie schenkt Ruhe, Gleichgewicht und inneren Frieden und wirkt tröstend, wenn man ständig grübelt und sich Sorgen macht, daß das Baby vielleicht nicht gesund auf die Welt kommt. Die Birnen-Essenz hilft auch den Frauen, die noch nicht damit zurechtkommen, die neue Mutterrolle zu akzeptieren. Sie lindert Schwangerschaftserbrechen und hilft (wie Apfel) bei Wasserstauungen im Körper und bei der Erholung von der Geburt.

Birne

3 Bougainvillea
(Bougainvillea speciosa)

Das Prinzip der Bougainvillea ist die Aussöhnung mit dem inneren Kind. Sie hilft uns, die Schönheit und das Wunder des Lebens wiederzuentdecken, uns geborgen zu fühlen, das Dasein ein wenig leichter zu nehmen und uns wieder unbeschwert freuen zu können. Während der Schwangerschaft stellt Bougainvillea den liebevollen Kontakt zum ungeborenen Kind her und schenkt (zusammen mit Birne) Heiterkeit und Optimismus, wenn die Mutter sich zu viele Sorgen macht oder Angst hat, von ihrem Partner im Stich gelassen zu werden. Vor und während der Geburt macht Bougainvillea der werdenden Mutter Mut; bei einer schwierigen Schwangerschaft gibt sie dem ungeborenen Kind Kraft.

literatur

Dirk Albrodt/Brigitte Glowsky: „Blütenessenzen in der Schwangerschaft", Kösel Verlag, München, 1998

4 Kleine Braunelle
(Prunella vulgaris)

Die Kleine Braunelle hilft, wenn wir Probleme haben, uns selbst mit all unseren Fehlern und Schwächen anzunehmen und zu lieben, und regt die Selbstheilungskräfte des Körpers an. Denn nur wenn wir uns selber lieben, können wir uns auch heilen. In der Schwangerschaft überwindet die Kleine Braunelle bei der Mutter das Gefühl, jetzt nicht mehr attraktiv zu sein, und hilft ihr, das ungeborene Kind anzunehmen. Sie schützt vor Infektionen, unterstützt die Nieren, die jetzt bei der Entgiftung des Organismus besonders gefordert sind, und baut beim Embryo ein starkes Immunsystem auf.

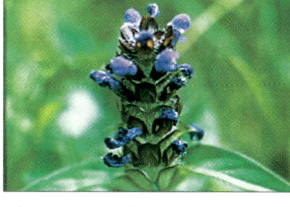

Kleine Braunelle

5 Granatapfel (Punica granatum)

Der Granatapfel hilft Männern und Frauen, die weibliche Seite ihrer Persönlichkeit anzunehmen. Wenn Frauen ihre Weiblichkeit nicht akzeptieren können, führt das häufig zu Beziehungsproblemen, Menstruationsstörungen oder Unfruchtbarkeit. Granatapfel hilft bei seelisch bedingter Unfruchtbarkeit und wirkt gegen Unausgeglichenheit aufgrund der Hormonumstellungen während einer Schwangerschaft. Diese Essenz entspannt und beruhigt nicht nur bei Panikattacken und dem Gefühl der Hilflosigkeit während der Geburt, sondern wird auch zum Auslösen der Wehen eingesetzt.

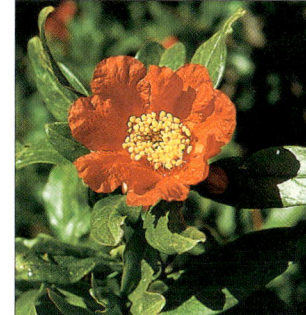

Granatapfel

6 Löwenzahn (Taraxacum officinale)

Diese Essenz hilft, Blockaden im Energiefluß zu beseitigen und in der Muskulatur festgehaltene Spannung (z. B. aufgrund unterdrückter Impulse) loszulassen. Deshalb eignet sie sich auch sehr gut zur äußerlichen Anwendung bei Rückenmassagen gegen Muskelverspannungen und Spannungskopfschmerz. Außerdem wirkt sie gegen Unfruchtbarkeit aufgrund innerer Verkrampftheit und hilft der Mutter in der letzten Phase der Geburt, sich zu entspannen.

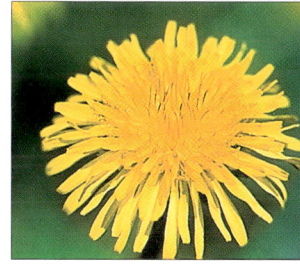

Löwenzahn

7 Quitte (Cydonia oblongata)

Die Quitte zeigt uns den Ausweg aus den extremen Polaritäten, in denen wir häufig gefangen sind. Wir lernen, nicht länger in Gegenpolen zu denken, sondern den Ausgleich, die Synthese zu finden. So eignet sich diese Essenz z. B. gut für Männer, die sich scheuen, Schwäche zu zeigen, weil sie das für unmännlich halten. Der Frau, die sich nicht zwischen Kind und Karriere entscheiden kann, hilft die Quitte, zu erkennen, daß es nicht nur ein Entweder-oder, sondern auch ein Sowohl-als-auch gibt und daß selbst scheinbare Gegensätze sich harmonisch miteinander verbinden lassen.

Bei Entzündungen der Brust und Problemen mit dem Stillen helfen Quitte, Rosmarin, Birne und Bougainvillea.

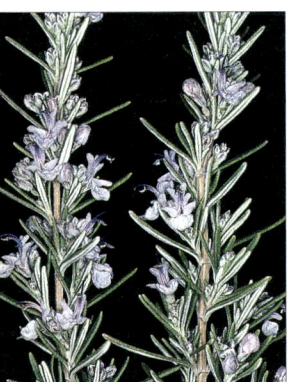

Rosmarin

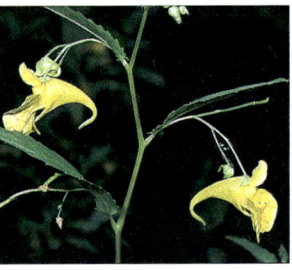

Echtes Springkraut

Die Botschaft des
Drüsentragenden Springkrauts:
„Laß los, laß die Dinge ihren
Gang gehen, versuche nicht,
alles unter Kontrolle zu
halten – entspanne dich!"

info/bezugsquellen

Dirk Albrodt
Wittener Str. 8oa
42279 Wuppertal
Tel.: 02 02/64 97 09
Fax: 02 02/66 31 20

8 Rosmarin
(Rosmarinus officinalis)

Wenn man unsicher ist und daher bei Konflikten zu Flucht-reaktionen neigt, hilft Rosmarin, Ruhe zu bewahren und sich der Situation zu stellen. Die Essenz ist auch gut für Menschen, die sich beim geringsten Problem in ihr Schneckenhaus zurückziehen. Auf physischer Ebene manifestiert sich diese innere Fluchthaltung häufig in Durchblutungsstörungen (kalte Hände und kalte Füße). In der Schwangerschaft wird Rosmarin gebraucht, wenn die Frau sich plump und unbehol-fen fühlt, Kreislaufstörungen hat, erschöpft und müde ist und glaubt, keine Kraft mehr für das Kind zu haben. Bei langen, schwierigen Geburten schenkt sie Durchhaltevermögen; bei Atemstörungen hilft sie dem Neugeborenen.

9 Echtes Springkraut
(Impatiens noli-tangere)

Diese Blütenessenz hilft Menschen mit Minderwertigkeits-komplexen, den eigenen Wert zu erkennen und auch Lob annehmen zu können. Leute, die mißtrauisch sind und überall einen Angriff wittern, lernen durch das Echte Springkraut Urvertrauen und Zuversicht und geben ihre Angst vor Nähe auf. Der werdenden Mutter hilft das Echte Springkraut, ihren Körper trotz allem schön zu finden, ihr Kind anzunehmen und Pessimismus und Zukunftsängste abzubauen. Auch wenn Sie sich nicht darüber im klaren ist, ob sie das Kind austragen soll, und während oder nach der Schwangerschaft Sex ablehnt, wirkt Echtes Springkraut klärend und unterstützend.

10 Drüsentragendes Springkraut
(Impatiens glandulifera)

Ähnlich wie die Bach-Blütenessenz Impatiens hilft das Drü-sentragende Springkraut bei Unruhe, innerer Anspannung, Streß und Ungeduld jeglicher Art. Während der Schwanger-schaft trägt diese Essenz zur Entspannung der werdenden Mutter bei, schenkt Geduld bei Geburten, die sich lange hin-ziehen, und hilft auch bei drohender Frühgeburt (also wenn das ungeborene Kind zu „ungeduldig" ist).

11 Doldiger Milchstern
(Ornithogalum umbellatum)

Ebenso wie die Bach-Blütenessenz Star of Bethlehem hilft der Doldige Milchstern (das ist der deutsche Name dieser Pflanze) bei Schreck- und Schockzuständen und traumatischen Erleb-nissen aller Art. Beim Neugeborenen lindert diese Essenz das

Geburtstrauma, vor allem, wenn die Geburt schwierig oder langwierig war. Der Mutter hilft sie über alle „Schrecksekunden" und Ängste während der Schwangerschaft hinweg, z. B. wenn sie erfährt, daß das Kind behindert zur Welt kommen könnte oder wenn sie Angst vor der Geburt hat.

12 Blütenhilfe (Notfalltropfen)

Diese Essenz ist eine fertige Kombination aus vier Blütenessenzen (Birne, Doldiger Milchstern, Rosmarin und Schafgarbe), der man je nach Art des Problems oder Charakterkonstitution noch eine fünfte, individuell ausgewählte Blüte beimischen soll. Die Blütenhilfe wird während der Geburt eingesetzt; außerdem sollte sie in der Schwangerschaft bei Schock und Streß sowie bei allen Unfällen und Notsituationen zur Überbrückung (bis der Arzt eintrifft) eingenommen werden. Sie ist als Essenzenkonzentrat erhältlich, das man dann auf Einnahmestärke verdünnen muß (45 Tropfen Stock bottle-Konzentrat plus 15 Tropfen Individualblüte für eine 30-ml-Einnahmeflasche; zu gleichen Teilen mit Cognac und Wasser auffüllen).

info/bezugsquellen

Milagra GmbH
Postfach 747
CH-2540 Grenchen
Gratisnummern:
Deutschland: 01 30 81 41 39
Österreich: 06 60 81 95
Schweiz: 08 00 55 75 00

Institut für Blütenessenzen
Gabriele Mulle
Grünmarkt 16
A-4400 Steyr
Tel. u. Fax:
00 43/72 52/4 18 22

St.-Berthold-Apotheke
St.-Berthold-Allee 23
A-4451 Garsten
Tel.: 00 43/72 52/53 13 10
Fax: 00 43/72 52/53 13 16

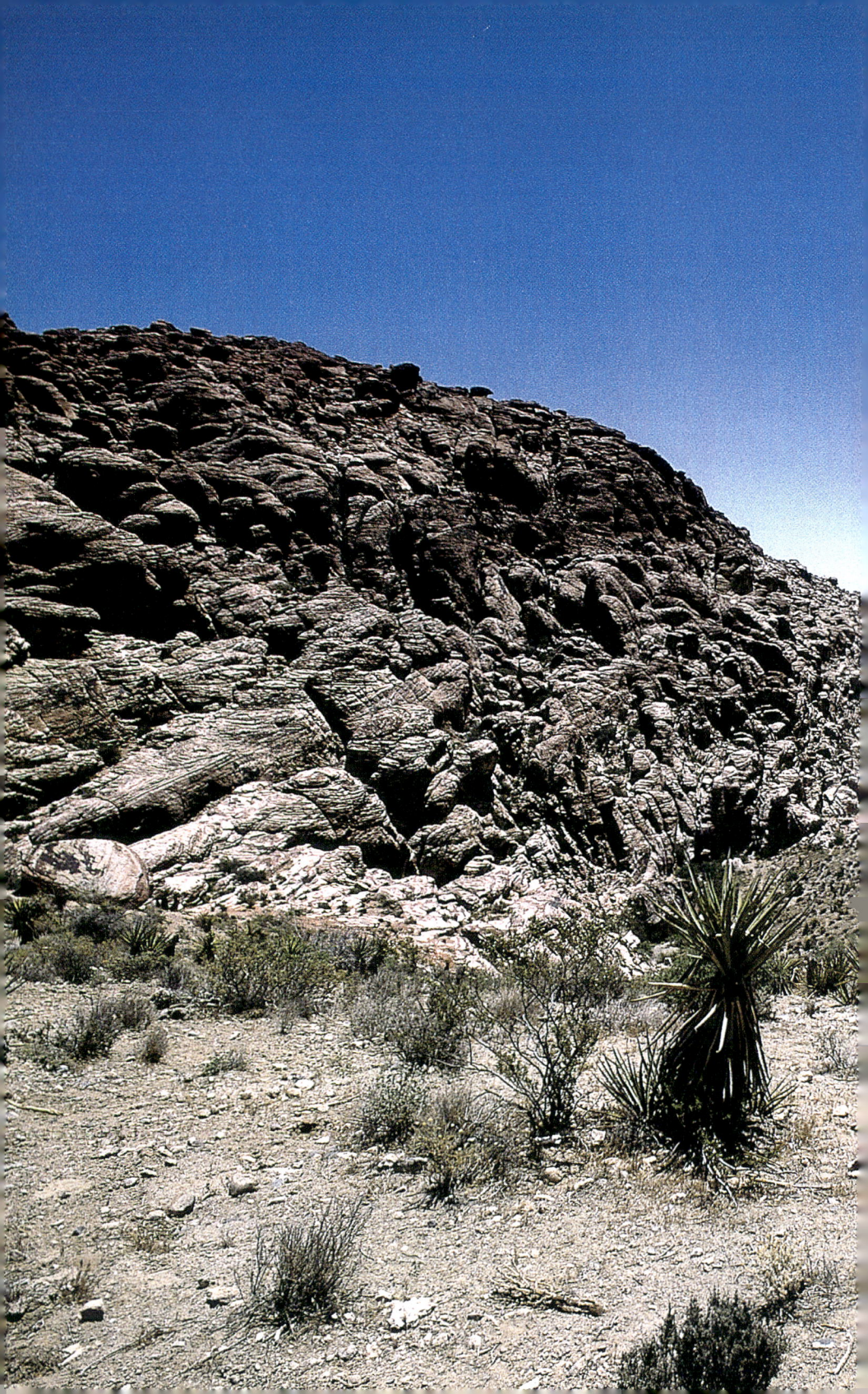

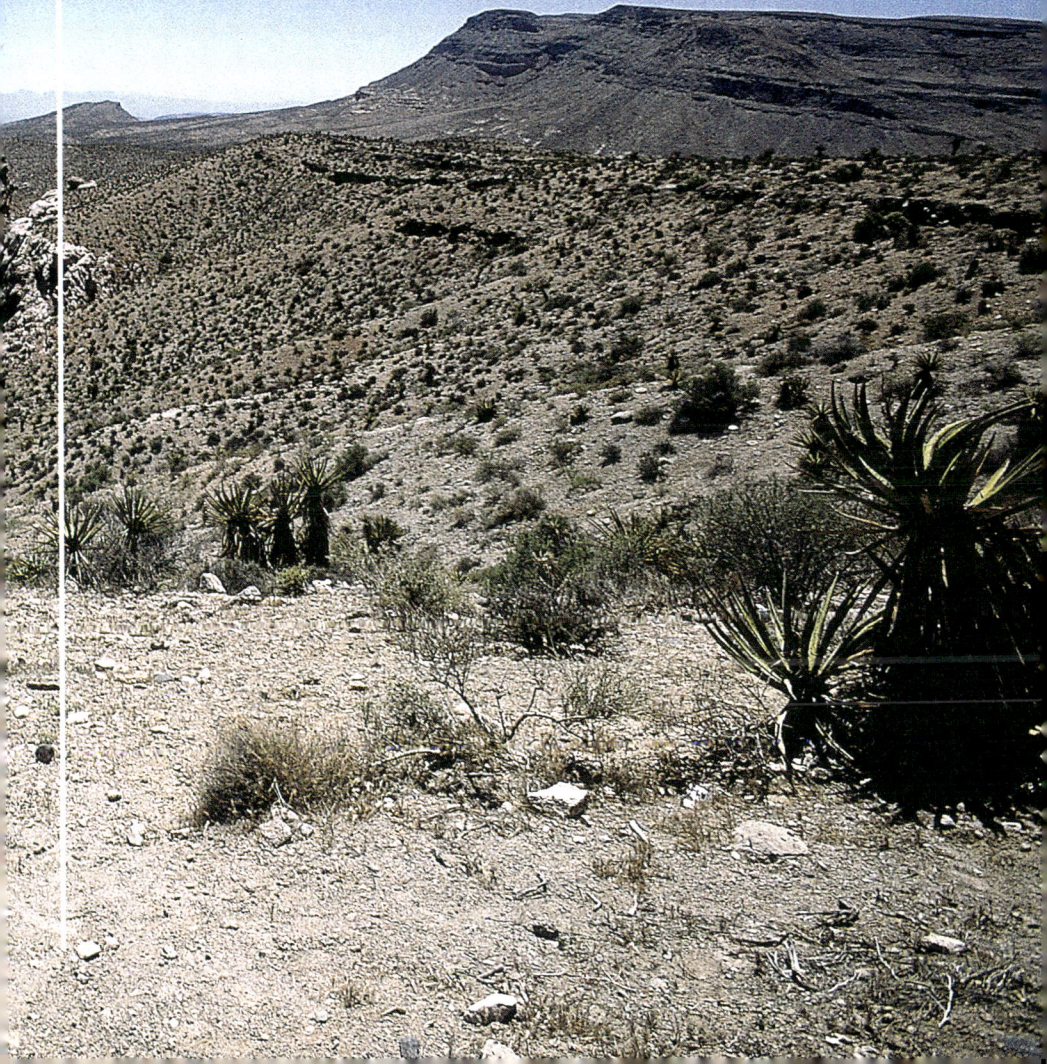

USA
Kanada

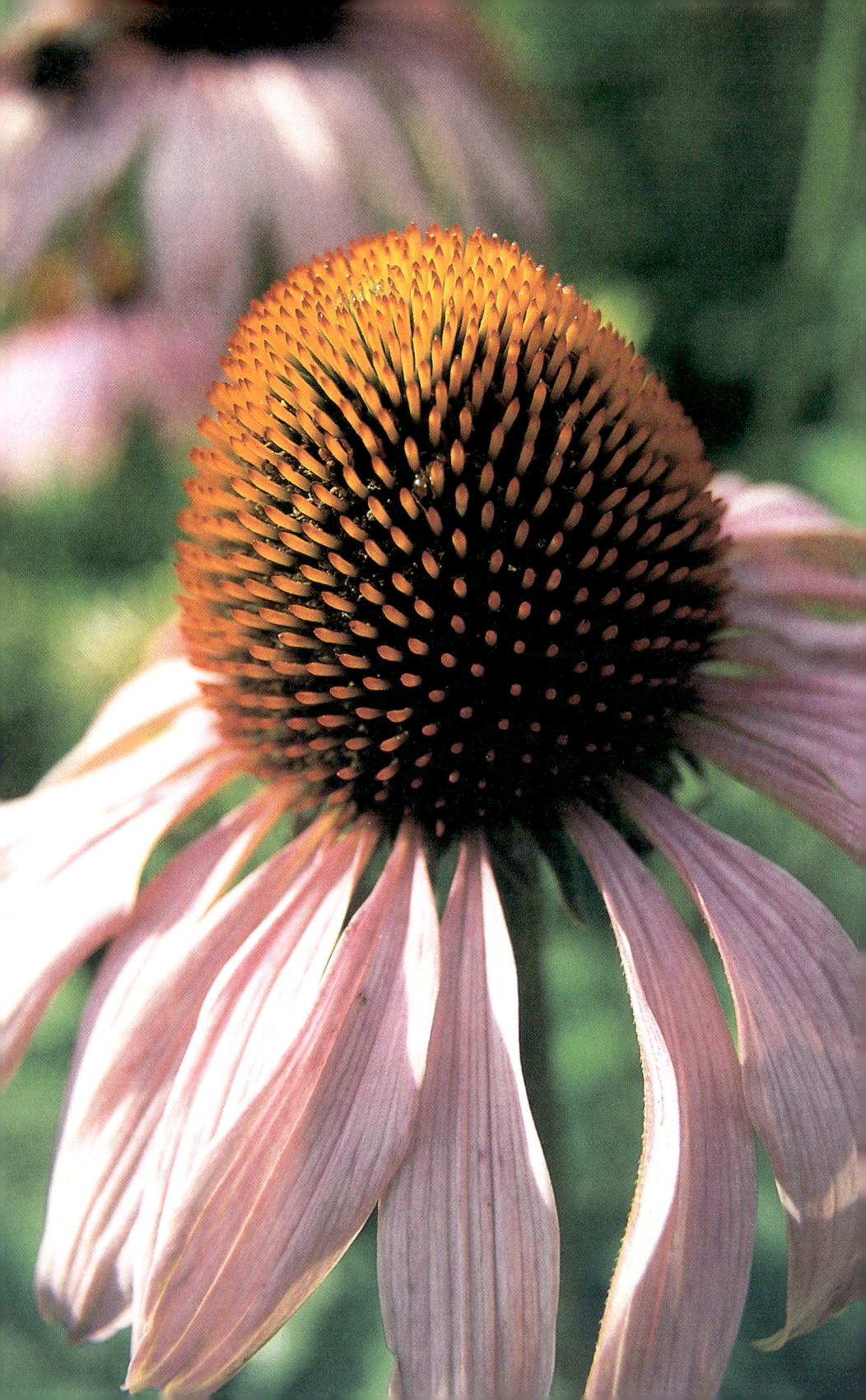

Kalifornische Blütenessenzen
Kommunikation mit der Seele der Natur

Richard Katz, der Begründer der kalifornischen Blütenessenzen-Thera-pie, studierte Physik, Mathematik und Psychologie und befaßte sich außerdem mit Botanik, Kräuterkunde und Medizin. Anfangs arbeitete er nur mit Bach-Blüten; doch seit 1978 begann er – ausgehend von den 39 Bach'schen Blütenessenzen – eigene Essenzen aus Pflanzen zu ent-wickeln, die in Nordamerika heimisch sind.

Ein Jahr später gründete Richard Katz in Nevada City (Kalifornien) die Flower Essence Society (FES), die er gemeinsam mit seiner Frau, der Naturheilkundlerin Patricia Kaminski, leitet. Die Flower Essence Society widmet sich dem intensiven Studium der bereits existierenden und der Erforschung neuer Essenzen. Inzwischen gibt es über 100 kalifornische Blütenessenzen, und es kommen ständig neue Forschungsessenzen hinzu. Die Pflanzen für diese Blütenessenzen werden auf einem unter Naturschutz stehenden Areal in Kalifornien angebaut, das der Flower Essence Society gehört.

Richard Katz kritisiert unseren gängigen Gesundheitsbegriff, nach dem Gesundheit weitgehend als das Fehlen von Symptomen definiert wird. Eine positive Definition von Gesundheit kennen wir nicht, und unsere Medizin konzentriert sich auch hauptsächlich auf die Beseitigung von Krankheiten statt auf die Schaffung von Gesundheit. Dieses mecha-nistische Bild des Menschen als Maschine, die ab und zu kaputtgeht und dann eben repariert werden muß, ist Katz zu eng; wir müssen Gesund-heit aus einer viel umfassenderen Perspektive betrachten, die Körper und Seele einschließt. Die Unfähigkeit unserer Medizin, Krankheiten wie Krebs, Herzinfarkt und Schlaganfall in den Griff zu bekommen, zeigt ja schon ihre gravierenden Mängel.

Richard Katz beruft sich auf den französischen Physiologen Claude Bernard, der im 19. Jahrhundert lebte und den Begriff des „milieu intérieur" – des inneren Milieus – prägte, der sich für das Verständnis unserer Stoffwechselphysiologie als sehr bedeutsam erwiesen hat. „Krankheitserreger" sind nicht der wahre Grund, warum wir krank werden, sondern nur die äußere Ursache. Denn schließlich sind diese Mikroorganismen ständig zu Tausenden in unserer Umgebung vorhan-den, und trotzdem ziehen sich nicht alle Menschen die gleiche Krankheit zu, sondern nur einige – und meist auch nur zu einer ganz bestimmten Zeit, wenn sie besonders anfällig dafür sind.

„Gesundheit ist die Fähigkeit, voll an den Rhythmen des Lebens Anteil zu nehmen, die Herrlichkeit der Morgen-dämmerung zu empfinden, die Feste im Kreis der Jahres-zeiten zu feiern und die lebensspendenden Impulse der Natur in uns zu erleben."

Patricia Kaminski
Richard Katz

◄ Abbildung:
Echinacea (S. 94) stärkt das Immunsystem.

Um für Kinder die richtigen Blüten zu ermitteln, empfehlen Richard Katz und Patricia Kaminski, das Kind erst einmal ein Bild malen und dann die damit zusammenhängende Geschichte erzählen zu lassen.

Genau das ist der springende Punkt: Den Krankheitserregern können wir nicht entfliehen; aber wir können ein gesundes inneres Milieu schaffen, das uns gegen diese ständigen Attacken widerstandsfähig macht. Das geht nur durch eine gesundheitsbewußte Lebensweise, bei der mehrere Voraussetzungen erfüllt sein müssen: gesunde Ernährung, ausreichende körperliche Betätigung, Streßbewältigung, möglichst weitgehende Ausschaltung von Umwelt- und Genußgiften und emotionales Wohlbefinden. Auch die Blütenessenzen-Therapie nimmt im Rahmen einer solchen ganzheitlichen Gesundheitsvorsorge einen wichtigen Stellenwert ein: Sie schafft die psychisch-emotionale Basis – das seelische Wohlbefinden, ohne das es keine körperliche Gesundheit gibt.

Durch die Seele den Körper heilen – das war auch der Ansatz Edward Bachs. Doch Richard Katz und Patricia Kaminski unterscheiden sich in einem ganz wichtigen Aspekt von ihrem Vorgänger: Während Bach sich bei der Suche nach Blüten für seine Essenzen ganz von seiner Intuition leiten ließ und sich auch nicht sonderlich für die Eigenschaften der Pflanzen selbst interessierte, sondern nur für die therapeutische Anwendung ihrer Blütenessenzen, gehen Katz und Kaminski ganz anders vor. Sie betonen, daß jede Blütenessenzen-Therapie von der Basis eines intensiven wissenschaftlichen Studiums ausgehen muß. Wichtig ist zunächst einmal das Studium der Pflanze selbst: ihrer Farbe und Wuchsform, der Standorte, an denen sie vorkommt, und ihres Wachstumszyklusses im Laufe der Jahreszeiten. Denn diese äußeren Eigenschaften – das, was Paracelsus als die „Signatur" der Pflanze bezeichnete – geben sehr viel Aufschluß über ihre inneren, geistig-seelischen Qualitäten.

Auch mit dem überlieferten Wissen der Menschheit über die Heilkräfte der betreffenden Pflanze sollte man sich intensiv auseinandersetzen. Gegen welche Leiden wurde die Pflanze in der Volksheilkunde eingesetzt? Welche Rolle spielt sie in der Medizin anderer Völker und Kulturen? Oft ist es nämlich so, daß die Wirkung der Blütenessenz mit dem kräuterkundlichen Anwendungsgebiet der betreffenden Pflanze verwandt ist – nur auf einer höheren, geistig-seelischen Ebene. Hierzu nur ein Beispiel: Als Küchengewürz regt Dill die Verdauung an und wirkt gegen Blähungen. Die Blütenessenz des Dills hingegen hilft uns, wenn zu viele Eindrücke zu rasch auf uns einstürmen, diese besser zu „verdauen". Sie ist also, salopp ausgedrückt, ein Mittel gegen „psychische Verdauungsstörungen".

Erst nachdem man all diese Beobachtungen und Informationen zusammengetragen und ausgewertet hat, kann man beginnen, sich auf die Pflanze einzustimmen. Das ist der intuitive Teil der Arbeit – er sollte stets auf dem festen Fundament der wissenschaftlichen Erforschung der Pflanze ruhen. Hinterher werden diese Erkenntnisse durch die Erfahrungen verifiziert, die man bei der Anwendung der Blütenessenzen gewinnt. Auf diese Weise entsteht nach und nach ein immer klare-

literatur

Patricia Kaminski/Richard Katz: „Handbuch der kalifornischen und englischen Blütenessenzen", Aarau: AT Verlag, 1996 (mit ausführlichem Repertorium)

res und differenzierteres Bild von der Wirkungsweise der Essenzen. Die *Flower Essence Society* sammelt Fallstudien von Therapeuten und privaten Anwendern der Blütenessenzen und wertet sie per Computerprogramm aus. Außerdem fördert diese Gesellschaft, der mittlerweile Therapeuten und interessierte Laien aus aller Welt angehören, verschiedene Lehr- und Forschungsprojekte, bildet Blütenessenzen-Therapeuten aus und veranstaltet Seminare.

Ein weiterer Unterschied zum Ansatz Edward Bachs ergibt sich aus der an und für sich logischen Tatsache, daß seit Bachs Zeiten über sechzig Jahre vergangen sind, in denen sich auf unserer Welt einiges verändert hat. Neue Probleme sind auf uns zugekommen oder haben zumindest viel erschreckendere Ausmaße angenommen: Gewalt, Drogen, sexueller Mißbrauch von Kindern, zerrüttete Familienverhältnisse, Kriege und Rassenprobleme, die Zerstörung unserer Umwelt. Gleichzeitig haben sich aber auch einige positive neue Herausforderungen ergeben: Immer mehr Menschen wenden sich der Beschäftigung mit übersinnlichen Dingen zu, befassen sich mit spirituellen Praktiken wie Meditation, Channeling oder Astralreisen. Das birgt zwar ungeheure Chancen zu innerer Weiterentwicklung, aber natürlich auch gewisse Gefahren. Die *Flower Essence Society* hat es sich zur Aufgabe gemacht, vor allem Blütenessenzen zu entwickeln, die diesen neuen Problemen und Anforderungen unserer modernen Zeit gerecht werden und uns helfen, die immer schneller auf uns einstürmenden Veränderungen besser zu bewältigen. In vielen dieser Essenzen geht es darum, ein ausgewogenes Gleichgewicht zwischen „oben" und „unten", das heißt zwischen unserem spirituellen Leben und unserer schöpferischen Kreativität einerseits und den materiellen, praktischen Anforderungen des modernen Alltagslebens andererseits, zu finden.

info/bezugsquellen

Kalifornische Blütenessenzen sind bei allen größeren Versendern von Blütenessenzen erhältlich. Nähere Informationen erteilen:

Schweiz:
Christine Kellenberger
Platz 234
CH-9428 Walzenhausen
Tel.: 00 41/71/8 88 57 92
Fax: 00 41/71/8 88 57 05

USA:
Flower Essence Society
P. O. Box 459
Nevada City, CA 95959
USA
Tel.: 0 01/9 16/2 65/91 63
Fax: 0 01/9 16/2 65/64 67

Die seelischen Schlüsselthemen

Für Richard Katz steht die bewußte Auseinandersetzung mit den eigenen Problemen und den inneren Prinzipien, die die Blütenessenzen verkörpern, an erster Stelle. Deshalb spielen intuitive Verfahren zur Ermittlung der geeigneten Essenzen (z. B. Pendeln, Muskeltest, Channeling, Auswahl mit geschlossenen Augen) für ihn höchstens eine ergänzende Rolle. Sich allein darauf zu verlassen, ist ihm zu subjektiv; wenn alle dies praktizierten, bestünde die Gefahr totaler Verwirrung. Jeder Therapeut hätte dann seine eigene, subjektive Auffassung von den Wirkungen der verschiedenen Essenzen; es gäbe keine gemeinsame Basis mehr. Daher müssen Intuition und bewußte Analyse einander stets ergänzen.

Um die Blütenessenz(en) zu finden, die man braucht, empfiehlt Richard Katz, zunächst einmal seine „seelischen Schlüsselthemen" zu ermitteln. Das sind die Fragen und Probleme, die einen innerlich besonders beschäftigen, Lebensaufgaben und -ziele, vielleicht aber auch Schwierigkeiten, über die man in seinem Leben immer wieder stolpert, oder Situationen, die einem immer wieder begegnen. Diese Themen ermittelt man am besten, indem man sein eigenes Inneres erforscht, oder im Gespräch mit anderen Menschen – vielleicht mit Freunden oder einem Therapeuten. Dann wählt man die Essenzen aus, die zu diesen Themen passen, indem man die Beschreibungen der einzelnen Blütenessenzen liest. Falls man das Buch von Richard Katz und Patricia Kaminski besitzt, kann man auch anhand des Repertoriums vorgehen, in dem alle psychisch-emotionalen Themen und körperlichen Beschwerden in alphabetischer Reihenfolge aufgeführt sind.

Richard Katz hat einen Fragenkatalog entwickelt, den man bei der Erforschung des eigenen Selbst einsetzen kann und mit dem auch Therapeuten arbeiten können:

✳ *Worin besteht eigentlich der Sinn meines Lebens? Weiß ich überhaupt, was ich aus meinem Leben machen möchte?*

....

....

....

....

....

✳ *Wie spiegelt sich dieser Sinn in meiner täglichen Arbeit wider? Ist mein Beruf wirklich meine Berufung, also der Ausdruck meines Lebensziels, oder einfach nur ein Broterwerb?*

....

....

....

....

....

✳ Wie ist es mit meinen Beziehungen zu anderen Menschen? Bin ich damit zufrieden? Oder gibt es Probleme?

....

....

....

....

....

✳ Welche inneren Fähigkeiten möchte ich in meinem Leben gern entfalten und einsetzen?

....

....

✳ Welche Hindernisse stehen dem entgegen?

....

....

✳ Welche Lektion habe ich in meiner jetzigen Lebenssituation wohl zu lernen?

....

....

✳ Worin besteht voraussichtlich mein nächster Schritt?

....

....

✳ Wie soll mein Leben in fünf (oder zehn) Jahren aussehen?

....

....

....

....

....

✳ Was könnte ich dafür tun?

....

....

....

....

....

Blütenessenzen für Sexualität, Partnerschaft, Familie, Beziehung zum eigenen Körper

1 Alpine Lily
(Lilium parvum, Kleine Gebirgslilie)

Diese Essenz hilft Frauen, eine intensivere Beziehung zum eigenen weiblichen Körper aufzubauen und sich damit zu identifizieren – beispielsweise, wenn sie von ihren Eltern oder der Kultur, in der sie aufgewachsen sind, ein negatives Bild vom weiblichen Geschlecht übernommen haben. Daraus können Probleme bei der Sexualität, während der Schwangerschaft und beim Stillen erwachsen; es kann aber auch zu Erkrankungen der Sexualorgane kommen. Manchmal empfiehlt sich die Kombination mit Calla Lily, einer weiteren Essenz, die hilft, die eigene sexuelle Identität zu finden.

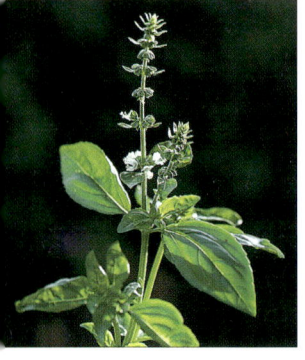

Basil

2 Basil
(Ocimum basilicum, Basilikum)

Menschen, die nicht in der Lage sind, ihr sexuelles und ihr spirituelles Leben miteinander in Einklang zu bringen, brauchen diese Essenz. Oft empfinden sie Sexualität unbewußt als etwas Unreines oder Sündiges und können daher den Sex mit einem Partner/einer Partnerin, den/die sie lieben und respektieren, nicht richtig genießen. Deshalb gehen sie nebenher noch eine sexuelle Affäre mit jemand anderem ein, fühlen sich zu Pornographie, Prostituierten oder den verschiedensten Formen sexueller Perversion hingezogen. Basil hilft, diese innere Spaltung zu überwinden und den sexuellen und den geistig-seelischen Bereich miteinander in Einklang zu bringen.

3 Bleeding Heart
(Dicentra formosa, Tränendes Herz)

Die geeignete Essenz für alle, die ihr ganzes Herz an einen anderen Menschen gehängt haben, der entweder gestorben oder aus irgendeinem anderen Grund – Trennung, Scheidung, Umzug – nicht mehr da ist. Nun leiden sie an „gebrochenem Herzen", was die Form dieser Blüten (das Herzchen mit der Träne daran) symbolisiert. Bleeding Heart hilft gegen die seelische Abhängigkeit, aber auch gegen die Neigung solcher Menschen, den Partner zu sehr zu vereinnahmen und dadurch womöglich in seiner Freiheit zu beeinträchtigen und ungewollt von sich fortzutreiben. (In diesem Punkt weist Bleeding Heart eine Verwandtschaft mit der Bach-Blüte Chicory auf.)

Affirmation:
„Ich trage das Zentrum meiner Liebe in mir. Ich genüge mir selbst und bin von niemandem abhängig."

4 Pomegranate
(Punica granatum, Granatapfel)

In der heutigen Zeit stehen viele Frauen vor der Entscheidung „Kinder oder Karriere?" und machen schwere innere Konflikte durch, weil sie sich nicht entscheiden können oder aber versuchen, beides miteinander zu kombinieren (womöglich auch noch in beiden Bereichen perfekt zu sein) und sich dabei aufreiben. Pomegranate erleichtert die Entscheidung und hilft der Frau, ihre weibliche Identität und Kreativität in jedem Lebensbereich zu verwirklichen – sei es als Hausfrau und Mutter, sei es als Karrierefrau. Außerdem lindert die Essenz psychische und physische Probleme während der Menopause.

5 Quince
(Chaenomeles speciosa, Zierquitte)

Diese Essenz hilft, den richtigen Ausgleich und ein harmonisches Gleichgewicht zwischen Machtausübung und Liebe zu finden. Deshalb ist sie gerade für Eltern, aber auch für Führungskräfte und Autoritätspersonen sehr wichtig: Denn in dieser Rolle darf man weder ins eine noch ins andere Extrem verfallen; übergroße liebevolle Nachsicht ist genauso schädlich wie übertriebene Strenge. Deshalb eignet sich Quince für Eltern, die ihre Kinder zu sehr verwöhnen, ebenso wie für solche, die sie zu autoritär erziehen.

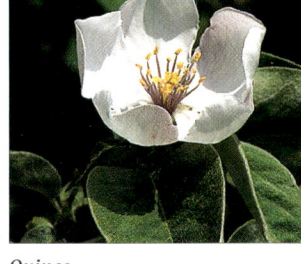

Quince

6 Sticky Monkeyflower
(Mimulus aurantiacus, Orange Gauklerblume)

Wenn wir Angst vor wahrer Intimität haben, uns nicht öffnen können und daher Beziehungen meiden oder oberflächliche sexuelle Affären mit mehreren verschiedenen Partnern eingehen, statt uns innerlich zu binden, ist Sticky Monkeyflower die richtige Essenz. Sie nimmt die Angst vor tiefer gehenden Kontakten und ermöglicht so eine echte Partnerbeziehung, in der Sex und Liebe sich harmonisch miteinander verbinden.

Blütenessenzen für Beziehungen zu anderen Menschen

7 Baby Blue Eyes
(Nemophila menziesii, Hainblume)

Wer sich in der Welt nicht geborgen fühlt und glaubt, sie sei ein unsicherer Ort, für den ist Baby Blue Eyes die richtige Essenz. Meistens ist eine solche Lebenshaltung auf negative

Affirmation:
„Ich fühle mich in dieser Welt
geborgen. Ich vertraue
anderen Menschen und gehe
offen und herzlich auf sie zu."

Kindheitserlebnisse zurückzuführen: Man bekam in der Kindheit nicht genügend Zuwendung, wurde von den Eltern zu oft allein gelassen oder gar mißhandelt, und deshalb ist man nun als Erwachsener nicht mehr in der Lage, auf die Güte der Welt und anderer Menschen zu vertrauen. Solche Menschen haben Schwierigkeiten, sich innerlich zu öffnen, und verschanzen sich ständig hinter tausend Verteidigungsmechanismen: kühler Distanziertheit, Zynismus oder dem totalen Rückzug ins eigene Schneckenhaus. Auch spirituellen Dingen stehen sie abwehrend gegenüber. Baby Blue Eyes gibt solchen Menschen das kindliche Urvertrauen in die Welt und ihre Mitmenschen zurück und hilft ihnen, sich zu öffnen.

8 Evening Primrose
(Oenothera hookeri, Nachtkerze)

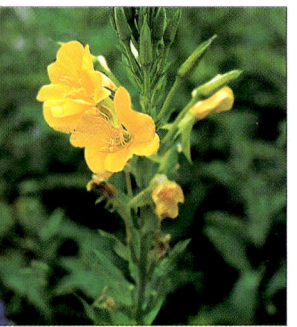

Evening Primrose

Viele psychische Probleme sind darauf zurückzuführen, daß man als Kind oder auch als Baby im Mutterleib unerwünscht war und von den Eltern (vor allem von der Mutter) nicht genügend Liebe bekam. Das Gefühl, nicht gewollt und geliebt zu sein, bleibt bis ins Erwachsenenalter hinein bestehen; oft scheuen sich solche Menschen davor, tiefere emotionale Bindungen einzugehen, oder lehnen Sexualität und Mutterschaft ab, ohne daß ihnen die Gründe für dieses Verhalten bewußt wären. Evening Primrose heilt diesen Urschmerz und befähigt solche Menschen dazu, Liebe zu geben und zu empfangen.

9 Mallow
(Sidalcea glauscens, Präriemalve)

Die „Freundschaftsblüte" hilft allen Menschen, die Mauern um sich errichtet haben und niemanden an sich herankommen lassen; daran können Selbstzweifel schuld sein oder auch ein tiefverwurzeltes Mißtrauen gegenüber anderen Menschen. Mallow ermöglicht es solchen innerlich vereinsamten Leuten, herzlich und vertrauensvoll auf andere zuzugehen, Kontakte zu knüpfen oder zu vertiefen.

10 Mullein
(Verbascum thapsus, Königskerze)

Diese Essenz macht uns wacher und sensibler für die Stimme unseres Gewissens. Menschen, die zu Lügen, Unredlichkeit, Unzuverlässigkeit oder anderen unmoralischen Verhaltensweisen neigen, schenkt sie die Willenskraft, aufrichtig zu bleiben und sich an moralischen Prinzipien zu orientieren – auch wenn sie unter dem Druck einer Gruppe stehen, die sie vom Gegenteil überzeugen will.

11 Tiger Lily
(Lilium humboldtii, Tigerlilie)

Menschen, die zu sehr von aggressivem Konkurrenzdenken geprägt sind, die sich rücksichtslos nehmen, was sie haben wollen, hilft diese Essenz, kooperativer zu werden und das eigene Ich in die Zusammenhänge eines größeren Ganzen einzuordnen. Das Allgemeinwohl wird wichtiger als die eigenen Interessen; man lernt, auch einmal etwas für andere zu tun, statt immer nur herrschen zu wollen. Die weiblich-gefühlvollen Kräfte werden gestärkt, die männlich-aggressiven geschwächt.

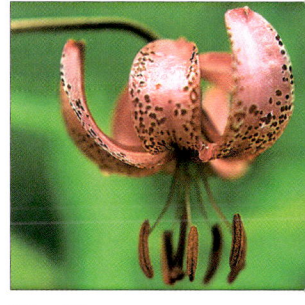
Tiger Lily

12 Trillium
(Trillium chloropetalum, Dreiblattlilie)

Auch bei dieser Blütenessenz geht es um Macht, Egoismus und die Ausrichtung auf rein materialistische Ziele. Menschen, denen die eigenen Interessen und das eigene Wohlbefinden am meisten am Herzen liegen, die zu Habgier und Machthunger neigen, hilft Trillium, das eigene Ich nicht mehr so sehr in den Mittelpunkt zu rücken, sondern auch an andere Menschen zu denken. Die Essenz ist auch gut für arme Menschen, die sich ständig nach Macht und Reichtum sehnen, weil sie glauben, daß dies sie glücklicher machen würde.

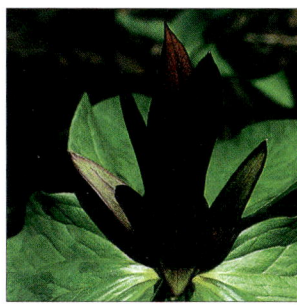
Trillium

Blütenessenzen für spirituelles Leben, Religion, Übersinnliches

13 California Poppy
(Eschscholzia californica, Goldmohn)

Der „Esoterik-Boom" unserer Zeit verführt manche Menschen dazu, spektakulären parapsychologischen Erlebnissen nachzujagen und sich von einem übersinnlichen Abenteuer ins nächste zu stürzen. Man belegt einen Channeling-Kurs, ein Meditations-Seminar, probiert womöglich bewußtseinserweiternde Drogen aus und nimmt versuchsweise an einem satanistischen Ritual oder der Informationsveranstaltung einer dubiosen Sekte teil. Die Gefahren, die daraus erwachsen können, liegen auf der Hand. California Poppy lehrt, uns in spirituellen Dingen nicht von zweifelhaftem äußerem Glanz verlocken zu lassen, sondern uns aus dem eigenen Inneren heraus spirituell weiterzuentwickeln. Die Essenz eignet sich auch für Kinder, die zu viel fernsehen und deshalb nicht mehr genügend Phantasie haben, sich allein zu beschäftigen.

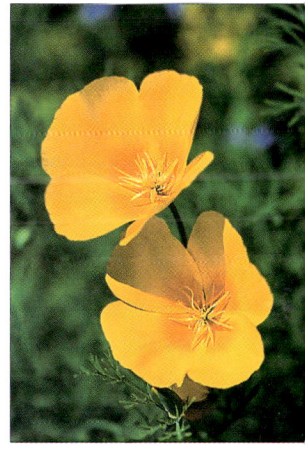
California Poppy

14 Fawn Lily
(Erythronium purpurascens, Zahnlilie)

Diese Essenz stellt das harmonische Gleichgewicht wieder her, wenn Menschen sich allzusehr auf spirituelle Praktiken wie Channeling, Meditation usw. konzentrieren und darüber das praktische Leben vernachlässigen. Häufig handelt es sich um Menschen mit hochentwickelten spirituellen Fähigkeiten; sie müssen jedoch lernen, einen Ausgleich zu schaffen und die Ergebnisse ihrer spirituellen Arbeit in die Welt hinauszutragen (z. B. durch Heil- oder Lehrtätigkeit), damit auch andere davon profitieren können.

15 Lavender
(Lavandula officinalis, Lavendel)

Diese Essenz hilft Menschen, die sich zu intensiv mit spirituellen Praktiken befassen und geradezu verbissen nach innerer Weiterentwicklung streben. Diese Menschen nehmen bei ihren spirituellen Aktivitäten häufig mehr Energien auf, als sie verkraften können, was zu nervöser Angespanntheit, Kopfschmerzen, Muskelverspannungen und Schlaflosigkeit führen kann. Lavender schenkt innere Ruhe und die Einsicht, daß spirituelle Entwicklung nicht krampfhaft forciert werden kann, sondern langsam und Schritt für Schritt ablaufen sollte und daß man auch den Körper zu seinem Recht kommen lassen muß.

16 Purple Monkeyflower
(Mimulus kelloggii, Purpur-Gauklerblume)

Ähnlich wie bei der Bach-Blütenessenz Mimulus geht es auch hier um einen Angstzustand, allerdings um einen ganz spezi-

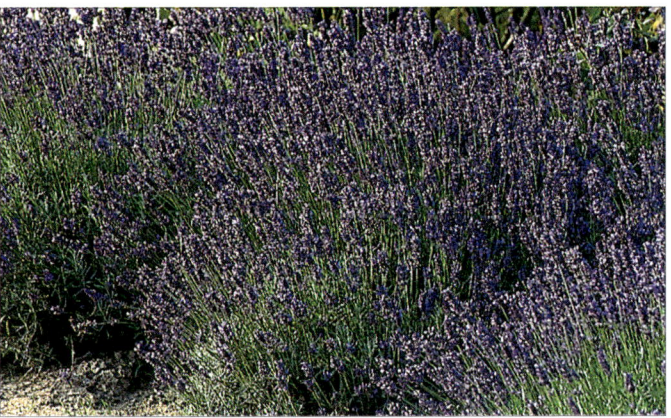

Lavender

ellen: Purple Monkeyflower wirkt gegen religiöse Ängste, also zum Beispiel, wenn man sich aus Unsicherheit und Schutzbedürfnis oder aus Angst vor der Strafe Gottes immer noch an bestimmte religiöse Strukturen und Dogmen klammert, obwohl man innerlich gar nicht mehr hundertprozentig davon überzeugt ist. Purple Monkeyflower hilft, den eigenen inneren Weg zu finden – unabhängig von Dogmen, sozialen Zwängen und Konventionen.

Purple Monkeyflower hilft bei Ängsten, Wahnvorstellungen und anderen psychischen Problemen, die durch Drogenkonsum und gefährliche spirituelle Praktiken entstehen können. Sie ist ideal für sektengeschädigte Menschen.

17 Mugwort
(Artemisia douglasiana, Beifuß)
Diese Essenz hilft bei der Traumarbeit. Sie läßt uns unsere Träume bewußter wahrnehmen und daraus Erkenntnisse über unsere eigene Psyche und für unser Alltagsleben gewinnen. Da Mugwort den Übergang zwischen Wach- und Traumbewußtsein erleichtert, hilft die Essenz auch bei allen Meditations- und Autosuggestionstechniken. Außerdem kann sie zur Behandlung von irrationalen, übertrieben emotionalen Verhaltensweisen wie z. B. Hysterie eingesetzt werden.

18 Angelica
(Angelica archangelica, Engelwurz)
Die Engelwurz fördert den Kontakt zur geistigen Welt und den Geistwesen, vor allem zu den Engeln. Durch eine intensivere Beziehung zu den Engeln werden die Menschen geschützt, behütet und gelenkt. Deshalb kann diese Blütenessenz vor allem in Zeiten des Übergangs wie Schwangerschaft, Geburt, Sterben oder Trennung vom Partner eine besonders wertvolle Hilfe sein.

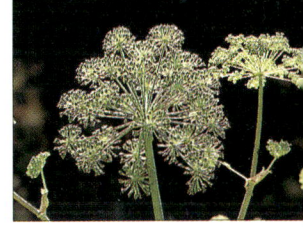
Angelica

Blütenessenzen für Gewalt, Aggression, modernes Großstadtleben

19 Corn
(Zea mays, Mais)
Bei den Indianern ist die Maispflanze die universale Mutter, die alles nährt. Viele religiöse Zeremonien kreisen um den Mais. Die Blütenessenz der Maispflanze erdet uns und verbindet uns innerlich mit der Natur, wenn wir das Gefühl haben, durch den Alltagsstreß und das hektische moderne Großstadtleben den Boden unter den Füßen zu verlieren. Daher eignet sie sich besonders für Leute, die sich in großen Städten und Menschenansammlungen beengt und unwohl fühlen und

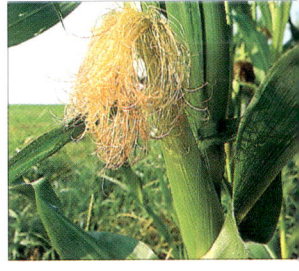
Corn

das Leben in der Natur, auf dem Land vorziehen. Nicht immer kann man sich diesen Wunsch erfüllen; außerdem ist die Anpassung an das moderne Großstadtleben für manche Menschen vielleicht auch gerade die Herausforderung, der sie sich stellen müssen. Corn schenkt inneren Frieden, selbst in sehr beengten äußeren Wohnverhältnissen.

20 Scotch Broom (Cytisus scoparius, Besenginster)

Ähnlich wie die Bach'sche Ginsteressenz (Gorse) hilft uns Scotch Broom, Depressionen und das Gefühl der Hoffnungslosigkeit zu überwinden; allerdings geht es hierbei um eine ganz spezielle Traurigkeit: nämlich die Resignation angesichts der Schreckensmeldungen, mit denen wir in der heutigen Welt ständig überhäuft werden. Kriege, Kriminalität, Hungersnöte, Flugzeugabstürze, leere Staatskassen, Naturkatastrophen – die modernen Medien tragen uns diesen ganzen Horror ständig in Sekundenschnelle ins Haus hinein. Da kann einen schon hin und wieder das Gefühl beschleichen, daß das Leben doch eigentlich recht sinnlos sei. Gegen dieses Gefühl der Mutlosigkeit hilft die Essenz aus den gelben, Hoffnung verheißenden Blüten des Besenginsters.

21 Chaparral (Larrea tridentata, Kreosotenbusch)

Affirmation:
„Ich trage eine ungeheure Kraft und Energie in mir, die ich von nun an für positive Zwecke nutzen will."

Die Indianer schätzen diesen harzigen, intensiv riechenden Strauch wegen seiner antiseptischen Wirkung. Auch im übertragenen Sinne, als Blütenessenz, wirkt er reinigend und entgiftend, nämlich auf unsere Psyche: Wenn wir zu starken beunruhigenden Eindrücken ausgesetzt waren, beispielsweise Bildern von brutaler Gewalt in den Medien, oder wenn wir selber am eigenen Leib Gewalt erlebt haben, hilft Chaparral, unsere Seele davon zu reinigen. Dieser Reinigungsprozeß findet hauptsächlich im Traum statt. Die Essenz eignet sich auch gut zur Entgiftung nach Drogenkonsum oder wenn unser Organismus durch Medikamente oder Psychopharmaka belastet ist.

22 Black Cohosh (Cimicifuga racemosa, Trauben-Silberkerze)

Manchmal empfiehlt es sich, Black Cohosh und Black-eyed Susan mit der Essenz Scarlet Monkeyflower zu kombinieren, die ebenfalls dazu beiträgt, die Angst vor der „Schattenseite" und den daraus resultierenden Gefühlsstau zu überwinden.

Diese Essenz hilft Menschen, die lernen müssen, mit ihrer eigenen Schattenseite, den eigenen destruktiven oder aggressiven Energien ins reine zu kommen. Nach dem Prinzip „wie innen, so außen" ziehen solche Menschen, bei denen die unteren Energiezentren sehr aktiv sind, häufig problematische

Situationen an, in denen Bedrohung, Gewalt oder Mißbrauch eine Rolle spielen. Oft werden sie von Rachegedanken oder aggressiven Emotionen bedrängt. Auf physischer Ebene äußert sich das häufig in Störungen der Fortpflanzungsorgane und des Stoffwechsels. Black Cohosh hilft solchen Menschen, ihre ungeheure Energie umzukanalisieren und für sinnvolle, positive Zwecke einzusetzen.

23 Black-eyed Susan
(Rudbeckia hirta, Rauher Sonnenhut)

Auch bei dieser Essenz geht es um den Schattenbereich unserer Psyche. Traumatische Kindheitserlebnisse werden häufig verdrängt und führen dann dazu, daß wir als Erwachsene das gleiche Verhalten an den Tag legen, wie wir es in unserer Kindheit erlebt haben: Wer als Kind vernachlässigt oder mißhandelt wurde, zeigt vielleicht später anderen Menschen oder seinen eigenen Kindern gegenüber ähnlich brutale Verhaltensweisen. Oder das verdrängte Trauma findet sein Ventil in einer physischen oder psychischen Erkrankung. Black-eyed Susan hebt das traumatische Erlebnis ins Bewußtsein und hilft, es durch bewußte innere Auseinandersetzung zu überwinden.

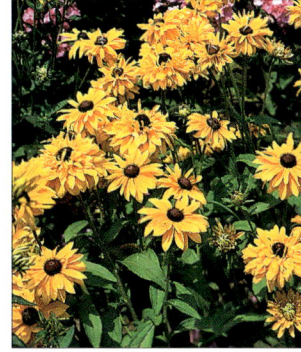

Black-eyed Susan

Blütenessenzen für innere Ruhe, persönlichen Ausdruck, Kreativität, Konzentration

24 Dill
(Anethum graveolens, Dill)

In unserem modernen Informationszeitalter stürmen häufig zu viele Eindrücke auf einmal auf uns ein, und nicht immer sind diese harmonisch und beglückend. Manchmal fällt es uns schwer, diese Informationsflut zu verarbeiten, denn im Gegensatz zu den Menschen früherer Zeit erfahren wir in unserem Leben kaum noch Augenblicke der Stille, in denen wir zu uns selbst finden und zum Nachdenken kommen. Dill hilft, die Reizüberflutung besser zu verkraften und die Vielfalt an Sinneseindrücken zu „verdauen". Gleichzeitig kann diese Essenz auch die physische Verdauung fördern.

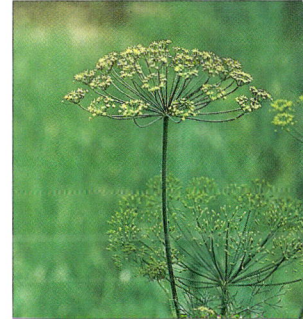

Dill

25 Chamomile
(Matricaria recutica, Kamille)

Diese Essenz hilft Menschen, die starken Stimmungsschwankungen unterworfen sind, ihre Emotionen besser unter Kontrolle zu halten. Häufig schlägt sich bei solchen Leuten der

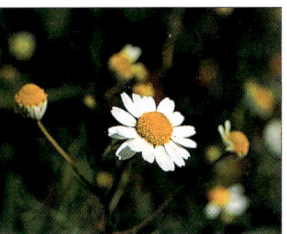

Chamomile

Diese Essenz ist auch für Kinder geeignet, die sich durch die schulischen Anforderungen überlastet fühlen.

psychische Streß auf den Magen, oder sie leiden unter nervösen Schlafstörungen. Während Kamillentee die physischen Bauchschmerzen lindert, trägt die Blütenessenz der Kamille dazu bei, die psychischen Ursachen zu beseitigen. Die inneren Spannungen lösen sich; man wird gelassener und kann dann meist auch besser schlafen.

26 Dandelion (Taraxacum officinale, Löwenzahn)

Der Löwenzahn-Typ ist überaktiv; er stürzt sich mit der allergrößten Begeisterung von einem Projekt ins andere. Meistens ist sein Terminkalender übervoll, so restlos verplant er sein Leben. Im Grunde ist das nichts Nachteiliges, denn es ist lediglich Ausdruck seiner enthusiastischen Lebensfreude; doch häufig überfordert er sich dabei physisch und kommt innerlich gar nicht mehr zur Ruhe. Das führt auf die Dauer zu Verspannungen, vor allem im Bereich der Muskulatur. Dandelion lenkt die Aufmerksamkeit solcher Menschen zurück auf die Bedürfnisse des eigenen Körpers, schenkt mehr Ausgeglichenheit und inneren Frieden.

27 Indian Pink (Silene californica, Kalifornisches Leimkraut)

Die geeignete Essenz für Menschen, denen es schwerfällt, inmitten von Streß, Chaos und Hektik Ruhe zu bewahren und innerlich zentriert zu bleiben. Gut für Situationen, in denen man unter großem Druck steht, mehrere Dinge gleichzeitig erledigen muß und das Gefühl hat, den Überblick zu verlieren oder es einfach nicht mehr zu schaffen.

28 Rabbitbrush (Chrysothamnus nauseosus, Hasenbürste)

Das ist die „Manager-Essenz", die uns hilft, Konzentration aufs Detail und den souveränen Überblick über das große Ganze miteinander zu verbinden. Die meisten Menschen können nur eines von beiden: Entweder neigen sie dazu, sich ganz intensiv auf eine bestimmte Sache zu konzentrieren, und schotten sich dann am liebsten total von allen Ablenkungen ab; oder ihre Stärke liegt im Weitblick, aber die Details überlassen sie lieber anderen Mitarbeitern. Leider ist im heutigen Berufsleben häufig beides gefordert: Der Manager oder Werbeleiter eines Unternehmens muß schwerwiegende Entscheidungen treffen und nebenher noch auf hundert Telefonanrufe, kleinere Probleme und Details richtig reagieren können. Mit Hilfe von Rabbitbrush wird ihm das leichter fallen.

29 Cosmos
(Cosmea, Cosmos bipinnatus)

Menschen, die Schwierigkeiten haben, sich klar zu artikulieren, weil sie von zu vielen Ideen überflutet werden oder weil sie Denken und Sprechen nicht richtig koordinieren können, brauchen diese Essenz. Sie eignet sich besonders gut für Schauspieler und Menschen, die häufig in der Öffentlichkeit sprechen müssen und Schwierigkeiten damit haben, aber auch für stotternde Kinder.

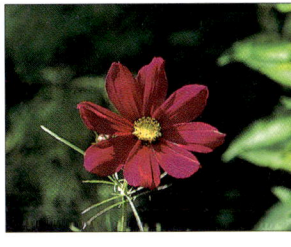

Cosmos

30 Blackberry
(Rubus ursinus, Brombeere)

Haben Sie ungeheuer viele hochgesteckte Ziele, Träume und Phantasievorstellungen – aber wenn es dann an die praktische Verwirklichung geht, bleiben Sie meistens schon in den Anfangsstadien stecken? Fällt es Ihnen schwer, all die wunderbaren Dinge, die Ihnen durch den Kopf gehen, in die Praxis umzusetzen? Dann ist Blackberry die richtige Essenz für Sie. Sie stellt eine Verbindung zwischen Ihrem Willen und dem strahlenden Licht der phantastischen Pläne in Ihrem Kopf her.

31 Indian Paintbrush
(Castilleja miniata, Indianischer Malerpinsel)

Diese Essenz hilft Künstlern, ihre Kreativität mit den Erfordernissen des praktischen und physischen Lebens in Einklang zu bringen und vor lauter schöpferischer Energie nicht den Boden unter den Füßen zu verlieren. Denn wenn der kreative Energiestrom nicht richtig „geerdet" wird, leidet die Vitalität, und man wird anfällig für Erschöpfungszustände und Krankheiten aller Art. Indian Paintbrush hilft, jenes ausgewogene Gleichgewicht zwischen schöpferischen Höhenflügen und praktischem Alltagsleben zu schaffen, ohne das kein Künstler auf die Dauer die notwendige Kraft für seine Arbeit aufbringt.

Indian Paintbrush kann auch helfen, in schöpferischen Krisen die Schaffenskraft zurückzubringen und neue Inspiration zu schenken.

Blütenessenzen für Identität, Selbstwertgefühl, den Sinn des eigenen Lebens

32 Buttercup
(Ranunculus occidentalis, Hahnenfuß)

Die Essenz für alle Menschen, die unter einfachen, bescheidenen Verhältnissen oder mit starken Einschränkungen leben müssen – sei es, daß sie eine sehr einfache Arbeit verrichten

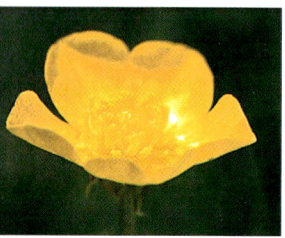

Buttercup

und daher nicht viel Anerkennung für ihre Leistungen bekommen, sei es, daß sie körperlich behindert sind oder ganz einfach eine Phase durchmachen, in der sie sich finanziell sehr einschränken müssen. Gerade an solchen Situationen wächst man und wird innerlich stark. Buttercup hilft, jetzt nicht an sich selbst zu zweifeln oder gar Komplexe zu bekommen. Man lernt, den eigenen Wert nicht nach allgemein üblichen Kriterien (Erfolg, Geld, Prestige) zu beurteilen, sondern seinen wahren, inneren Wert zu erkennen.

33 Penstemon (Penstemon davidsonii, Bartfaden)

Penstemon mobilisiert ungeahnte Kraftreserven, wenn man einen grausamen Schicksalsschlag erlitten hat, den man als entsetzliche Ungerechtigkeit empfindet: z. B. schwere Krankheit, Verkrüppelung durch einen Unfall, Verlust des gesamten Besitzes oder eines geliebten Partners. Gerade jetzt braucht man Durchhaltevermögen und darf sich nicht in Selbstmitleid oder Resignation verlieren. Penstemon – eine Pflanze, die unter an sich sehr ungünstigen Lebensbedingungen in kargem, steinigem Boden in großen Höhenlagen wächst und trotzdem den ganzen Sommer über blüht – kann dabei helfen.

34 Sagebrush (Artemisia tridentata, Dreizähniger Beifuß)

Für alle Menschen, die sehr materialistisch denken und rein äußerlichen Werten wie Besitz, Prestige oder luxuriösem Lebensstil einen zu hohen Stellenwert einräumen. Sagebrush hilft, uns von diesen Dingen zu lösen und mehr den inneren Werten zuzuwenden. Wenn wir durch einen Schicksalsschlag (Bankrott, Diebstahl usw.) unserer rein äußerlichen Besitztümer beraubt werden, erleichert die Essenz es uns, mit dieser neuen Situation zurechtzukommen.

35 Pretty Face (Triteleia ixioides, Schöngesicht)

Die Essenz für alle Menschen, die sich zu sehr an rein äußerlichen Schönheitsidealen orientieren: Frauen, die Stunden vor dem Spiegel oder bei der Kosmetikerin verbringen, Männer, die sich nicht wohl fühlen, wenn die Frisur nicht perfekt gestylt und der Anzug nicht vom Feinsten ist. Pretty Face weckt den Sinn für jene innere, seelische Schönheit, die viel wertvoller ist und die jeder Mensch besitzt oder entwickeln kann. Deshalb eignet die Pretty Face-Essenz sich nicht nur für übertrieben eitle Menschen, sondern auch für solche, die auf-

Affirmation:
„Mein Wert hängt nicht von Äußerlichkeiten ab. Ich trage meine Schönheit in meinem eigenen Inneren."

grund einer Krankheit oder Behinderung äußerlich entstellt oder sehr unattraktiv sind und deshalb Komplexe haben. Diese Essenz hilft auch, die Angst vor dem Altern zu überwinden.

36 California Wild Rose
(Rosa californica, Kalifornische Heckenrose)

Die geeignete Blütenessenz für all jene, denen das Leben sinnlos erscheint, die eigentlich nicht auf dieser Welt leben und deshalb auch keine Aufgaben und keine Verantwortung übernehmen wollen. Statt sich für irgend etwas zu engagieren oder emotionale Bindungen einzugehen, flüchten sich solche Menschen lieber in Gleichgültigkeit und Apathie; denn insgeheim haben sie Angst vor den Risiken und den Schmerzen, die mit solchem Engagement verbunden wären. California Wild Rose läßt diese Menschen die Freude am alltäglichen Leben und seinen Aufgaben und Beziehungen entdecken, Engagement und eine positive Lebenseinstellung entwickeln.

37 Sweet Pea
(Lathyrus latifolius, Wicke, Platterbse)

Für die Ruhelosen, die dauernd auf Reisen sind oder ständig umziehen, permanent ihren Freundeskreis wechseln und nirgends ein Zuhause finden können. Oft steckt dahinter – bewußt oder unbewußt – die Angst davor, Verantwortung zu übernehmen. Die Essenz hilft, krankhaftes Fernweh und das Gefühl der inneren Heimatlosigkeit zu überwinden, seinen Platz in der Welt zu finden und stabilere, dauerhaftere Beziehungen zu anderen Menschen einzugehen.

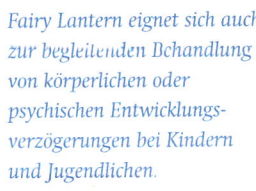

Sweet Pea

38 Fairy Lantern
(Calochortus albus, Weiße Mormonentulpe)

Diese Essenz hilft Menschen, die als Kinder von ihren Eltern zu stark in der Entwicklung ihrer eigenen Individualität gehemmt und unterdrückt wurden, innerlich zu reifen. Oft bleiben solche Menschen in ihrer Entwicklung im Kindheitsstadium stecken; sie bleiben „ewige Kinder", da sie unbewußt das Gefühl haben, nur geliebt zu werden, wenn sie sich ihre kindliche Abhängigkeit bewahren. Fairy Lantern hilft ihnen, erwachsen zu werden und Verantwortung zu übernehmen.

Fairy Lantern eignet sich auch zur begleitenden Behandlung von körperlichen oder psychischen Entwicklungsverzögerungen bei Kindern und Jugendlichen.

39 Saguaro
(Carnegia gigantea, Saguaro-Kaktus).

Saguaro ist die geeignete Essenz für rebellische Jugendliche, die sich gegen jede Art von Autorität auflehnen. Oft steckt

Diese Essenz ist für alle Menschen angezeigt, die Schwierigkeiten mit Autoritätspersonen haben.

dahinter eine geheime Unsicherheit und das Ringen um die eigene, noch nicht genügend ausgebildete Identität. Saguaro lehrt sie zu erkennen, daß es auch sinnvolle Vorschriften und Menschen gibt, die eine positive Autorität ausstrahlen. Durch diese Essenz lernt man sich einzuordnen, ohne seine eigene Identität dabei aufzugeben.

40 Milkweed
(Asclepias cordifolia, Herzblättrige Seidenpflanze)
Das Blütenmittel gegen Abhängigkeit aller Art: Sei es, daß man durch eine Krankheit oder einen Unfall auf die Pflege anderer Menschen angewiesen ist (woraus sich dann mit der Zeit häufig auch eine seelische Abhängigkeit entwickelt), sei es, daß man nach Drogen oder Medikamenten süchtig ist. Milkweed hilft, die eigene Identität stärker auszuprägen, und schenkt innere Unabhängigkeit.

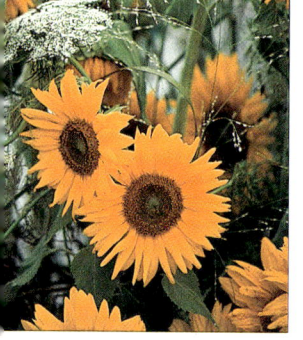

41 Sunflower
(Helianthus annuus, Sonnenblume)
Diese Essenz ist angezeigt, wenn wir unsere eigene Identität entweder zu stark unterdrücken oder zu übertriebener Selbstdarstellung, Eitelkeit oder Aggressivität neigen. Oft sind diese beiden Verhaltensweisen ja auch nur Kehrseiten ein und derselben Medaille: Vielleicht leidet man unter einem zu geringen Selbstwertgefühl und versucht dies zu überspielen, indem man sich selber ständig in den Mittelpunkt rückt. In jedem Fall ist das Verhältnis zum eigenen Selbst gestört. Sunflower hilft, den goldenen Mittelweg zwischen zu niedrigem und überhöhtem Selbstwertgefühl zu finden und – wie die Sonne – aus sich selbst heraus zu strahlen.

Sunflower

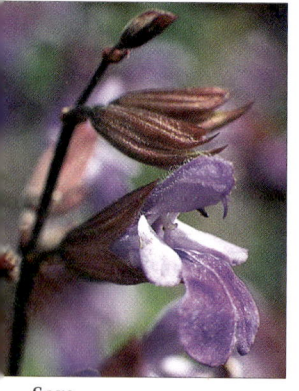

42 Sage
(Salvia officinalis, Salbei)
Diese Blütenessenz hilft uns, die sprichwörtliche Reife und Weisheit des Alters zu entwickeln. Sage befähigt uns dazu, aus dem bisher Erlebten, aus all den Prüfungen und Sternstunden, den Höhen und Tiefen unseres Lebens unsere Erfahrungen und Schlüsse zu ziehen, daraus innerlich gefestigt und in einer Haltung des inneren Friedens hervorzugehen. Wir erkennen den höheren Sinn unseres Lebens und sehen uns in einen größeren Zusammenhang eingebettet – die Gemeinschaft aller Menschen, die Natur, das Universum. Aufgrund dieser Weisheit und Abgeklärtheit können wir nun auch anderen Menschen viel besser helfen und mit guten Ratschlägen zur Seite stehen.

Sage

Blütenessenzen für Schutz, Abgrenzung, Immunsystem

43 Yarrow
(Achillea millefolium, Weiße Schafgarbe)

Yarrow ist eine Schutzessenz für jene sensiblen Naturen, die sich nicht genügend gegen Einflüsse von außen abschirmen können. Häufig haben sie ein ausgeprägtes Gespür fürs Übersinnliche und eine Begabung für Heil- und Lehrtätigkeit oder psychologische Beratung; aber sie bekommen dabei zuviel von den negativen Schwingungen und Stimmungen anderer Menschen mit, weil ihre Aura zu durchlässig ist. Yarrow wirkt stabilisierend und hilft diesen übersensiblen Seelen, sich abzugrenzen und ihr spirituelles Leben mit den praktischen Anforderungen des Alltags in Einklang zu bringen.

Yarrow-Menschen sind auch sehr anfällig für schädliche Umwelteinflüsse aller Art (Ozon, Luftverschmutzung, usw.) und reagieren darauf mit Allergien oder psychosomatischen Erkrankungen. Auch davor kann die Blütenessenz Yarrow schützen.

44 Golden Yarrow
(Achillea filipendulina, Spierstauden-Schafgarbe)

Diese Essenz hilft sehr empfindsamen, introvertierten Menschen, die Auftritte in der Öffentlichkeit scheuen, sich zu öffnen und ein ausgewogenes Gleichgewicht zwischen Introversion und Extraversion zu finden. Sie eignet sich auch für Künstler, die zu starkem Lampenfieber neigen oder aufgrund ihrer hochentwickelten Sensibilität anfällig für Drogen- und Alkoholkonsum sind. Golden Yarrow verhilft solchen Menschen zu einer gewissen seelischen Stabilität, ohne sie jedoch in ihrer Empfindsamkeit abzustumpfen, die eine unabdingbare Voraussetzung für ihre Kreativität ist.

45 Pink Yarrow
(Achillea millefolium „rubra", Rosa Schafgarbe)

Auch diese Schafgarben-Essenz hat etwas mit Schutz und innerer Abgrenzung zu tun. Sie eignet sich für Menschen, deren Mitgefühl so stark ist, daß sie sich total mit der anderen Person identifizieren und emotional mit ihr verschmelzen. Daher eignet sich diese Essenz besonders für Ärzte, Krankenschwestern, Psychotherapeuten und andere Menschen in Heilberufen, bei denen die Gefahr besteht, innerlich zu sehr von dem Leiden anderer Menschen aufgesogen zu werden.

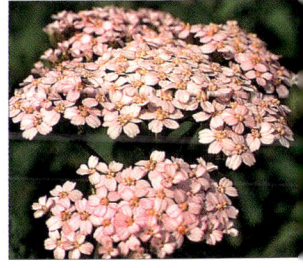

Pink Yarrow

46 Yarrow Special Formula

Diese Mischung aus Essenzen und Kräuterextrakten von weißer Schafgarbe, Echinacea und Arnica auf der Basis von Meersalzwasser wurde in einem speziellen Verfahren rhythmisiert und dadurch in ihrer Wirkung potenziert. Richard Katz und Patricia Kaminski entwickelten diese Strahlenschutz-Essenz 1986 nach dem Reaktorunglück in Tschernobyl auf die Bitte europäischer Blütenessenzen-Therapeuten. Sie macht die Aura widerstandsfähiger gegen Strahlenschäden aller Art (Röntgenuntersuchungen, Strahlentherapie, Elektrosmog und Belastungen durch andere Umwelteinflüsse).

47 Echinacea (Echinacea purpurea, Roter Sonnenhut)

Die Echinacea-Blütenessenz setzt bei den seelisch-emotionalen Ursachen einer Immunschwäche an und greift daher tiefer als Echinacea-Präparate, die nur auf der physischen Ebene wirken.

Früher fühlten sich die Menschen im Schoß ihrer Familie und im Rahmen einer festgefügten sozialen Gemeinschaft geborgen. In unserer modernen Gesellschaft, in der Anonymität, Gewalt und Kriminalität zu unserer täglichen Erfahrung gehören, ist diese Sicherheit und Geborgenheit verlorengegangen. Wir haben keinen festen Boden mehr unter den Füßen. Zum Teil aufgrund dieser inneren Unsicherheit und Heimatlosigkeit nehmen Erkrankungen des Immunsystems immer mehr zu. Ähnlich wie Echinacea-Präparate aus der Wurzel des Roten Sonnenhuts die Abwehrkräfte stärken, wirkt auch die Sonnenhut-Blütenessenz immunstärkend.

Blütenessenzen für die Lebensweise

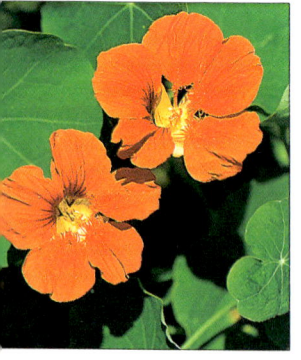

Nasturtium

48 Nasturtium (Tropaeolum majus, Kapuzinerkresse)

Diese Essenz läßt Menschen, die zu „verkopft" sind, die Körper und Emotionen vernachlässigen, wieder zu einem gesunden Gleichgewicht zurückfinden. Vor allem Studenten und anderen Menschen, die sehr viel rein intellektuelles Wissen in sich aufnehmen müssen, kann es passieren, daß sie nur noch in diesem rational bestimmten Teil ihrer Persönlichkeit leben; das Gefühlsleben erkaltet dabei allmählich, und auch körperliches Wohlbefinden, Vitalität und Immunsystem leiden darunter, so daß man anfällig für allerlei Krankheiten wird und sich aufgrund mangelnder körperlicher Betätigung und ständiger Schreibtischarbeit einfach nicht mehr „fit" fühlt.

49 Tansy (Tanacetum vulgare, Rainfarn)

Wenn Menschen träge und lethargisch sind, sich zu nichts aufraffen können, brauchen sie Tansy. Diese Essenz hilft, die Antriebslosigkeit und Bequemlichkeit zu überwinden, rascher Entschlüsse zu fassen und nicht mehr so schwerfällig zu sein.

Daher eignet sie sich auch gut für Kinder, die in der Schule faul oder langsam sind und keinen großen Ehrgeiz haben.

50 Manzanita
(Arctostaphylos viscida, Klebrige Bärentraube)

Diese Essenz ist für Menschen gedacht, die ihren Körper als etwas Minderwertiges oder Häßliches empfinden und lieber ein rein geistiges, asketisches Leben führen. Oft erlegen sie sich sehr strenge, enthaltsame Lebens- oder Ernährungsregeln auf (wenig Schlaf, wenig Essen, Verzicht auf Sex oder Alkohol usw.). Daher findet man unter Manzanita-Typen viele Magersüchtige, aber auch Bulimiker, die anfallartig Essen in sich hineinstopfen, es hinterher wieder erbrechen. Bei beiden Eßstörungen wurde Manzanita schon erfolgreich eingesetzt.

51 Morning Glory
(Ipomoea purpurea, Prunkwinde)

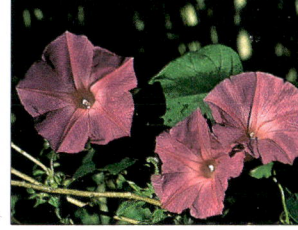

Morning Glory

Für alle „Nachteulen", die abends nicht ins Bett finden und morgens nicht aufstehen mögen, ist Morning Glory genau die richtige Essenz. Oft ist bei diesen Menschen der Schlaf-Wach-Rhythmus tiefgreifend gestört oder verschoben: Sie verlängern den Tag in die Nacht hinein und schlafen dafür morgens sehr lange oder sind, falls Beruf oder Familie das Ausschlafen nicht zulassen, tagsüber meistens sehr müde und gar nicht richtig „da". Häufig brauchen solche Menschen allerlei Stimulanzien wie Kaffee oder Nikotin, um tagsüber gut über die Runden zu kommen, und auch ihre Eßgewohnheiten sind unregelmäßig. Darunter leidet mit der Zeit nicht nur die Leistungsfähigkeit, sondern es stellt sich auch eine allgemeine Erschöpfung ein, und das Immunsystem wird geschwächt. Morning Glory hilft uns, unseren eigenen Lebensrhythmus mehr an die Rhythmen der Natur anzupassen – so wie die Trichterwinde, die ihre leuchtendblauen, kelchartigen Blüten jeden Morgen weit öffnet und abends wieder schließt.

Morning Glory kann auch begleitend bei der Bekämpfung von Alkohol- und Drogenabhängigkeit eingesetzt werden.

52 Nicotiana
(Nicotiana alata, Ziertabak)

Viele Menschen brauchen zum Überleben im Streß der heutigen Zeit Nikotin und andere Stimulanzien. Doch die momentane Beruhigung, die die Zigarette schenkt, ist trügerisch; auf lange Sicht bezahlt man sie mit immer größerer innerer Unruhe und Nervosität und dem Bedürfnis nach immer mehr Nikotin. Nicotiana hilft, die emotionale Abhängigkeit von der Zigarette zu überwinden, und läßt sich daher sehr gut begleitend zu einem Raucherentwöhnungsprogramm einsetzen.

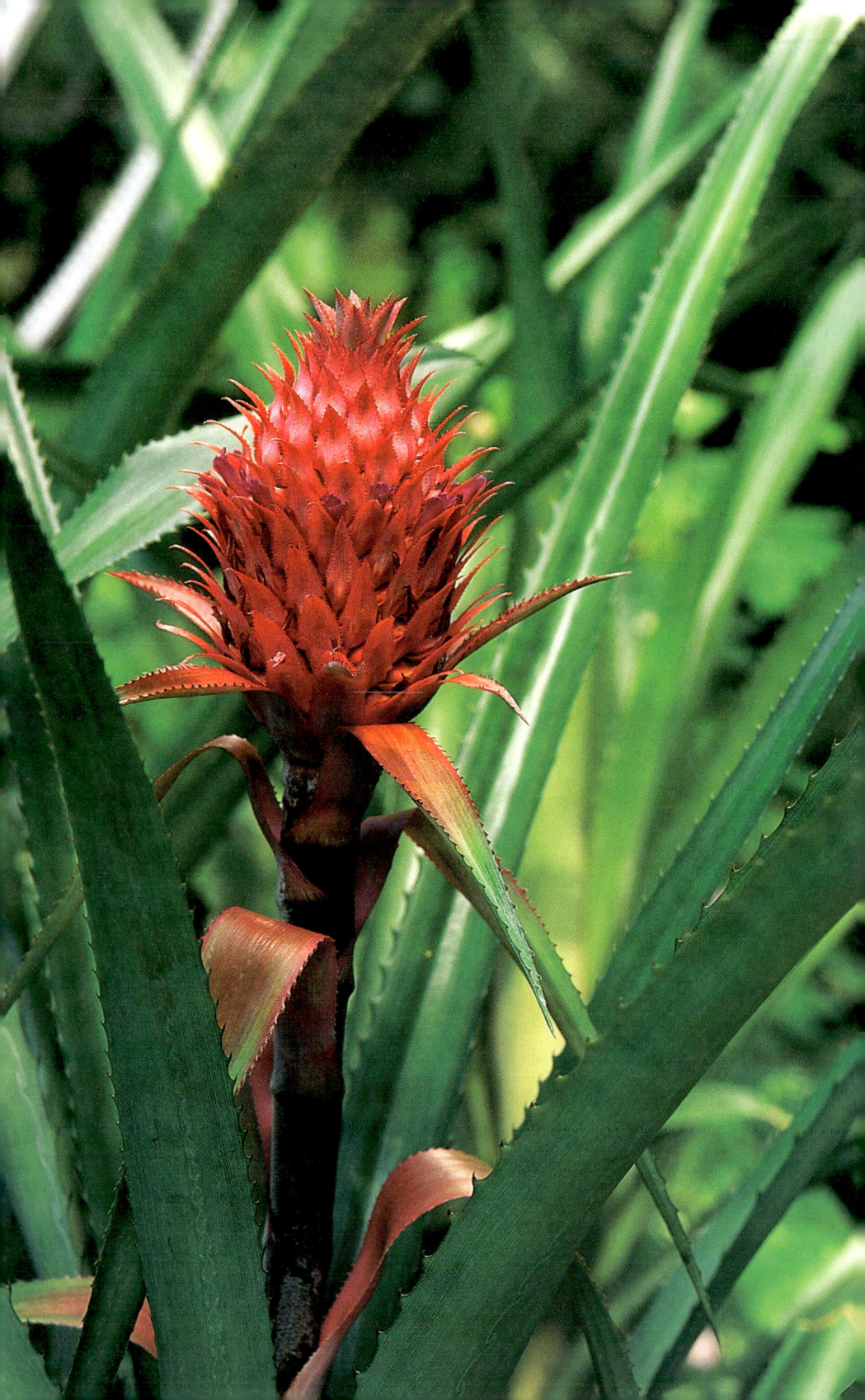

Master's Flower Essences
Inspiration eines Yogi

Kurz vor der Entwicklung der kalifornischen Blütenessenzen (in den siebziger Jahren) entstanden die Master's Flower Essences. Die Inspiration dazu lieferte Paramhansa Yogananda (1893–1952), ein spiritueller Lehrer, der in den zwanziger Jahren aus Indien in die USA gekommen war. Paramhansa Yogananda war der erste Yogi, der in der westlichen Welt bekannt wurde; sein Meister hatte ihn in die USA geschickt, um die Menschen dort Yoga zu lehren. Bekannt wurde Yogananda auch durch seine Ernährungslehre: Er ordnete verschiedenen Obst- und Gemüsesorten ganz bestimmte seelisch-emotionale Qualitäten zu. Durch den Genuß des entsprechenden Obstes bzw. Gemüses kann man diese Eigenschaften in sich fördern. So stehen Kirschen für Fröhlichkeit, Äpfel für Gesundheit, Birnen schenken inneren Frieden, usw. Die Nahrung, die wir zu uns nehmen, wirkt sich also auch auf unser seelisch-geistiges Wohlbefinden aus.

Später entwickelte seine Schülerin Lila Devi aus dieser Lehre ihre Master's Flower Essences: Sie war überzeugt davon, daß die inneren Eigenschaften, die Yogananda in den Früchten entdeckt hatte, in den Blüten der entsprechenden Pflanzen in noch viel konzentrierterer Form vorhanden sein müßten – denn in der Blüte, dem Fortpflanzungssystem, sind 90 Prozent der gesamten Energie einer Pflanze gespeichert. Daher bereitete Lila Devi ihre Essenzen aus den Blüten der von Yogananda empfohlenen Obst- und Gemüsesorten. So entstanden im Laufe langjähriger intensiver Forschungsarbeit zwanzig Blütenessenzen.

Lila Devi teilt Blütenessenzen in zwei Kategorien ein und bedient sich dabei einer Metapher aus der Literaturwissenschaft: „Themen-Essenzen" und „Handlungs-Essenzen". Jeder Mensch hat irgendeine hervorstechende positive Eigenschaft, die den anderen ganz besonders an ihm auffällt und die er in sich selbst gern fördern und verstärken möchte. Meist gerät er auch immer wieder in Situationen, in denen diese Eigenschaft besonders gefordert ist, und empfindet es vielleicht sogar als seine Aufgabe, sich darin immer mehr zu vervollkommnen.

Das anschaulichste Beispiel hierfür ist die amerikanische Schriftstellerin Helen Keller, die in ihrem zweiten Lebensjahr Augenlicht und Gehör verlor, aber trotzdem sprechen lernte, studierte und mehrere Bücher verfaßte. Trotz schier unüberwindlicher Hindernisse gab sie nie auf – eine typische Tomato-Persönlichkeit. Die Essenz Tomato, die für Mut und innere Stärke steht, war ihre Themen-Essenz – jene positive Eigenschaft, die sie bereits besaß und im Lauf ihres schweren Lebens

Die Pflanzen für die Master's Flower Essences werden ausschließlich nach biologisch-organischen Anbaumethoden in Obst- und Gemüsegärten am Fuße der Sierra Nevada hergestellt, wo Lila Devi lebt; lediglich die Pflanzen für die Essenzen Coconut, Avocado, Banana, Date und Pineapple stammen von der Hawaii-Insel Kauai.

◀ *Abbildung:*
Die Essenz aus den Blüten der Ananas (Pineapple, S. 105) schenkt Selbstbewußtsein und Durchsetzungsvermögen.

immer wieder unter Beweis stellen und vervollkommnen mußte. Durch Einnahme unserer Themen-Essenz können wir eine positive Eigenschaft, die wir bereits besitzen, verstärken. (Sie entspricht unserem Typus, unserer Persönlichkeit oder dem Konstitutionsmittel in der Homöopathie.) Das ist ein ganz neuer Ansatz in der Blütenessenzen-Therapie; denn normalerweise werden hier sonst immer nur negative Gemütszustände oder Eigenschaften mit Hilfe bestimmter Blütenessenzen „geheilt" und ins Positive verkehrt. Viele Menschen haben nicht nur eine einzige Themen-Essenz, sondern auch noch eine zweite, weniger hervorstechende.

Die Handlungs-Essenzen können je nach unserer Lebenssituation – der „Handlung" im Roman unseres Lebens – wechseln. In Zeiten besonderen Stresses brauchen wir vielleicht Pear – die Essenz, die inneren Frieden schenkt. Wenn wir uns innerlich unsicher fühlen, benötigen wir Pineapple zur Stärkung unseres Selbstvertrauens. Die Handlungs-Essenzen nehmen wir nicht ein, um bereits vorhandene positive Qualitäten in uns zu stärken, sondern um Eigenschaften, die uns momentan fehlen, zu wecken und zu fördern. In diesem Fall kurieren wir also etwas Negatives mit etwas Positivem.

Für jeden Menschen gibt es eine Handlungs-Essenz, die er besonders oft braucht, weil ihm die betreffende Eigenschaft am meisten fehlt: Menschen, die leicht nervös und gestreßt sind, benötigen beispielsweise häufig Pear; Leute, deren Selbstwertgefühl nicht besonders ausgeprägt ist, werden oft zur Ananas-Essenz greifen, usw. Andere Handlungs-Essenzen brauchen wir nur gelegentlich, je nach der Situation, in der wir uns gerade befinden. Solche vorübergehenden negativen Zustände äußern sich manchmal auch darin, daß wir plötzlich einen „Heißhunger" auf die betreffende Frucht oder das betreffende Gemüse bekommen.

Lila Devi hält es für am besten, jeweils nur eine einzige ihrer Master's-Essenzen einzunehmen – z. B. diejenige, die das Haupt-Thema repräsentiert oder die man gerade am dringendsten braucht. Zwar heben sich die einzelnen Essenzen in ihrer Wirkung nicht gegenseitig auf, wenn man sie kombiniert; doch wenn man nur eine einzige Essenz nimmt, ist die Wirkung am stärksten. Damit erzielt man die schnellsten und intensivsten Ergebnisse und kann außerdem die Wirkung der betreffenden Essenz in reiner, unvermischter Form an sich selber beobachten. Dieses Verfahren hat den Vorteil, daß wir die betreffende Essenz dann meistens nur drei Tage bis maximal zwei Wochen lang brauchen und anschließend gleich zur nächsten Essenz weitergehen und das nächste Thema bearbeiten können.

Lila Devi schlägt in ihrem Buch für jede der 20 Essenzen eine Affirmation und eine Visualisation vor. Durch den regelmäßigen Einsatz dieser Affirmationen und Visualisationen kann man die Blütenessenzen in ihrer Wirkung verstärken. Außerdem gibt sie Anregungen für bestimmte Aktivitäten und Verhaltensweisen, durch die man die Wirkung der einzelnen Essenzen intensivieren kann.

info

Master's Flower Essences
14618 Tyler Foote Rd.
Nevada City, CA 95959, USA
Tel.: 0 01/53 04 78/76 55
Fax: 0 01/53 04 78/76 52

Finden Sie Ihre Themen-Essenz

✳ Lesen Sie von den 20 Essenzen-Beschreibungen auf den folgenden Seiten zunächst nur die Namen der Obst- und Gemüsesorten durch, und notieren Sie sich Ihre Lieblingsorte oder diejenige, die Sie besonders häufig essen. (Falls es Ihnen schwerfällt, sich für eine einzige zu entscheiden, können es notfalls auch zwei oder drei sein.)

Tragen Sie diese Pflanze hier ein:
Mein Lieblingsobst/-gemüse:

....

✳ Zeigen Sie nun die Beschreibungen der dazugehörigen 20 Persönlichkeitstypen (Rubrik „Themen-Essenz") Ihrem Partner/Ihrer Partnerin, einem engen Angehörigen oder Freund (immer noch, ohne die Texte selbst gelesen zu haben), und fragen Sie diese Person, welcher „Typ" Sie deren Meinung nach sind. (Andere Menschen können uns oft besser und objektiver beurteilen als wir selbst.)

Tragen Sie die Antwort hier ein:
Meine Themenessenz (nach Einschätzung von...................................):

....

✳ Jetzt versuchen Sie sich folgende Fragen zu beantworten:
Worin liegt meine größte Stärke? Was ist meine hervorstechendste positive Eigenschaft?

....

✳ An welcher meiner positiven Eigenschaften würde ich gern weiterarbeiten, um darin noch perfekter zu werden?

....

bezugsquellen

Einhorn-Apotheke
W. Möhl
Gräfenberger Str. 14
91054 Buckenhof
Tel.: 0 91 31/5 94 04
Fax: 0 91 31/5 19 49

Institut für Blütenessenzen
Gabriele Mulle
Grünmarkt 16
A-4400 Steyr
Tel. u. Fax:
00 43/72 52/4 18 22

St.-Berthold-Apotheke
St.-Berthold-Allee 23
A-4451 Garsten
Tel.: 00 43/72 52/53 13 10
Fax: 00 43/72 52/53 13 16

Chrüter Drogerie Egger
Unterstadt 28
CH-8200 Schaffhausen
Tel.: 00 41/52/6 24 50 30
Fax: 00 41/52/6 24 64 57

Milagra GmbH
Postfach 747
CH-2540 Grenchen
Gratisnummern:
Deutschland: 01 30 81 41 39
Österreich: 06 60 81 95
Schweiz: 08 00 55 75 00

literatur

Lila Devi: „The Essential Flower Essence Handbook", (Master's Flower Essences, Nevada City, California, 1996; ab Frühjahr 1998 auch in deutscher Sprache)

Finden Sie Ihre Handlungs-Essenz

✻ Lassen Sie dieselbe Vertrauensperson nun jeweils die Texte in der Rubrik „Handlungs-Essenz" lesen. Fragen Sie sie, welche Eigenschaft Ihnen ihrer nach Meinung am meisten fehlt, und tragen Sie die entsprechende Pflanze hier ein: Meine Handlungsessenz
(nach Einschätzung von..):

....

✻ Formulieren Sie nun wieder Ihr eigenes Urteil: Welche Ihrer Eigenschaften empfinden Sie als besonders negativ? Welche bereitet Ihnen in Ihrem Leben, bei der Arbeit, in zwischenmenschlichen Beziehungen usw. am meisten Probleme?

....

....

✻ Erst jetzt lesen Sie die 20 Beschreibungen der Blütenessenzen sorgfältig durch. Mit Hilfe der Vorarbeit, die Sie im obigen Test geleistet haben, wird es Ihnen nun viel leichter fallen, Ihre Themen-Essenz und Ihre Handlungs-Essenz zu identifizieren. (Mehr als jeweils zwei sollten es nicht sein.) Tragen Sie diese Essenzen hier ein:

Meine Themen-Essenz(en):   1. ....

2. ....

Meine Handlungs-Essenz(en): 1. ....

2. ....

✻ Jetzt können Sie sich in Ruhe überlegen, welche Essenz Sie als erstes nehmen wollen. Welches dieser Themen ist Ihnen im Augenblick am wichtigsten?

Lila Devi empfiehlt, immer nur eine einzige Blütenessenz einzunehmen.

Die Blütenessenzen

1 Lettuce
(Lactuca compositae, Salat)

Themen-Essenz: Der Lettuce-Typ ist innerlich vollkommen ruhig und gelassen. Ihn kann scheinbar nichts aus der Fassung bringen; in Streßsituationen ist er der sichere Anker, der ruhende Pol, der garantiert nie die Nerven verliert. Ruhig und konzentriert verfolgt er seine Ziele; ohne jede Nervosität und jedes Lampenfieber präsentiert er anderen die Ergebnisse seiner Arbeit. Ohne zu zögern oder sich von unangebrachten Emotionen beeinflussen zu lassen, trifft er seine Entscheidungen. Viele beneiden ihn um seine innere Sicherheit. Der Lettuce-Typ ist sanft, freundlich und tolerant; aber das bedeutet nicht, daß er sich alles bieten läßt. Wenn er angegriffen wird oder mit irgend etwas nicht einverstanden ist, sagt er ruhig und ohne Zorn, aber in aller Deutlichkeit seine Meinung.

Um die Wirkung dieser Essenz zu verstärken, empfiehlt es sich, zu meditieren oder eine Entspannungstechnik zu erlernen. Ähnlich wirksam sind regelmäßige Spaziergänge allein in ruhiger, friedlicher Umgebung, z. B. in der freien Natur.

Handlungs-Essenz: Hektische, ruhelose Menschen, die sich nicht konzentrieren können, die zu viele Gedanken oder Projekte auf einmal verfolgen und dazu neigen, sich zu „verzetteln", brauchen Lettuce als Handlungs-Essenz. Auch gegen Streß, Nervosität und Lampenfieber wirkt diese Essenz wahre Wunder. Außerdem ist sie bei Menschen angezeigt, die zu heftigen Emotionen – Angst, innerer Erregung, Wutausbrüchen – neigen oder diese Emotionen unterdrücken und dadurch in sich anstauen. Meist kann man in einem solchen Zustand keine – oder jedenfalls nicht die richtigen – Entscheidungen treffen. Man reagiert emotional und tut eventuell Dinge, die man später bereut; oder man ist unschlüssig, findet keine klare Linie, sucht dauernd Ratschläge bei anderen Leuten. Durch Lettuce wird das Gemüt ruhig und klar wie die unbewegte Oberfläche eines Sees bei windstillem Wetter.

2 Coconut
(Cocos nucifera, Kokosnuß)

Themen-Essenz: Der Coconut-Typ ist eine starke Persönlichkeit, voller Engagement und Entschlossenheit. Ihm fehlt es nicht an Durchhaltevermögen; was er einmal angefangen hat, führt er auch zu Ende, und wenn er etwas verspricht, dann hält er sich hundertprozentig daran. Vor Herausforderungen läuft er nicht davon, sondern findet immer eine Lösung, auch wenn es noch so schwierig ist. Manchmal hat man sogar das Gefühl, daß er in schwierigen Situationen geradezu aufblüht: Er liebt Herausforderungen und läßt sich auch durch Rückschläge nicht entmutigen.

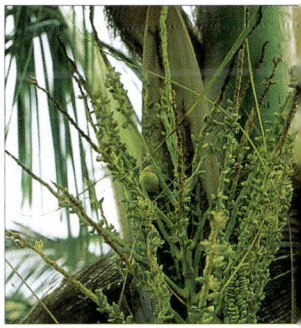

Coconut

Handlungs-Essenz: Wer immer eine Ausrede hat, um irgend etwas nicht zu Ende führen oder gar nicht erst anfangen zu müssen, und unangenehme Dinge am liebsten auf morgen verschiebt, braucht Coconut. Nach dem Motto „Es geht ja doch schief" gibt man schon beim kleinsten Problem auf, sieht überall nur Hindernisse statt Chancen. Es kann aber auch sein, daß man sich momentan in einer Situation befindet, in der einem wirklich zuviel aufgebürdet wurde und man das Gefühl hat, es einfach nicht mehr zu schaffen. Dann schenkt Coconut neue Kraft und das ermutigende Gefühl, daß die Hindernisse doch nicht so unüberwindbar sind, wie man anfangs geglaubt hatte.

3 Cherry
(Prunus avium, Kirsche)

Cherry-Typen sind die geborenen Optimisten.

Themen-Essenz: Der Cherry-Typ ist fröhlich, heiter, spontan, voller Hoffnung und Optimismus. Das bedeutet nicht, daß er oberflächlich ist; oft haben solche Menschen in ihrem Leben viel durchgemacht, haben eine unglückliche Kindheit, eine schwere Krankheit oder den Verlust eines geliebten Partners hinter sich. Aber sie besitzen eben einfach die Gabe, negative

---

**Übungen für Menschen,
die Cherry als Handlungs-Essenz brauchen**

✳ *Immer wenn die schlechte Laune oder die alten Grübeleien wieder die Oberhand zu gewinnen drohen, schlagen Sie Ihnen ganz einfach systematisch ein Schnippchen, indem Sie irgend etwas tun, was Ihnen Spaß macht und Sie auf andere Gedanken bringt: ein Besuch im Kino, ein gutes Essen oder ein langes Telefongespräch mit einer guten Freundin.*

✳ *Nehmen Sie Papier und Bleistift zur Hand, und schreiben Sie alle positiven Dinge in Ihrem Leben auf – auch jene, die Ihnen bisher vielleicht ganz selbstverständlich vorgekommen sind: daß Sie gesund sind, daß Sie nicht arbeitslos sind, daß Sie einen Beruf haben, der Ihnen Spaß macht, usw. Vergleichen Sie Ihr Leben mit dem anderer Menschen in Ihrem Bekanntenkreis, denen es schlechter geht als Ihnen.*

Erlebnisse leichter von sich abschütteln, Probleme nicht so schwer zu nehmen. Sie haben eine gewisse Distanz zu ihrem eigenen Schicksal und können es durchaus verkraften, im Spiel des Lebens auch einmal der Verlierer zu sein. Sie sind die sprichwörtlichen Optimisten, die sagen: „Die Flasche ist noch halb voll" statt „Die Flasche ist schon halb leer" – und uns damit beweisen, daß es sehr von unserer persönlichen Sichtweise abhängt, ob wir glücklich oder unglücklich sind. Kein Leben ist ganz ohne Lichtblicke; man muß nur die Kunst erlernen, sich mehr auf das Positive als auf das Negative zu konzentrieren.

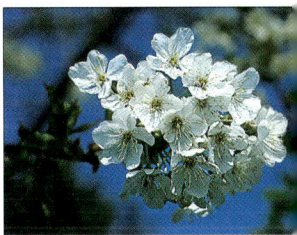

Cherry

Handlungs-Essenz: Menschen, die Cherry als Handlungs-Essenz brauchen, sind griesgrämig und übellaunig, sehen überall nur das Negative und haben an allem etwas auszusetzen. Sie versinken bei jeder Gelegenheit in Grübeleien und Selbstmitleid. Cherry hilft solchen Menschen, nicht mehr alles so schwer zu nehmen und die heiteren, angenehmen Seiten des Lebens zu entdecken.

4 Spinach
(Spinacea oleracea, Spinat)

Themen-Essenz: Der Spinach-Typ hat sich trotz des Ernstes des Lebens das unschuldige, einfache Gemüt eines Kindes bewahrt. Er empfindet kindliche Freude und Ausgelassenheit und besitzt die Fähigkeit, das Leben als Spiel zu betrachten. Er begegnet allem Neuen mit einer Haltung der Abenteuerlust und verspielten Experimentierfreudigkeit und strahlt eine Sorglosigkeit aus, die unwiderstehlich und ansteckend wirkt. Denn wenn man sich selber nicht so tierisch ernst nimmt, wird man auch mit den Schwierigkeiten und Enttäuschungen des Lebens leichter fertig. Spinach-Menschen haben immer „Unsinn im Sinn" und sind für jeden lustigen Streich zu haben. Sie sind offen, ehrlich und meistens auch sehr naturverbunden.

Handlungs-Essenz: Die Essenz Spinach bringt das „innere Kind" in uns zum Vorschein. Menschen, die zu „kopflastig" oder unzufrieden mit ihrem Leben sind, die es verlernt haben, sich zu freuen oder einfach heiter und ausgelassen zu sein, werden staunen über die Veränderungen, die diese Essenz in ihnen bewirkt. Spinach schenkt Vertrauen, Offenheit und Zuversicht. Sie hilft Menschen, die anderen gegenüber zu mißtrauisch sind oder die dazu neigen, sich ständig um irgend etwas Sorgen zu machen. Auch wer unter Streß steht oder eine unglückliche Kindheit noch nicht verarbeitet hat, braucht Spinach.

Um die Wirkung dieser Essenz zu unterstützen, rät Lila Devi, irgend etwas zu tun, woran Kinder Spaß haben: z. B. eine Zirkus- oder Zaubervorstellung zu besuchen oder in den Zoo zu gehen. Auch mit Kindern zu spielen oder sie beim Spiel zu beobachten kann einem das Wesen der Spinach-Essenz innerlich näherbringen.

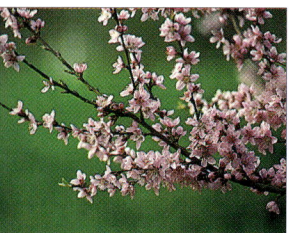

Peach

Lila Devi rät, begleitend und unterstützend zu dieser Essenz irgend etwas für andere Menschen zu tun. Hierzu gibt es genügend Möglichkeiten: Nachbarschaftshilfe; freiwillige Mithilfe in einem Alten- oder Behindertenheim; allein-erziehenden Müttern helfen, indem man ab und zu auf ihre Kinder aufpaßt; Geld für einen wohltätigen Zweck spenden; jemandem etwas schenken – nicht nur zum Geburtstag oder zu Weihnachten.

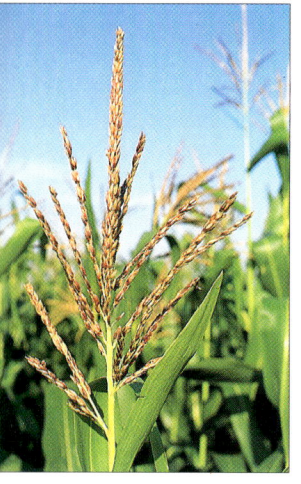

Corn

5 Peach
(Prunus persica, Pfirsich)

Themen-Essenz: Die Pfirsich-Essenz steht für selbstlose, mütterliche Liebe. Solche Menschen denken immer erst zuletzt an sich und setzen sich voller Mitgefühl für das Wohl anderer ein. Das müssen nicht unbedingt eigene Kinder sein; es kann auch sein, daß sie sich für Angehörige, Freunde oder irgendeine wohltätige Organisation engagieren. Mutter Teresa ist ein gutes Beispiel für diesen Persönlichkeitstyp.

Handlungs-Essenz: Wer Peach als Handlungs-Essenz braucht, ist egoistisch und rücksichtslos, versucht andere Menschen auszunutzen oder zu beherrschen. Er denkt nur an sich und sieht nur seinen eigenen Vorteil. Deshalb ist er meistens unbeliebt und häufig allein. Darauf reagiert er mit Depressionen und Selbstmitleid; denn daß sein eigenes Verhalten an seiner Einsamkeit schuld ist, erkennt er nicht. Es gibt aber auch Peach-Typen, die andere mit ihrer Liebe förmlich erdrücken und Zwang auf sie auszuüben versuchen. Das ist keine wahre Liebe, denn es sind stets bestimmte Bedingungen daran geknüpft, ähnlich wie beim Bach-Blüten-Typ Chicory. Peach führt solche Menschen zu selbstloser Liebe und zu der Erkenntnis hin, daß man nur dann etwas zurückbekommt, wenn man uneigennützig und ohne Gedanken an eine „Belohnung" zu geben bereit ist. Die Essenz eignet sich nicht nur gut für Eltern, Ärzte, Krankenschwestern, Kindergärtnerinnen, Lehrer, Führungspersönlichkeiten, sondern auch für Geschäftsleute und Verkaufspersonal – also für alle Menschen, deren Beruf viel Engagement für andere verlangt oder deren Arbeit in irgendeiner Dienstleistung besteht, weil man nur dann wirklich Erfolg und Freude an einer solchen Arbeit haben kann, wenn einem das Wohl seiner Kunden ehrlich am Herzen liegt.

6 Corn
(Zea mays, Mais)

Themen-Essenz: Der Corn-Typ ist ein Energiebündel. Seine Vitalität scheint keine Grenzen zu kennen; ihm wird nichts zuviel, alles Neue begeistert ihn. Er ist kreativ, innovativ, leistungsorientiert und lebensbejahend. Bei neuen Projekten ergreift er voller Energie und Enthusiasmus die Initiative – Schwierigkeiten und Hindernisse sind dazu da, überwunden zu werden, und zwar mit Freude. Wenn irgendwo Pionierarbeit geleistet werden muß, ist der Corn-Typ der richtige Mann/die richtige Frau. Man merkt diesen Leuten ihre Vitalität und Tatkraft sofort an: Meist haben sie eine ziemlich laute

Stimme und rasche, lebhafte Bewegungen und erledigen alles mit unglaublicher Geschwindigkeit. Es ist ein Kunststück, mit ihnen Schritt zu halten!

Handlungs-Essenz: Wer träge, lustlos und lethargisch ist, keine Energie hat und zu Stimulanzien wie Kaffee oder Nikotin greifen muß, um den Arbeitstag zu überstehen, der braucht Corn. Doch auch wenn man in irgendeiner Routine festgefahren ist und das Gefühl hat, etwas an seinem Leben ändern zu müssen, kann einem diese Essenz weiterhelfen – überhaupt in allen Situationen, in denen es etwas Neues anzufangen gilt: bei einem Umzug, in einer neuen Stellung, beim Beginn eines Studiums oder einer Ausbildung, usw.

Eine gute Übung für Menschen, die Corn als Handlungs-Essenz brauchen: Versuchen Sie einmal, Gewohntes auf ungewohnte Art zu erledigen. Wählen Sie einen anderen Weg als sonst zur Arbeit. Beginnen Sie ein neues Hobby oder treiben Sie regelmäßig Sport. Das wird Ihnen neue Vitalität und Energie schenken.

7 Tomato
(Lycopersicon esculentum, Tomate)

Themen-Essenz: Der Tomato-Typ strotzt vor Kraft, Kampfgeist und Durchhaltevermögen. Selbst die allergrößten Hindernisse, Schwierigkeiten und Mißerfolge können ihn nicht entmutigen – ähnlich wie die oben zitierte Helen Keller, die studierte und Schriftstellerin wurde, obwohl sie blind und taub war. Solche Menschen glauben an sich selbst und weigern sich ganz einfach, aufzugeben. Deshalb gelingt ihnen letzten Endes fast alles, was sie sich vorgenommen haben.

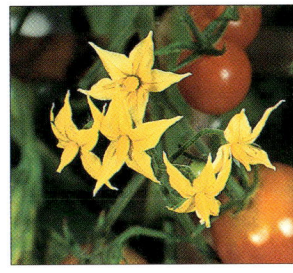

Tomato

Handlungs-Essenz: Tomato wirkt gegen Ängste aller Art – vor dem Fliegen, vor dem Gespräch mit dem Chef, einer Auseinandersetzung mit dem Partner, usw. Menschen, die zu Verzagtheit, Willensschwäche und Mutlosigkeit neigen oder ganz einfach schüchtern sind, kann diese Essenz zu mehr innerer Kraft und Durchsetzungsvermögen verhelfen. Außerdem hilft Tomato gegen Alpträume und Suchtverhalten – von der Alkohol- oder Drogenabhängigkeit über Eßsucht, Magersucht und Bulimie bis hin zur Sucht nach einer Beziehung, die einem nicht guttut. Diese Essenz läßt uns auch den Streß des Großstadtlebens leichter ertragen.

Eine gute Übung gegen Ängste aller Art: Fragen Sie sich „Was könnte schlimmstenfalls passieren?", visualisieren Sie lebhaft und anschaulich, wie Sie sich in dieser „schlimmsten" Situation verhalten und wie Sie damit umgehen würden. Das wird Ihnen helfen, Ihre Ängste zu überwinden.

8 Pineapple
(Ananas comosus, Ananas)

Themen-Essenz: Die Essenz Pineapple steht für Selbstsicherheit und Selbstbehauptung. Der Pineapple-Typ hat keine Probleme mit seinem Selbstbewußtsein. Er ist hundertprozentig von sich überzeugt, ohne jedoch überheblich zu sein. Durch seine starke Persönlichkeit, seine unterhaltsame Art und seine gewinnende Ausstrahlung beeindruckt er alle Menschen. Seine Karriere ist ihm sehr wichtig, und meist hat er auch großen beruflichen und finanziellen Erfolg. Der Pineapple-Typ

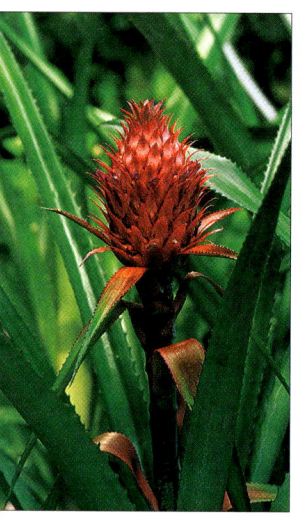

Pineapple

ist die geborene Führungspersönlichkeit; er strahlt eine natürliche Autorität aus, ohne andere Menschen jedoch zu unterdrücken oder in die Ecke zu drängen.

Handlungs-Essenz: Der Mensch, der Pineapple als Handlungs-Essenz braucht, leidet unter Minderwertigkeitsgefühlen. Ständig vergleicht er sich mit anderen Menschen – und schneidet dabei meistens schlecht ab. In der Regel ist er auch unzufrieden mit seiner beruflichen Situation, weil er nicht den Erfolg hat, den er sich wünscht, oder vielleicht sogar arbeitslos ist. Ihm fehlt einfach das Selbstvertrauen, um beruflich etwas zu erreichen und auch bei Mißerfolgen nicht aufzugeben. So ein Mensch kann ein schüchterner Mauerblümchen-Typ sein, der sich immer still im Hintergrund hält – oder auch das Gegenteil: ein unangenehmer, arroganter, lauter Zeitgenosse, der sich immer in den Mittelpunkt drängen muß und erst dann zufrieden ist, wenn sich alles nur um ihn dreht. Auch hinter solchem Verhalten verbirgt sich meist ein heimlicher Minderwertigkeitskomplex.

9 Banana
(Musa paradisiaca, Banane)

Themen-Essenz: Die Banane verkörpert Bescheidenheit, innere Ruhe und Distanz – die Fähigkeit, in einem Streitgespräch innerlich einen Schritt zurückzutreten, die Situation objektiv und ohne Emotionen zu betrachten und vielleicht selbst dann

---

**Übung für Menschen,
die Banana als Handlungs-Essenz brauchen**

Nachgeben kann man üben. Zwingen Sie sich bei der nächsten Auseinandersetzung, ausnahmsweise einmal nicht das letzte Wort zu behalten. Statt dessen hören Sie Ihrem Gesprächspartner ruhig zu, kommentieren Sie seine Worte zunächst nicht, und versuchen Sie seinen Standpunkt zu verstehen. Wenn Sie das Gefühl haben, daß Ihre innere Erregung zu sehr wächst und Sie jetzt einfach nicht mehr ruhig bleiben können, verschieben Sie die Fortsetzung des Streitgesprächs auf ein anderes Mal. Machen Sie einen Spaziergang, atmen Sie tief durch, beruhigen Sie sich, und versuchen Sie sich in die Situation des anderen hineinzuversetzen. Dann überlegen Sie sich in aller Ruhe mehrere Kompromißvorschläge (am besten schriftlich festhalten), und setzen Sie das Gespräch fort.

nachzugeben, wenn man sich völlig im Recht fühlt. Der Bana-na-Typ beherrscht diese Fähigkeit. Er läßt sich nicht leicht aus der Ruhe bringen, spricht nicht viel, ist ein hervorragender Zuhörer und wird daher oft übersehen – zu Unrecht, denn er ist eine sehr starke Persönlichkeit. Seine Bescheidenheit ist eine innere Stärke, die nicht mit Unterwürfigkeit oder mangelndem Durchsetzungsvermögen verwechselt werden darf.

Handlungs-Essenz: Menschen, die streitsüchtig und rechthaberisch sind, bei Auseinandersetzungen immer gleich in die Defensive gehen oder unsachlich werden, brauchen Pineapple. Solche Leute müssen selbst in Situationen das letzte Wort behalten, in denen es klüger wäre, auch einmal nachzugeben. Ihr Stolz läßt es nicht zu zurückzustecken. Meist fällt es ihnen auch schwer, die Dinge objektiv zu betrachten, weil ihnen die innere Distanz fehlt und ihr Urteil durch Emotionen getrübt ist. Oft steckt hinter ihrer Überheblichkeit ein ausgeprägtes Streben nach Anerkennung. Banana schenkt Bescheidenheit und die Fähigkeit, einzulenken und Kompromisse einzugehen. Wenn man diese Essenz einnimmt, kommen einem die eigenen Probleme plötzlich nicht mehr so schwerwiegend vor; man kann vergangenes Leid und Unrecht – z. B. bei einer gescheiterten Beziehung – leichter ertragen und verzeihen, sieht sein eigenes Ich eingebettet in die größeren Zusammenhänge der menschlichen Gemeinschaft, des Universums. Man wird demütig wie die Bananenblüte, die ihren Stiel neigt, wenn die an ihr reifenden Früchte allmählich immer schwerer werden.

10 Fig
(Ficus carica, Feige)

Themen-Essenz: Der Fig-Typ ist flexibel; er hat eine entspannte, realistische Lebenshaltung, viel Sinn für Humor und die Fähigkeit, mit dem Strom zu schwimmen, statt unbedingt immer mit dem Kopf durch die Wand gehen zu wollen. Man kann gut mit ihm auskommen, denn er ist anpassungsfähig, kompromißbereit und aufgeschlossen für neue Ideen. Eine weitere Stärke ist seine Objektivität; er sieht stets beide Seiten einer Sache und besitzt ein kritisches Urteilsvermögen, ohne jedoch zu werten oder gar zu verurteilen. Die Lebenseinstellung des Fig-Typs könnte man mit dem bekannten Spruch Theodore Roosevelts umschreiben: „Tue mit dem, was du hast, dort, wo du gerade bist, das, was du kannst."

Handlungs-Essenz: Wer Fig als Handlungs-Essenz braucht, ist genau das Gegenteil des oben beschriebenen Persönlichkeitstyps: stur, verbissen und kompromißlos. Veränderungen

Der Fig-Typ ist flexibel, tolerant und kompromißbereit.

zu akzeptieren, fällt einem solchen Menschen schwer. Oft nimmt er das Leben zu ernst, neigt zu Dogmatismus oder Fanatismus und stellt unrealistisch hohe Erwartungen an sich selbst. Ähnlich wie der Rock-Water-Typ, den wir von der Bach-Blüten-Therapie her kennen, erlegt er sich zu viele und zu strenge Lebensregeln, Ideale oder Prinzipien auf, z. B. schwierige Meditationspraktiken, ein anstrengendes tägliches Fitneßprogramm, strikte Ernährungsregeln, absolute Abstinenz – alles läuft genau nach Plan ab. Oft reagiert der Körper darauf mit Allergien oder Eßstörungen wie Magersucht und Bulimie. Die Essenz Fig schenkt Flexibilität und eine realistische Lebenseinstellung und hilft, die Selbstdisziplin auf ein vernünftiges Maß zu reduzieren; man wird innerlich lockerer und toleranter sich selbst gegenüber.

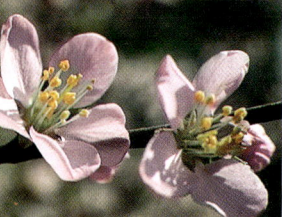

Almond

Almond trägt auch dazu bei, daß wir uns in Streß-situationen, in denen zuviel auf uns einstürmt, nicht von der allgemeinen Hektik anstecken lassen, sondern einen kühlen Kopf bewahren und in aller Ruhe eine Aufgabe nach der anderen in Angriff nehmen.

11 Almond
(Prunus amygdalus, Mandel)

Themen-Essenz: Der Almond-Typ ist ein Muster an Ausgeglichenheit und Selbstbeherrschung; er bewahrt in allem das richtige Maß. Er ißt nicht zuviel, trinkt nicht zuviel, meidet jede Art von Exzeß, setzt seine Kräfte ökonomisch ein und bewahrt selbst in Streßsituationen immer einen kühlen Kopf. Solche Menschen sind eher introvertiert als extravertiert. Ihre Ruhe und Ausgewogenheit wirkt angenehm auf andere Menschen; in ihrer Umgebung fühlt man sich instinktiv wohl.

Handlungs-Essenz: Wer Almond als Handlungs-Essenz braucht, neigt zu Übertreibung und Suchtverhalten – beispielsweise im Essen, in puncto Alkohol oder auch beim Sex. Mäßigung und Selbstbeherrschung fallen ihm schwer. Der rastlose Workaholic; die Frau, die ihren Heißhunger-Attacken auf Süßigkeiten nicht widerstehen kann, obwohl sie sich hinterher jedesmal darüber ärgert; der Mann, der enttäuscht oder wütend reagiert, wenn seine Partnerin nicht so oft Sex will wie er – sie alle brauchen Almond. Die Essenz hilft ihnen, in jeder Hinsicht das richtige Maß zu finden, mit dem sie sich wohl und innerlich ausgeglichen fühlen.

12 Pear
(Pyrus communis, Birne)

Themen-Essenz: Pear steht für das Thema des inneren Friedens. Der Pear-Typ ruht in sich selbst und besitzt eine ungeheure innere Stabilität; selbst in äußersten Krisensituationen verliert er nicht die Fassung. Probleme scheinen an ihm abzugleiten, obwohl er alles andere als unsensibel ist: Er liebt Frieden und Harmonie und hat ein bewundernswertes Talent,

Streitigkeiten zu schlichten und Kompromisse zu finden. Häufig findet man solche Menschen in Heilberufen.

Handlungs-Essenz: Als Handlungs-Essenz entspricht Pear den Notfalltropfen der Bach-Blüten-Therapie – wir brauchen sie, wenn wir innerlich angespannt, nervös sind, Kummer haben oder unter Schock stehen. Auch zur Genesung nach Unfällen, Krankheiten oder Operationen, während der Geburt und in Krisensituationen aller Art sollte man diese Essenz einnehmen; sie schenkt Energie und innere Ausgeglichenheit.

In Krisensituationen empfiehlt es sich, Pear häufiger einzunehmen als sonst; die Essenz kann dann auch auf die Haut aufgetragen werden.

13 Avocado
(Persea americana)

Themen-Essenz: Der Avocado-Typ hat ein hervorragendes Gedächtnis, kann sich gut konzentrieren und liebt geistige Herausforderungen. Sein Gedächtnis muß immer beschäftigt sein. Studieren, etwas Neues lernen oder sich irgend etwas Neues ausdenken, ein Problem lösen – das sind Tätigkeiten, bei denen der Avocado-Typ förmlich auflebt. Meist findet man ihn in Berufen, in denen er seine Fähigkeit zu zielgerichtetem, klarem, systematischem Denken einsetzen kann.

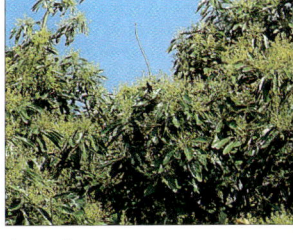

Avocado

Handlungs-Essenz: Wer vergeßlich, geistesabwesend und unkonzentriert ist, wer zu Tagträumereien neigt oder nur noch in der Vergangenheit lebt, braucht Avocado; denn diese Essenz schenkt geistige Wachheit und die Fähigkeit, sich ganz auf den jetzigen Augenblick zu konzentrieren. Sie ist auch gut für Menschen, die in ihrem Leben immer wieder die gleichen Fehler zu machen scheinen, und hilft, Traumata aus der Vergangenheit ins Bewußtsein zu heben und sich mit ihnen auseinanderzusetzen. Außerdem ist die Avocado-Essenz natürlich auch das ideale Blütenheilmittel zur Prüfungsvorbereitung, vor einem Brainstorming oder in anderen Situationen, in denen es auf schnelles, präzises Denken und ein gutes Erinnerungsvermögen ankommt.

14 Apple
(Pyrus malus, Apfel)

Themen-Essenz: Der Apfel gilt mit seinem rotbackigen Aussehen und seinen vielen wertvollen Inhaltsstoffen als Inbegriff der Gesundheit. Wohl jeder kennt das englische Sprichwort: „An apple a day keeps the doctor away." Der Apple-Typ lebt sehr gesundheitsbewußt, ohne dabei jedoch zu übertreiben oder zu krankhaften Extremen zu neigen. Er ernährt sich gesund und ausgewogen, achtet darauf, daß er stets genügend Schlaf und Bewegung bekommt, und hat auch eine gesunde, positive Lebenseinstellung. Unter den Apple-Typen findet man

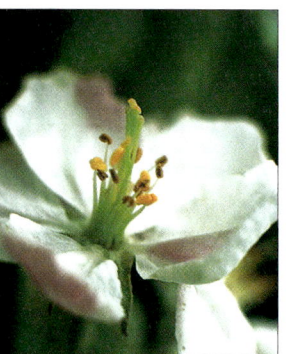

Apple

garantiert keinen Raucher oder Alkoholiker, niemanden, der „Selbstmord mit Messer und Gabel" begeht, und auch keinen „Workaholic".

Handlungs-Essenz: Wer sich übertriebene Sorgen um die eigene Gesundheit macht, zur Hypochondrie neigt und bei jeder Grippewelle oder jeder neuen Krankheit, von der er hört, gleich Angst hat, sich anzustecken, braucht Apple als Handlungs-Essenz. Denn Ängste und andere negative Empfindungen – Sorgen, Zorn, Kummer, Angst, Eifersucht – sind auf die Dauer der ideale Nährboden für Krankheiten. Die Essenz Apple heilt keine physischen Krankheitssysmptome, sondern nur eine solche „ungesunde" Einstellung, und unterstützt uns bei dem Bemühen um eine gesündere Lebensweise.

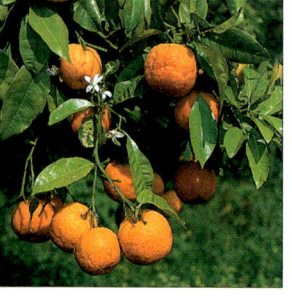

Orange

15 Orange (Citrus sinensis)

Themen-Essenz: Das Orange-Thema ist Freude und Hoffnung – nicht die leichtgeschürzte Fröhlichkeit und Unbekümmertheit des Cherry-Typs, sondern eine tiefe innere Freude: die Fähigkeit, Kummer und Schicksalsschläge hinzunehmen und sich dadurch die Lebensfreude nicht nehmen zu lassen. Obwohl der Orange-Typ es in seinem Leben meist nicht leicht hatte, scheint er immer von innen heraus zu lächeln und verbreitet eine Stimmung des Optimismus und der Hoffnung, die ansteckend wirkt. Er ist ein wahrer „Überlebenskünstler".

Handlungs-Essenz: Während die Essenz Cherry gegen Grübelei und schlechte Laune wirkt, greift Orange tiefer: Diese Essenz vertreibt Depressionen und schenkt neue Hoffnung und Freude am Leben nach einem schweren Schicksalsschlag, z. B. dem Tod eines Partners, einem Unfall oder wenn der Arzt eine schwere, chronische Krankheit diagnostiziert hat. Orange hilft auch Menschen, die psychisch oder physisch mißhandelt oder sexuell mißbraucht wurden, dieses Trauma zu überstehen, ersetzt aber natürlich nicht die psychotherapeutische Behandlung.

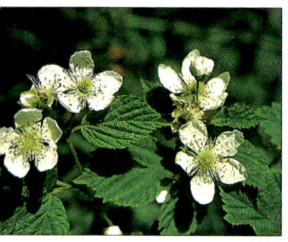

Blackberry

16 Blackberry (Rubus allegheniensis, Brombeere)

Themen-Essenz: Der Blackberry-Typ hat einen unbestechlichen Scharfblick und ein ausgeprägtes kritisches Urteilsvermögen. Klares, logisches, analytisches Denken ist seine Stärke; aber es ist kombiniert mit Intuition, mit der liebevollen inneren Stimme des Herzens. Er achtet darauf, in politischer Hinsicht immer gut informiert zu sein, über alles Bescheid zu wissen und wohlüberlegte, gewissenhafte Entscheidungen zu treffen. Wenn es darauf ankommt, sagt er freundlich, aber deutlich seine Meinung. Im Grunde seines Wesens ist er ein Optimist und sieht stets das Gute in anderen Menschen. Denn das Wesen der Blackberry-Essenz ist Reinheit – aber nicht die Reinheit der kindlichen Unschuld (die eher dem Spinach-Typ entspricht), sondern die Weisheit der Erfahrung. Blackberry-Persönlichkeiten sind sehr umweltbewußt; sie setzen sich für Naturschutz und die Rechte der Tiere ein. Auch sich selber reinigen sie gern durch Fasten oder bestimmte Ernährungsregeln. Ehrlichkeit und moralisches Verhalten sind für sie sehr wichtig – das erwarten sie von sich selbst und auch von anderen Menschen.

Der negative Blackberry-Typ sollte sich jeden Abend vor dem Einschlafen auf positive, erhebende Gedanken oder Bilder konzentrieren. Was wir vor dem Einschlafen denken, wirkt in unseren Träumen weiter und beeinflußt unser Unterbewußtsein.

    Handlungs-Essenz: Der negative Blackberry-Typ ist zynisch und sarkastisch und sieht überall nur das Schlechte. Er hat an allem etwas auszusetzen, neigt zu Klatsch, übler Nachrede und Taktlosigkeit. Blackberry schenkt positive Gedanken und moralische Integrität.

17 Date
(Phoenix dactylifera, Dattel)

Themen-Essenz: So wie die Frucht der Dattelpalme uns süße Gaumenfreuden beschert, so steht die Dattel-Blütenessenz für „Süßigkeit" im übertragenen Sinn: Freundlichkeit, Sanftmut und Einfühlungsvermögen. Der Date-Typ besitzt diese seltenen Eigenschaften und übt damit eine große Anziehungskraft auf andere Menschen aus; man kann gar nicht anders, als ihm die gleiche Wärme und Herzlichkeit entgegenzubringen, die er ausstrahlt.

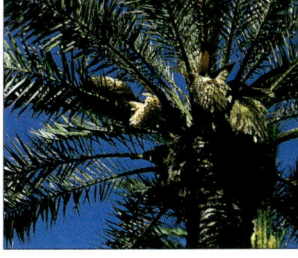

Date

    Handlungs-Essenz: Im Gegensatz dazu ist der negative Date-Typus übermäßig kritisch und intolerant gegenüber anderen Menschen. Liebenswürdigkeit ist nicht gerade seine Stärke; er ist reizbar, unzufrieden und sehr oft unfreundlich. Häufig haben solche Menschen einen Heißhunger auf Süßigkeiten – ein versteckter Hinweis ihres Unterbewußtseins darauf, daß das „Süße", also die Zuwendung und Liebe in ihrem eigenen Leben fehlt. Denn natürlich machen sich diese Personen mit ihrer lieblosen, egozentrischen Art wenig Freunde, und deshalb gehen die meisten Menschen ihnen lieber aus dem Weg.

18 Strawberry
(Fragaria chiloensis, Erdbeere)

Themen-Essenz: Der Strawberry-Typ strahlt ruhige Würde und ein gesundes Selbstbewußtsein aus. Er ist eine starke Persönlichkeit: psychisch stabil und immer absolut zuverlässig –

Strawberry hilft auch bei der Überwindung der seelischen Wunden einer unglücklichen Kindheit.

der „Fels in der Brandung", auf den man in jeder Lebenslage bauen kann und der nie aus dem seelischen Gleichgewicht gerät. Meist sind Strawberry-Persönlichkeiten sehr attraktive, anmutige Menschen, die auch äußerlich eine natürliche Würde und Eleganz ausstrahlen und alles Schöne lieben.

Handlungs-Essenz: Menschen, die ein zu geringes Selbstwertgefühl haben und zu Schuldgefühlen und Selbstvorwürfen neigen, brauchen die Handlungs-Essenz Strawberry. Sie schenkt Stabilität und Selbstvertrauen in Zeiten der Veränderung, die uns verunsichern und an uns selbst zweifeln lassen (z. B. in der Pubertät). Diese Essenz eignet sich aber auch für alle Menschen, die häufig verträumt oder geistesabwesend sind und nicht mit beiden Beinen auf der Erde stehen. Menschen mit übersinnlichen Fähigkeiten, die sehr empfänglich für paranormale Einflüsse sind, schenkt Strawberry die notwendige innere Stabilität.

19 Raspberry
(Rubus strigosus, Himbeere)

Themen-Essenz: Das Schlüsselthema der Raspberry-Essenz ist Gutherzigkeit. Der Raspberry-Typ ist mitfühlend und großzügig und hat das Bedürfnis, anderen Menschen zu helfen. Wie der Banana-Typ ist er ein guter Zuhörer und hält sich lieber bescheiden im Hintergrund. Er ist nicht nachtragend und kann auch verzeihen, wenn ihm etwas Böses angetan wurde. Raspberry-Persönlichkeiten sind gute Lehrer, Ärzte, Therapeuten und Lebensberater – sie eignen sich besonders für alle Berufe, die Verständnis und Einfühlungsvermögen erfordern, in denen man eng mit anderen Menschen zusammenarbeitet und ihnen hilft.

Handlungs-Essenz: Der negative Raspberry-Typ ist sehr empfindlich und leicht verletzlich; er neigt dazu, alles persönlich zu nehmen, und es fällt ihm schwer, Kränkungen zu verzeihen. Oft vergiftet er seine Seele noch nach Jahren mit dem Gedanken daran, was ihm – vermeintlich oder tatsächlich – Böses angetan wurde. Dabei sucht er die Schuld meist ausschließlich bei anderen Menschen und nicht bei sich selbst. Wenn er sich angegriffen fühlt, neigt er dazu, sofort zurückzuschlagen. Die Essenz Raspberry heilt seelische Wunden, sie ermöglicht Versöhnung und Vergebung, und sie hilft, alten Groll zu vergessen. Man beginnt über sein eigenes Verhalten in zwischenmenschlichen Beziehungen nachzudenken und entdeckt, daß man häufig zu egoistisch war. In Beziehungen, die mit Haß, Streit und Bitterkeit zu Ende gehen, sollten beide Partner Raspberry einnehmen.

20 Grape
(Vitis vinifera, Weintraube)

Themen-Essenz: Das Grape-Thema ist bedingungslose, selbstlose Liebe, die man einem anderen Menschen schenkt, ohne etwas dafür zu verlangen, und ohne sich an ihn zu klammern oder ihn in irgendeiner Weise einzuengen. Grape-Typen besitzen diese Fähigkeit zu wahrer, uneigennütziger Liebe. Es ist für sie selbstverständlich, Geduld und Nachsicht mit den Fehlern anderer Menschen zu üben und immer zuerst an die anderen zu denken.

Handlungs-Essenz: Die Grape-Essenz hilft, wenn man sich einsam und verlassen fühlt – vielleicht, weil man gerade eine Trennung hinter sich hat, der Lebenspartner gestorben ist oder man jemanden liebt, der diese Gefühle nicht erwidert. Diese Essenz schenkt die Erkenntnis, daß wir den Quell der Liebe in uns selber tragen und deshalb niemals wirklich einsam sein können. Sie hebt aber auch egoistische Liebe, die von innerer Abhängigkeit geprägt ist und stets eine Gegenleistung verlangt, auf ein höheres Niveau empor und wirkt wie Balsam gegen negative Gefühle wie Neid, Habgier, Eifersucht und Rachsucht. Außerdem hilft sie bei sexuellen Problemen (Frigidität, Impotenz usw.).

„Grape eignet sich sehr gut für Menschen, die einen geliebten Partner verloren haben. Die Botschaft dieser Essenz lautet: Schau in dich hinein, und dann schenke anderen Menschen die Liebe, die du verloren hast ... Das beste Rezept gegen Einsamkeit besteht darin, sich der Einsamen anzunehmen; das beste Heilmittel gegen Kummer ist es, andere Menschen zu trösten, die Kummer haben."

Lila Devi

„Überlebensstrategien" für Menschen, die sich einsam fühlen oder gerade einen Partner verloren haben (Handlungsessenz: Grape)

✳ *Statt sich in Trauer und Selbstmitleid zu vergraben oder krampfhaft nach einer neuen Partnerschaft zu suchen, um die innere Leere auszufüllen, schließen Sie erst einmal Freundschaft mit sich selbst – versuchen Sie Freude an Ihrer eigenen Gesellschaft zu entwickeln.*

✳ *Gehen Sie irgendeiner neuen, interessanten, kreativen Tätigkeit nach, die eine Herausforderung für Sie bedeutet und Ihren Geist von negativen Gedanken ablenkt. Laden Sie sich selbst zum Essen ein – in ein schönes Restaurant, in das Sie schon immer einmal gehen wollten.*

✳ *Kaufen Sie sich Blumen; gestalten Sie Ihr Zuhause schön und harmonisch, auch wenn Sie es jetzt nicht mehr mit Ihrem Partner teilen. Auch Sie selbst sind es wert, in einer schönen Umgebung zu leben.*

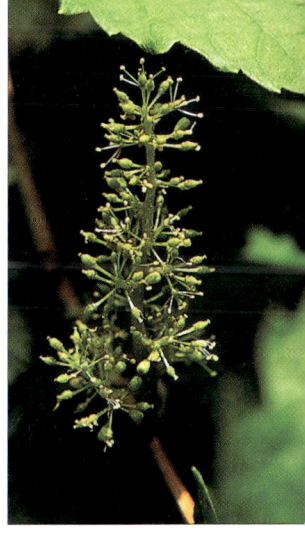

Grape

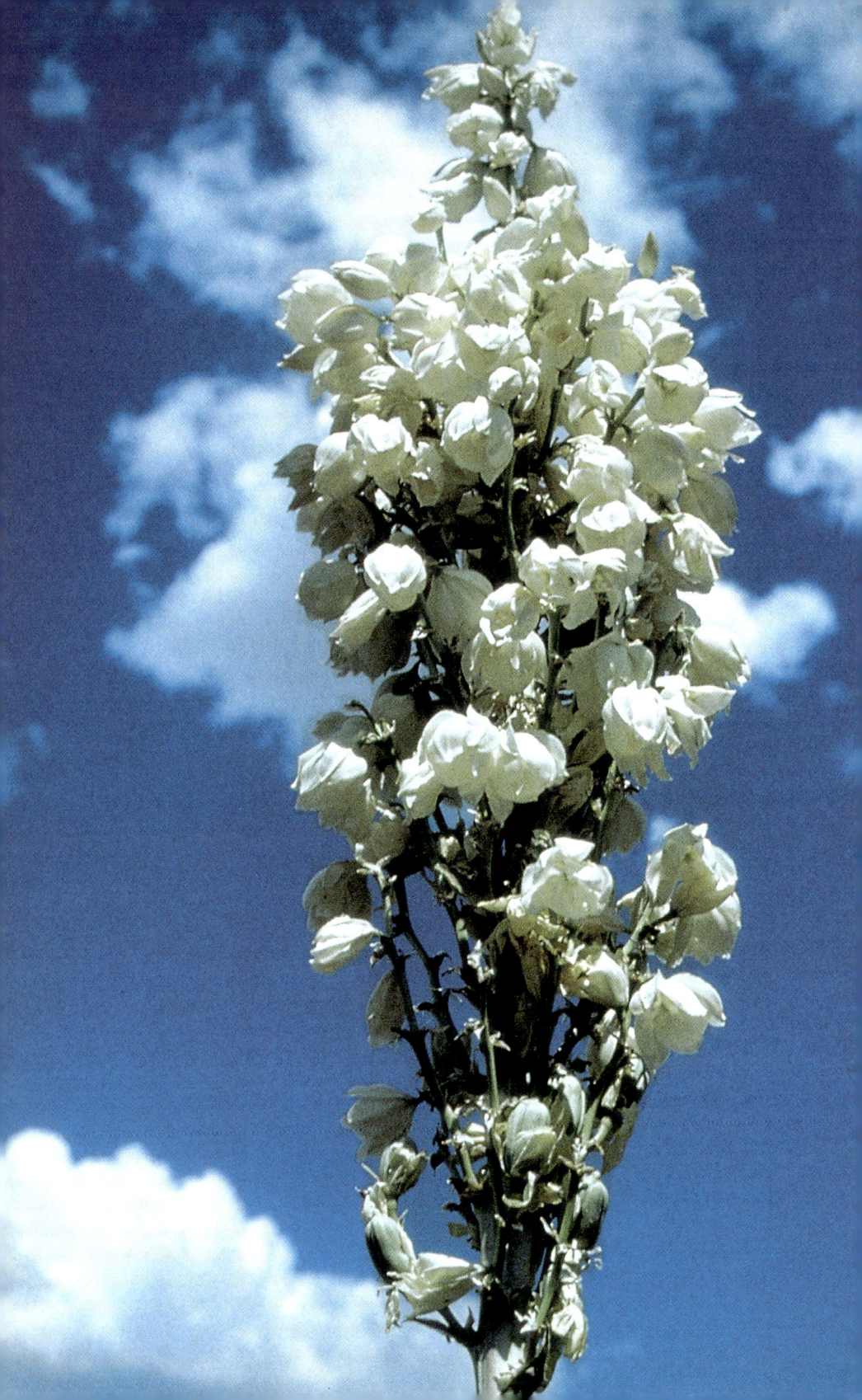

Desert Alchemy
Was uns die Wüste lehrt

Mitten in der Wüste – im Bundesstaat Arizona im Südwesten der USA – begann die Begründerin dieser Essenzenlinie, Cynthia Athina Kemp Scherer, 1983 mit der Herstellung von Blütenessenzen. Inzwischen sind zahlreiche Essenzen aus den Blüten von Kakteen und anderen Wüstenpflanzen entstanden, und es kommen ständig neue Forschungs-essenzen hinzu. Die vielen Fallstudien, mit denen Mrs. Kemp Scherer ihre Arbeit dokumentiert, geben ein eindrucksvolles Bild von der zum Teil sehr raschen, tiefgreifenden Wirkung dieser Blütenheilmittel.

Die extremen Lebensbedingungen in der Wüste – intensive Son-neneinstrahlung, große Hitze, wenig Wasser – zwingen die Pflanzen, ganz besondere Eigenschaften und Überlebensstrategien zu entwickeln. In ihren dicken, fleischigen Körpern können Kakteen große Mengen an Feuchtigkeit speichern und so lange Trockenzeiten überdauern. Andere Pflanzen werfen in Zeiten der Trockenheit ihre Blätter ab und treiben erst beim nächsten Regen wieder aus – dann aber dafür mit atembe-raubender Geschwindigkeit. Nach einem Regen verwandelt sich die Wüste binnen kurzem in eine Landschaft voller Grün und herrlicher, farbenfroher Blüten. Die kurze Phase der lebenspendenden Feuchtigkeit muß intensiv genutzt werden.

Auch uns Menschen lehrt die Wüste, daß das Leben kein Kinderspiel ist, daß alles darauf ankommt, zum richtigen Zeitpunkt das Richtige zu tun, und daß man einen Augenblick der Unachtsamkeit eventuell mit dem Tod bezahlen muß: Hier muß man ständig ein wachsames Auge auf seine Umgebung haben und aufpassen, wo man hintritt, um nicht unliebsame Bekanntschaft mit einer Tarantel oder gar einer Klapper-schlange zu machen oder sich an den wehrhaften Stacheln eines Kak-tusses zu verletzen.

Genau darum geht es bei diesen Wüstenpflanzen-Essenzen: in einer Umgebung, die unsere Psyche häufig als unwirtlich, ja vielleicht sogar als furchteinflößend oder feindlich empfindet, zu überleben und Schwie-rigkeiten nicht als etwas Unangenehmes, sondern als Herausforderung und Gelegenheit zu innerem Wachstum zu betrachten. Deshalb eignen sich diese Blütenheilmittel besonders gut zur Bewältigung von Krisen-situationen; und das ist auch der Grund, warum Cynthia Athina Kemp Scherer ihre Blütenessenzen-Linie als „Alchemy of the Desert" bezeich-net: Die Alchimisten der Vergangenheit wandelten wertloses Material in etwas Wertvolles um – beispielsweise Blei in Gold. Der Blütentherapeut ist nichts anderes als ein moderner Alchimist: Er verwandelt mit Hilfe

info

Desert Alchemy
P. O. Box 44189
Tucson, AZ 85733, USA
Tel.: 0 01/52 03 25/15 45
Fax: 0 01/52 03 25/84 05
E-Mail:
info@desert-alchemy.com
Internet:
www.desert-alchemy. com

bezugsquellen

LF Naturprodukte
Hans Finck
Treenering 105
Postfach 22
D-24851 Eggebek
Tel.: 0 46 09/15 26
Fax: 0 46 09/15 35

Chrüter Drogerie Egger
Unterstadt 28
CH-8200 Schaffhausen
Tel.: 00 41/52/6 24 50 30
Fax: 00 41/52/6 24 64 57

Milagra GmbH
Postfach 747
CH-2540 Grenchen
Gratisnummern:
Deutschland: 01 30 81 41 39
Österreich: 06 60 81 95
Schweiz: 08 00 55 75 00

◀ Abbildung:
Die Essenz aus den Blüten der Yucca fördert Willenskraft und Durch-haltevermögen.

literatur

Cynthia Athina Kemp Scherer:
„The Alchemy of the Desert"
(erhältlich bei Desert
Alchemy)

*Die Desert-Alchemy-Blüten-
essenzen müssen nicht unbedingt eingenommen werden.
Man kann auch ein paar
Tropfen in eine Sprühflasche
mit Wasser geben und im
Raum oder in der eigenen
Aura verteilen, Kleidungs-
stücke und das Kopfkissen
damit einsprühen oder die
Essenzen als Badezusatz
verwenden.*

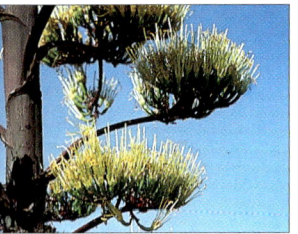

Agave

seiner Essenzen Probleme in Chancen, traumatische Erlebnisse in wertvolle Lernerfahrungen und krank machendes Ungleichgewicht in heil-
same Harmonie.

Hier zeigt sich, daß allem scheinbar Negativen etwas Positives inne-
wohnt – es kommt nur darauf an, wie man es betrachtet: Die Wüste
mag auf denjenigen, der sie nicht kennt, feindselig oder erschreckend
wirken; doch wenn man sich erst einmal mit dieser eigentümlichen
Landschaft vertraut gemacht hat und sich in ihr zu bewegen weiß,
offenbart sie einem ihre bizarre, eindrucksvolle Schönheit. Mit ihrer
unermeßlichen Weite scheint sie uns zeigen zu wollen, daß unsere Möglichkeiten unbegrenzt sind – nur wir selbst erlegen uns unsere Grenzen
auf. Bewußtheit – in der Gegenwart zu leben, in jedem Augenblick voll
und ganz präsent zu sein – ist die eine Botschaft dieser Blütenessenzen,
Expansion und inneres Wachstum ist der zweite wichtige Aspekt.

Die Pflanzen der Wüste wachsen normalerweise nicht eng beieinan-
der oder gar ineinander verschlungen wie in einem Wald, sondern jede
für sich, individuell und meist auch noch mit spitzen Stacheln bewehrt,
um sich vor Feinden zu schützen. Genau das sind die inneren Qualitäten, die in ihre Blütenessenzen eingehen: Abgrenzung, Erkennen und
Entwickeln der eigenen Individualität. Eine ganze Reihe von Desert-
Alchemy-Essenzen sind für Menschen bestimmt, die Probleme damit
haben, ihre Identität zu finden, den eigenen Weg zu entdecken, sich
durchzusetzen und sich den anderen so zu präsentieren, wie sie sind.
Eine faszinierende Entdeckungsreise zu sich selbst, auf der Stolperstei-
ne sich unversehens in Wegweiser zu einem glücklicheren, erfüllteren,
bewußteren Leben verwandeln – so könnte man die Arbeit mit den
Desert-Alchemy-Blütenessenzen beschreiben.

Die Blütenessenzen

1 Agave
(Agave palmeri)

Jeder kennt die „ewigen Studenten", die schon vierzehn oder
noch mehr Semester hinter sich haben und sich trotzdem
immer noch nicht dazu entschließen können, das Examen zu
machen – nicht, weil sie ihre Zeit verbummeln, anstatt zu
studieren, sondern weil sie sich einfach nichts zutrauen, weil
sie insgeheim Angst vor dem Leben haben. Solche Menschen
gibt es in allen Lebensbereichen: beispielsweise die Hausfrau,
die ihren Plan, eine eigene Boutique aufzumachen, immer
wieder verschiebt, oder der Büroangestellte, der mit seiner
untergeordneten Position zutiefst unzufrieden ist und sich seit
Jahren vornimmt, endlich einmal den Fortbildungskurs zu
besuchen, der ihn beruflich weiterbringen würde – aber

irgendwie wird doch nie etwas daraus. All diese Menschen brauchen die Blütenessenz aus der Agave. Diese Pflanze blüht nur ein einziges Mal im Leben und stirbt nach der Fruchtbildung ab. Ihre Blütenschäfte wachsen sehr langsam; sie brauchen mehrere Monate, bis sie ihre volle Länge von bis zu sieben Metern erreicht haben, aber dann sind sie ungeheuer eindrucksvoll. Es ist, als bereite sich die Pflanze ihr Leben lang auf diese Blüte vor. Auf diese Weise hilft Agave auch uns, wenn wir uns innerlich lange auf etwas vorbereitet haben, aber den Zeitpunkt, wo wir es endlich realisieren, aus Angst vor dem Risiko oder der Verantwortung immer wieder hinausschieben. Die Blütenessenz Agave hilft uns, Selbstvertrauen zu entwickeln und unsere eigenen Stärken zu erkennen. Wir haben endlich den Mut, diese Stärken für das praktische tägliche Leben nutzbar zu machen und uns selbst zu verwirklichen.

2 Devil's Claw (Martynia parviflora)

Die Blütenessenz Devil's Claw hilft gegen das weitverbreitete Syndrom, das Cynthia Athina Kemp Scherer als „Chamäleon-Bewußtsein" bezeichnet: Wir verändern unsere Persönlichkeit, je nachdem, mit welchen Menschen wir zusammen sind und was diese Menschen unserer Meinung nach von uns erwarten – genau wie das Chamäleon seine Farbe stets an seine Umgebung angleicht, um immer gut getarnt zu sein. Solche Menschen haben keine eigene Identität, sondern passen sich ständig an, um anderen zu gefallen. Eine häufige Variante dieses Verhaltensmusters ist die verführerische Frau, die ihren Sex und Charme dazu einsetzt, andere zu manipulieren und ihre Ziele zu erreichen. Auch an sich selbst nahm Cynthia Athina Kemp Scherer solche Verhaltensmuster wahr, als sie noch jünger war: Sie richtete sich bei der Wahl des Kleides, das sie morgens anzog, stets nach dem Geschmack und den Erwartungen der Menschen, die sie an diesem Tag treffen würde. Und in der Schule lernte sie nicht das, was sie eigentlich interessierte, sondern das, was die Lehrer ihrer Ansicht nach von ihr hören wollten. Nachdem sie die Blütenessenz Devil's Claw eingenommen hatte, änderte sich das nachhaltig: Sie legte ihr „Chamäleon-Bewußtsein" ab und spielte künftig keine Rollen mehr, sondern zeigte sich den anderen Menschen so, wie sie wirklich war. Nur wenn wir originell sind, wenn wir ganz wir selbst sind, können wir unsere Mitmenschen wirklich beeindrucken und ihr Leben mit unserer Gegenwart bereichern.

Devil's Claw trägt auch dazu bei, daß wir unsere eigenen Moralvorstellungen entwickeln und den Mut haben, danach zu leben, statt uns an die vorgegebenen Moralmaßstäbe unserer Gesellschaft anzupassen.

Die Essenz Red Root eignet sich für Menschen, die insgeheim Angst davor haben, sich selbst zu verwirklichen und ihre Fähigkeiten zu entfalten, weil sie fürchten, damit den Neid ihrer Mitmenschen zu erwecken.

3 Red Root
(Ceanothus greggii)

Häufig stellen wir unser Licht unter den Scheffel, machen uns kleiner und unbedeutender, als wir sind, weil unser Erfolg uns insgeheim Schuldgefühle einflößt oder weil wir Angst haben, den Neid unserer Mitmenschen zu erregen. Schon in unserer Kindheit haben wir die Erfahrung gemacht, daß manche unserer Fähigkeiten die anderen neidisch machten und wir deshalb gehänselt oder angefeindet wurden. Um unsere Mitmenschen nicht einzuschüchtern oder eifersüchtig zu machen, beginnen wir daher unsere positiven Seiten zu verbergen. Im Erwachsenenalter ist dieses Verhaltensmuster dann vielen Menschen schon so zu ihrer zweiten Natur geworden, daß sie es gar nicht mehr bemerken. Häufig haben wir aber auch Schuldgefühle, weil es uns besser geht als anderen. Die Essenz Red Root macht uns Mut, unsere positiven Seiten und Fähigkeiten offen zu zeigen und zu entfalten, ohne deshalb Gewissensbisse oder Angst vor den negativen Reaktionen der anderen zu haben.

---

fallbeispiel

Mrs. Kemp Scherer hat mit der Red-Root-Essenz in ihrer Praxis schon große Erfolge erzielt:

Eine Frau kam zu ihr, weil sie aus unerklärlichen Gründen nicht in der Lage war, sich eine erfolgreiche berufliche Karriere aufzubauen. Red Root brachte die Gründe dafür ans Tageslicht: Ihre Mutter war immer eifersüchtig auf die Tochter gewesen, weil sie selbst auf die Erfüllung ihrer beruflichen Ambitionen verzichtet und sich mit der Rolle der Hausfrau und Mutter zufriedengegeben hatte. Unbewußt sabotierte die Tochter nun ihr eigenes berufliches Fortkommen, um nicht den Neid der Mutter zu erwecken. Mit Hilfe der Red-Root-Blütenessenz schaffte sie es, sich von diesem Verhaltensmuster zu lösen.

Eine andere Frau litt an unbewußten Schuldkomplexen, weil ihre Zwillingsschwester bei der Geburt gestorben war. Auch sie hatte Schwierigkeiten, beruflich ihren Weg zu finden. Während der Beratungssitzung stellte sich heraus, daß es ihr insgeheim immer Gewissensbisse eingeflößt hatte, die Überlebende zu sein. Red Root gab ihr die Kraft und den Mut, ihre Schuldkomplexe zu überwinden und endlich ihre eigene Individualität zu entfalten.

4 Cardon Cactus
(Pachycereus pringlei)

Die Essenz aus den Blüten dieses Kaktusses, die sich nur nachts öffnen, erleichtert es uns, unsere Schattenseiten zu akzeptieren – jene Eigenschaften, die wir an uns selbst eigentlich nicht mögen oder für die wir uns schämen. Häufig verdrängen wir diese Seiten unseres Charakters einfach, indem wir versuchen, sie zu ignorieren, oder sie in andere Menschen hineinprojizieren. Oft sind gerade jene Eigenschaften, die wir an anderen Menschen besonders abstoßend finden, nichts anderes als unsere eigenen verdrängten Schattenseiten. Uns ist nur nicht bewußt, daß es im Grunde ein Aspekt unserer eigenen Persönlichkeit ist, den wir so heftig ablehnen. Die Cardon Cactus-Essenz läßt uns diesen negativen Seiten ins Auge sehen: Wir lernen, mit ihnen zu leben, wir verstehen, daß wir nicht perfekt sind und uns deshalb nicht schuldig fühlen müssen. Diese Erkenntnis weckt in uns gleichzeitig auch Verständnis und Mitgefühl mit unseren Mitmenschen, die ebenso wie wir selbst mit ihren eigenen Fehlern und Unzulänglichkeiten zu kämpfen haben. Außerdem gibt uns Cardon Cactus die Kraft, Krisen zu überstehen und dadurch innerlich zu wachsen – nach dem Motto: „Was uns nicht umbringt, macht uns stark."

5 Desert Marigold
(Baileya multiradiata)

Manchmal fühlen wir uns einer Situation oder einem anderen Menschen wehrlos ausgeliefert; wir haben das Gefühl, das „Opfer" zu sein und nichts dagegen tun zu können. In solchen Fällen weckt Desert Marigold in uns die Erkenntnis, daß wir unser Leben selbst erschaffen. Es gibt keine ausweglose Lage; wir können immer etwas tun. Wenn uns ein anderer Mensch beherrscht, dann nur, weil wir ihm zuviel Macht über uns eingeräumt haben. Manchmal steckt hinter dieser Opfer- oder Märtyrerrolle auch eine gewisse Bequemlichkeit oder Angst davor, etwas zu verändern, die Initiative zu ergreifen und Verantwortung für das eigene Leben zu übernehmen. Die Desert-Marigold-Essenz öffnet uns die Augen für solche unbewußten Verhaltensmuster – und für die unbegrenzten Möglichkeiten, die in uns stecken. Sie hilft auch, wenn ein neuer Lebensabschnitt vor uns liegt, vor dem wir ein bißchen Angst haben – z. B. der Beginn einer neuen Stellung. Außerdem schenkt sie nach schweren Krisen – einer Krankheit oder einer Situation, die uns viel Kraft und Nerven gekostet hat – neue Energie und Selbstsicherheit.

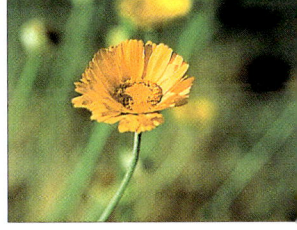

Desert Marigold

6 Dogbane
(Apocynum androsaemifolium, Forschungsessenz)

Oft trauen wir nicht, uns durchzusetzen und gegen unsere Eltern oder andere Menschen zu rebellieren, weil wir Angst haben, sie dadurch zu sehr zu verletzen. Der Teenager, der aus Rücksicht auf die Gefühle seiner Eltern immer noch zu Hause wohnt, obwohl er eigentlich viel lieber schon auf eigenen Füßen stehen würde; die Ehefrau, die nicht wagt, Karriere zu machen, weil sie fürchtet, daß das empfindliche Selbstbewußtsein ihres Mannes dadurch ins Wanken geriete – sie alle brauchen Dogbane. Diese Essenz hilft, Schluß mit der Selbstverleugnung zu machen und den richtigen Mittelweg zwischen Selbstverwirklichung und Rücksichtnahme auf andere zu finden.

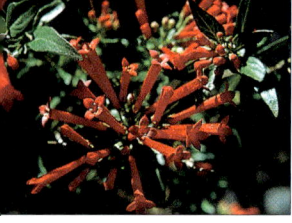

Bouvardia

7 Bouvardia
(Bouvardia glaberrima)

Die roten, trompetenförmigen Blüten dieses kleinen Strauchs, der an Berghängen und in Canyons wächst, deuten bereits die innere Botschaft der Blütenessenz an: Sie will uns aufwecken, uns wachrütteln, wenn wir Problemen und Auseinandersetzungen aus dem Weg gehen, statt uns ihnen zu stellen. Solange wir ein Problem verdrängen, müssen wir uns zwar nicht bewußt damit auseinandersetzen, und wir schützen uns vor den intensiven Emotionen, die bei dieser Konfrontation vielleicht in uns aufsteigen würden. Andererseits können wir uns auf diese Weise aber auch nicht weiterentwickeln und nichts an unserer Situation verändern. Die Bouvardia-Essenz schärft unser Bewußtsein für solche Verdrängungsmechanismen. Sie schenkt uns den Mut und die innere Kraft, Probleme und Konflikte anzugehen, die wir aus Angst bislang vor uns hergeschoben haben, obwohl ihre Lösung schon längst überfällig ist.

8 Coral Bean
(Erythrina flabelliformis)

Oft reagieren wir auf gefährliche Situationen und traumatische Erlebnisse, indem wir sie abspalten. Manchmal ist das ein notwendiger Überlebensmechanismus, denn vielleicht war diese Situation so bedrohlich für unsere physische oder psychische Existenz, daß wir die Erinnerung daran aus unserem Bewußtsein verdrängen mußten, um normal weiterleben zu können. Oder wir konnten eine bewußte Auseinandersetzung damit in unserem damaligen Entwicklungsstadium noch nicht verkraften. Aber letzten Endes ist das doch nichts ande-

Coral Bean

res als eine Flucht: Denn auf diese Weise lernen wir nichts aus dem Erlebten, weil wir es nicht richtig verarbeitet haben. Es kann sein, daß wir später immer wieder in die gleichen Situationen hineingeraten oder sie unbewußt sogar selbst schaffen – so lange, bis wir die notwendige Lernerfahrung daraus gewonnen haben. Coral Bean hilft uns, bewußt und wachsam zu bleiben, wenn sich wieder einmal eine solche Situation in unserem Leben wiederholt, und bietet uns dadurch die Chance zu innerem Wachstum – die Gelegenheit, diesmal nicht wieder den gleichen Fehler zu machen wie früher.

9 Hackberry
(Celtis reticulata)

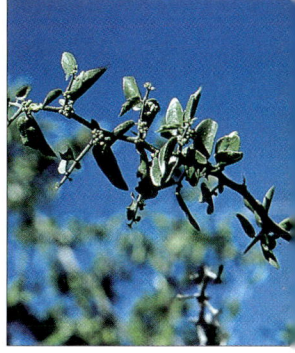

Hackberry

Die Essenz aus den Blüten dieser Ulmenart eignet sich für Menschen, die sich gegen ihren Kummer wehren, statt sich ganz in ihn hineinfallen zu lassen, ihn zu durchleben und auf diese Weise zu verarbeiten. Oft dauert es lange, bis wir den Tod eines geliebten Menschen, eine Trennung oder Ehescheidung überwunden haben – zu lange, so scheint es uns vielleicht. Doch wenn wir unsere Trauerarbeit nicht zu Ende führen, steigt der verdrängte Schmerz womöglich zu einem späteren Zeitpunkt wieder an die Oberfläche oder führt zu psychischen Schäden. Wir müssen uns diesem Prozeß hingeben, auch wenn er schmerzlich ist, und darauf vertrauen, daß wir am Ende als anderer Mensch, mit neuer Lebenseinstellung und ganz neuen Perspektiven, daraus hervorgehen werden. Hackberry hilft uns dabei, unsere Widerstände gegen den Prozeß des Trauerns aufzugeben und den Schmerz als unausweichlichen Bestandteil des Lebens zu akzeptieren.

10 Chaparral
(Larrea tridentata)

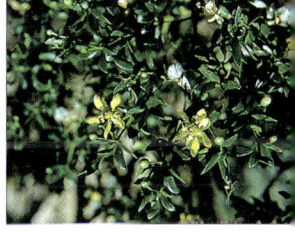

Chaparral

Die Blätter dieses Strauchs, der in der Wüste sehr häufig vorkommt, schmecken so bitter, daß die meisten Tiere sie nicht fressen. Außerdem gibt die Pflanze ein Öl an den Boden ab, das andere Pflanzen nicht vertragen, so daß sie nicht in der Nähe des Chaparral-Strauchs gedeihen können. Dieser Pflanze kommt niemand ungestraft zu nahe!

Dementsprechend spricht die Chaparral-Blütenessenz Menschen an, die verbittert, unglücklich oder einsam sind. Oft haben sie schon immer das Gefühl gehabt, aus irgendeinem Grund von ihren Mitmenschen isoliert zu sein; es kommt ihnen so vor, als sei die Einsamkeit ihr Schicksal. Deshalb spinnen sie sich in ihre eigene Gedanken- oder Traumwelt ein und lassen niemanden an sich heran – ein Teufelskreis, denn auf diese Weise werden sie nie aus ihrem Alleinsein erlöst. Im Grunde aber wünscht sich der Chaparral-Typ genau das. Er ist nämlich nicht glücklich mit seinem Leben. Unterschwellig hat er doch das Gefühl, daß ihm irgend etwas fehlt – die Freude, die Liebe, der Kontakt zu anderen Menschen.

Die Chaparral-Blütenessenz fördert die Wurzel des Problems zutage. Häufig liegt der Verbitterung des Chaparral-Typs irgendein Erlebnis zugrunde, das er entweder verschweigt oder völlig aus seinem Bewußtsein verdrängt hat. Vielleicht hat er irgendwann einmal eine schwere Enttäuschung erlebt und kapselt sich deshalb jetzt ab. Oder er glaubt, daß alle Beziehungen früher oder später unglücklich enden, weil er in seinem Elternhaus oder in seinem Bekanntenkreis so viele zerrüttete Ehen erlebt hat. Um sich vor so einem traurigen Erlebnis zu schützen, bleibt er lieber von vornherein allein. Chaparral bringt diese verborgenen Gefühle ans Tageslicht, so daß man sie aufarbeiten und seine selbstgewählte und doch ungeliebte Einsamkeit durchbrechen kann.

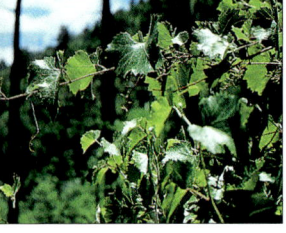

Canyon Grapevine

11 Canyon Grapevine (Vitis arizonica)

Diese Rankenpflanze braucht eine Stütze; sie ist auf andere Pflanzen angewiesen, an denen sie emporwächst, weil sie sich allein nicht aufrecht halten kann. Normalerweise rankt sie sich an Bäumen hoch, die sie manchmal total überwuchert. Genau dieses Thema spricht die Essenz aus den weißen Blüten dieser Pflanze an: Es geht um die wechselseitige Abhängigkeit zwischen Menschen und darum, in diesem Bereich zu einem harmonischen Gleichgewicht zu finden.

Manche Menschen wollen am liebsten mit allem allein fertig werden und hassen es, von anderen abhängig zu sein. Das ist das eine Extrem. Solchen Einzelkämpfertypen zeigt diese Essenz, daß man nicht unbedingt seine Freiheit aufgibt, wenn man mit anderen kooperiert, und daß enge zwischenmenschliche Kontakte unser Leben ungeheuer bereichern können. Auf der anderen Seite steht der Mensch, der sich zu sehr an andere klammert, weil er Angst hat, auf eigenen Füßen zu stehen, oder der meint, ohne seinen Partner/seine Partnerin nicht leben zu können. Auch dieses Extrem läßt sich durch die Canyon-Grapevine-Essenz korrigieren: Man lernt, seine eigene Mitte zu finden und aus einem gesunden Selbstvertrauen heraus Beziehungen zu anderen Menschen einzugehen. Leuten, die ein ausgeprägtes „Helfersyndrom" haben und glauben, alle Probleme dieser Welt lösen zu müssen, zeigt die Blütenessenz Canyon Grapevine den goldenen Mittelweg: nur dort zu helfen, wo es auch wirklich sinnvoll und möglich ist, und nicht mehr zu geben, als man kann.

Außerdem hat diese Pflanze noch einen ganz anderen Aspekt: Wenn ihr ein Hindernis begegnet, wächst sie einfach darum herum und benutzt es als Stütze. Genauso befähigt diese Essenz auch uns Menschen dazu, mit Hindernissen leichter fertig zu werden, indem wir sie als Chancen betrachten, innerlich zu wachsen oder unserem Leben eine neue Richtung zu geben.

12　Desert Christmas Cholla Cactus (Cylindropuntia leptocaulis)

Bei der Essenz aus den Blüten des Desert Christmas Cholla Cactus geht es um unsere Nähe zu anderen Menschen und unsere Verpflichtungen ihnen gegenüber.

Im Gegensatz zu anderen Kakteenarten wächst dieser Kaktus manchmal rankenartig an Bäumen hoch und benutzt diese als Stütze – ganz ähnlich wie Canyon Grapevine. Seine schmalen Glieder brechen leicht ab, wenn man ihn berührt. Dieses Thema spricht die Blütenessenz aus dem Desert Christmas Cholla Cactus an: nämlich unsere Beziehungen, unsere Nähe zu anderen Menschen und die Frage, wann wir anderen eine Stütze sein sollten und wann nicht. Es ist ein ganz natürliches Bedürfnis, unseren Mitmenschen helfen und etwas für sie tun

fallbeispiel

Manchmal täuschen wir uns auch, wenn wir glauben, daß etwas Bestimmtes von uns erwartet wird. Mrs. Kemp Scherer berichtet von einem amüsanten Erlebnis einer ihrer Klientinnen, die ihre Mutter jedes Jahr, wenn sie zu Besuch kam, in die Oper ausführte – und das, obwohl sie selber Opern haßte. Aber sie glaubte, ihrer Mutter damit einen Gefallen zu tun. Der innere Widerstand der Frau gegen diese alljährlichen Opernbesuche wuchs immer mehr. Mrs. Kemp Scherer verordnete ihr Desert-Christmas-Cholla-Cactus-Tropfen, um den inneren Konflikt zu lösen. Daraufhin beschloß die Klientin, dieses Jahr nicht mit ihrer Mutter in die Oper zu gehen – und war höchst erleichtert, als sie erfuhr, daß der Mutter auch nichts an den Opernbesuchen lag! Sie war nur ihrem Mann zuliebe früher in die Oper mitgegangen; doch nachdem dieser gestorben war, wünschte sie sich nichts sehnlicher, als in ihrem Leben keine Opernarien mehr hören zu müssen. Lachend stellten Mutter und Tochter fest, daß sie sich in den letzten Jahren mindestens zehn Opern gemeinsam angesehen hatten, die sie beide nicht mochten, nur weil jede geglaubt hatte, der anderen damit einen Gefallen zu tun. Oft ist ein klärendes Gespräch besser, als in stillschweigendem Groll ständig Dinge zu tun, die man nicht mag!

zu wollen. Doch oft gehen wir dabei zu weit. Wir geben mehr, als wir eigentlich wollen und können – vielleicht, weil wir uns dazu verpflichtet fühlen, weil wir so erzogen worden sind oder weil das Gefühl, gebraucht zu werden, uns insgeheim schmeichelt. Aber möglicherweise tun wir es mit einem inneren Widerstand oder gar Groll. Wenn das zu oft vorkommt, scheuen wir irgendwann vielleicht bewußt oder unbewußt vor neuen Kontakten und Partnerbeziehungen zurück, weil wir das Gefühl haben, dabei ausgenutzt zu werden und unsere eigenen Bedürfnisse immer hintanstellen zu müssen. Das Blütenmittel Desert Christmas Cholla Cactus hilft bei der Klärung solcher inneren Konflikte und erleichtert es uns, sinnvolle Grenzen zu setzen.

13 Theresa Cactus (Mammillaria theresae)

Die Theresa-Cactus-Essenz wurde für Menschen entwickelt, bei denen das Helfersyndrom zum inneren Zwang wird.

Menschen, die sich selbstlos für andere aufopfern, werden in unserer Gesellschaft allgemein bewundert und als leuchtendes Vorbild hingestellt – nach dem bekannten Bibelwort „Geben ist seliger denn Nehmen". Viele Menschen verstecken sich aber auch hinter ihrem uneigennützigen Dienst an anderen. Sie wollen immer die Gebenden sein. Vielleicht steckt hinter dieser Verhaltensweise eine innere Leere oder die unbewußte Angst davor, ihr eigenes Leben zu leben – denn solange sie ganz in ihrem Engagement für andere Menschen oder für irgendeinen guten Zweck aufgehen, brauchen sie sich wenigstens keine Gedanken über die Gestaltung ihres eigenen Lebens zu machen, weil sie ohnehin kaum Zeit dafür hätten. Dieses Helfersyndrom kann zu einem inneren Zwang werden. Insgeheim ist man dabei vielleicht aber auch unzufrieden und hat das Gefühl, daß die eigenen Bedürfnisse zu kurz kommen. Die Blütenessenz des Theresa Cactus öffnet uns die Augen für die Erkenntnis, daß wir anderen Menschen nur dann auch wirklich etwas Gutes tun können, wenn es freiwillig und von Herzen kommt – aus einer Haltung der inneren Freude und Ausgeglichenheit heraus. Deshalb ist es wichtig, auch an uns selbst zu denken und nicht mehr für andere zu tun, als wir selbst verkraften können. Durch die Essenz Theresa Cactus erlangt man innere Klarheit: In welchen Fällen geben wir anderen wirklich gern etwas, ohne insgeheim Bedingungen daran zu knüpfen oder eine Gegenleistung zu erwarten? Nur dann ist Geben nämlich wirklich sinnvoll. In allen anderen Fällen, wo dies nicht so ist, schenkt diese Blütenessenz uns die Kraft, auch einmal nein zu sagen und das zu tun, was wir wirklich wollen.

14 Klein's Pencil Cholla Cactus
(Cylindropuntia kleiniae)

Die Essenz aus den Blüten dieser Opuntienart trägt zur Klärung und Lösung bei, wenn wir das Gefühl haben, in einer Beziehung festgefahren zu sein, die nicht gut für uns ist. Obwohl wir eigentlich nicht glücklich sind, scheuen wir vor dem entscheidenden Schritt zurück, diese Beziehung zu beenden oder eine klärende Auseinandersetzung herbeizuführen. Wir haben das Gefühl, sowieso nichts daran ändern zu können, also resignieren wir und lassen alles so, wie es ist. Oder wir fühlen uns vielleicht von unserem Partner/unserer Partnerin beherrscht und wagen es nicht, dagegen aufzubegehren. Die Blütenessenz des Klein's Pencil Cholla Cactus läßt uns Klarheit über unsere Wünsche, Bedürfnisse und Erwartungen in der Partnerschaft gewinnen und führt eine Entscheidung herbei: Entweder wir entschließen uns zu einer Trennung, oder wir beginnen, an unserer Beziehung zu arbeiten, und versuchen sie zu verbessern. Dabei unterziehen wir zunächst einmal unser eigenes Verhalten einer kritischen Prüfung und fragen uns, was wir an uns selbst verändern können, um den Weg zu einer glücklicheren, erfüllteren Partnerschaft zu finden.

Klein's Pencil Cholla Cactus eignet sich auch für Menschen, die sich egoistisch nur auf die Erfüllung ihrer eigenen sexuellen Bedürfnisse konzentrieren, statt auch auf die Wünsche ihres Partners einzugehen.

15 Silverleaf Nightshade
(Solanum elaeagnifolium, Forschungsessenz)

Manchmal scheuen wir davor zurück, einen anderen Menschen zu verlassen, weil wir befürchten, daß er ohne uns nicht zurechtkommen würde. Selbst wenn wir in unserer Beziehung längst nicht mehr glücklich sind oder uns sogar eingeengt fühlen, bringen wir es aus Rücksichtnahme auf den Partner – vielleicht auch aufgrund einer gewissen Bequemlichkeit – einfach nicht fertig, uns aus diesen Banden zu befreien. In diesen Situationen brauchen wir die Silverleaf-Nightshade-Blütenessenz. Sie hilft uns dabei, Ordnung in unser Leben zu bringen, ungelöste Konflikte zu klären, und sie ermutigt uns, auch eine Trennung herbeizuführen, falls diese sich nicht vermeiden läßt.

16 Fishhook Cactus
(Mammillaria microcarpa)

Dies ist die geeignete Blütenessenz für wortkarge und verschwiegene Menschen, die nicht viel von ihren Gedanken und Gefühlen preisgeben oder jeder verbalen Auseinandersetzung aus dem Weg gehen, weil sie Angst davor haben oder weil sie glauben, daß sich auf diese Weise ohnehin nichts verändern

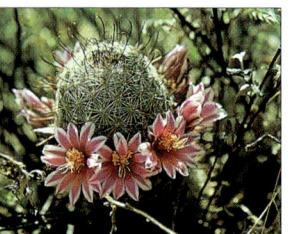

Fishhook Cactus

läßt. Um sich nichts zu „vergeben" oder eventuell gar als Verlierer aus einer Diskussion hervorzugehen, schweigen sie lieber und fressen ihren Ärger in sich hinein. Wenn es aber doch einmal zu einer Auseinandersetzung kommt, neigen sie dazu, sofort in die Defensive zu gehen. Fishhook Cactus gibt solchen Menschen den Mut, ihr Schweigen zu durchbrechen und offen und ehrlich ihre Meinung zu sagen – gleichgültig, wie die anderen darauf reagieren werden. Oft stellen diese Personen dann fest, daß sich mit einer offenen Aussprache doch etwas Positives bewirken läßt und daß Worte nicht ganz so sinnlos sind, wie sie bisher immer gedacht hatten.

17 Purple Mat (Nama hispidum)

Oft versuchen wir unsere Ziele auf Schleichwegen zu erreichen, weil wir nicht den Mut haben, unsere Bedürfnisse direkt und unmißverständlich zum Ausdruck zu bringen. Vielleicht haben wir Angst, damit auf Ablehnung zu stoßen. Deshalb überlegen wir uns zahllose Tricks und Strategien, wie wir auf Umwegen ans Ziel kommen könnten. Wir manipulieren unsere Mitmenschen, spinnen Intrigen usw. Dieses Verhalten belastet nicht nur unsere Beziehung zu anderen Menschen, sondern kostet auch viel Zeit und Energie. Purple Mat gibt uns den Mut, zu unseren Wünschen und Bedürfnissen zu stehen und offen mit unseren Mitmenschen zu verhandeln.

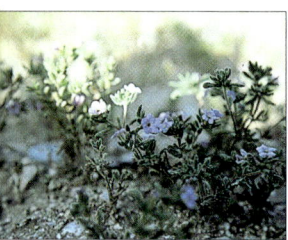

Purple Mat

Diese Essenz hilft auch krankhaft mißtrauischen Menschen, sich über die Gründe ihrer negativen Einstellung klarzuwerden und dem Leben und ihren Mitmenschen künftig mit einer vertrauensvolleren Haltung zu begegnen.

18 Syrian Rue (Peganum harmala)

Diese Essenz eignet sich zur Lösung aller Probleme und Konflikte rund um das Thema Lügen und Unaufrichtigkeit. Wir brauchen sie, wenn wir häufig die Unwahrheit sagen, deshalb Gewissensbisse haben oder gar im Begriff sind, uns mit unserer Unehrlichkeit das Vertrauen anderer Menschen zu verscherzen. Syrian Rue schenkt innere Klarheit und den Mut, den Tatsachen ins Auge zu sehen, wenn wir uns selber belügen – vielleicht, weil wir insgeheim glauben, die Wahrheit nicht verkraften zu können. Wenn wir vermuten, daß jemand anders uns belügt, kann die Syrian Ruc-Essenz uns helfen, die Situation zu klären – ebenso, wenn wir von unseren Mitmenschen ungerechterweise der Lüge bezichtigt werden.

19 Cane Cholla Cactus (Cylindropuntia spinosior)

Ob eine Situation, in der wir uns befinden, ein Problem ist oder nicht, hängt zum großen Teil von unserer Sichtweise ab.

Oft dramatisieren wir Konflikte und Krisensituationen, indem wir stur und verbissen mit ihnen kämpfen, entschlossen, eine Lösung zu finden – koste es, was es wolle. Oder wir schaffen uns unsere Probleme selbst, indem wir von vornherein mit ihnen rechnen. Mit einer solchen inneren Erwartungshaltung lockt man Schwierigkeiten förmlich herbei. Wenn unser Partner zum Beispiel in gewissen Situationen bisher immer ein ganz bestimmtes Verhaltensmuster an den Tag gelegt hat, das uns ärgerte, rechnen wir damit, daß er das auch in Zukunft tun wird, und gehen schon von vornherein in die Defensive. Dieses Verhalten kostet viel Kraft und bringt uns nicht weiter; gleichzeitig blockieren wir damit auch unseren Partner, der dadurch praktisch ebenfalls gezwungen wird, immer in den gleichen festgefahrenen Reaktionsmustern zu verharren. In solchen Augenblicken ermöglicht uns die Blütenessenz des Cane Cholla Cactus eine neue Sichtweise der Situation – eine Art „Aha-Erlebnis". Wir sehen die Dinge plötzlich mit neuen Augen und sind daher auch in der Lage, anders darauf zu reagieren als bisher.

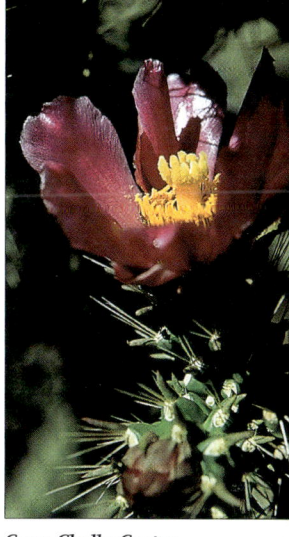

Cane Cholla Cactus

20 Crown of Thorns
(Koeberlinia spinosa)

Für alle Menschen, die glauben, daß das Leben ein ewiger schwerer Kampf ist, wurde diese Blütenessenz entwickelt. In manchen Religionen wird uns schon von Kindesbeinen an gelehrt, daß wir uns alles, was wir bekommen, durch harte Arbeit oder gar Opfer und Entbehrungen verdienen müssen. Für alles Schwere, was wir hier auf der Erde durchmachen müssen, werden wir aber hinterher im Jenseits belohnt. Das prägt uns und kann später zu der unbewußten Einstellung führen, Dinge, die man mühelos bekommt, seien nichts wert. Damit machen wir es uns selber schwer, denn getreu der Überzeugung, daß man sich alles hart erkämpfen muß, schaffen wir Probleme, wo gar keine sind, und machen uns viele Arbeiten und Aufgaben unnötig kompliziert. Auch eine einseitige Schwarz-Weiß-Sicht des Lebens wird von manchen Religionen (beziehungsweise durch fanatische oder dogmatische Fehlinterpretationen religiöser Glaubensinhalte) gefördert: Ein Mensch oder eine bestimmte Handlung ist entweder gut oder schlecht; Nuancen und Zwischentöne scheint es nicht zu geben. In dieser Situation öffnet Crown of Thorns unsere Augen für eine differenzierte Sicht der Dinge und für die Erkenntnis, daß das Leben nicht immer nur Mühe und Plage, sondern auch eine Freude sein kann: Viele Dinge gelingen uns mit spielerischer Leichtigkeit, ohne daß wir uns dafür

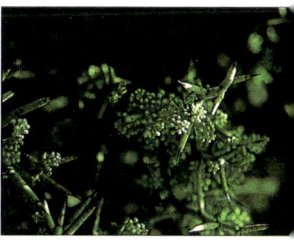

Crown of Thorns

anstrengen müßten – und das ist gut so und macht sie keinesfalls weniger wertvoll.

21 Indian Root (Aristolochia watsonii)

Viele Probleme schaffen wir uns selbst. Indian Root ist die geeignete Essenz für Menschen, die dazu neigen, alles komplizierter zu machen, als es ist.

Diese Blütenessenz weckt in uns eine Wertschätzung für das Schlichte und Einfache. Nur allzuoft machen wir die Dinge komplizierter, als sie sind, weil wir glauben, das müsse so sein: Bei einem Projekt forschen, organisieren und planen wir bis ins kleinste Detail und verzetteln uns dabei, obwohl sich das gleiche Ziel mit viel weniger Aufwand erreichen ließe. In Partnerschaften schaffen wir uns – vielleicht aus einem unbewußten Bedürfnis nach Aufregung und Dramatik – viele Probleme und Konflikte selbst, die eigentlich unnötig wären. „Warum einfach, wenn es auch kompliziert geht?" Dieser ein wenig sarkastische Spruch ist die Quintessenz der Indian-Root-Botschaft. Dieses Blütenmittel hilft uns, unser Leben einfacher zu gestalten. Gleichzeitig fördert es die Entwicklung unserer rechten Gehirnhälfte – des Sitzes unserer Intuition, unserer Gefühle und unserer Phantasie. Denn häufig ist es gerade der logische, rationale Verstand, der alles so kompliziert macht.

22 Strawberry Cactus (Echinocereus pectinatus var. pectinatus)

Diese Essenz aus den leuchtendrosa Blüten des Strawberry Cactus ist für die Menschen gedacht, die immer mit dem Schlimmsten rechnen und sich innerlich schon „Notfallpläne" für alle möglichen Katastrophen zurechtlegen. Ihr innerer Drang, alles vorauszuplanen und stets für den schlimmsten Fall gerüstet zu sein, entspringt einer tiefsitzenden, häufig unbewußten Lebensangst. Mit ihrer Planung wollen sie das Leben unter Kontrolle behalten – ein verhängnisvoller Irrtum, denn erstens ist das unmöglich, und zweitens rauben sie sich mit ihrer negativen Erwartungshaltung jede Lebensfreude und beschwören häufig durch dieses Verhalten gerade jene unangenehmen Ereignisse herauf, die sie eigentlich verhindern wollten. Die Blütenessenz des Strawberry Cactus lindert diese Ängste, dieses krampfhafte Alles-kontrollieren-Wollen, sie läßt uns ganz im gegenwärtigen Augenblick leben – und diesen Augenblick genießen.

23 Compass Barrel Cactus (Ferocactus acanthodes)

Oft scheinen wir von einem geradezu zwanghaften Drang besessen zu sein, unangenehme Gefühle in uns festzuhalten, indem wir immer wieder darüber nachgrübeln. Wir nehmen die Dinge zu ernst und zu schwer. Statt solche Emotionen einfach durch uns hindurchfließen zu lassen und uns dann spontan etwas anderem zuzuwenden, lassen wir die Situation, die die unangenehmen Empfindungen hervorgerufen hat, immer wieder an unserem geistigen Auge vorüberziehen, denken darüber nach, warum der andere so gehandelt hat, überlegen uns, was wir hätten anders machen können, usw. Meist bewegen sich solche Gedanken nur im Kreis und bringen uns nicht weiter; und häufig liegen wir mit unseren Interpretationen und Schlußfolgerungen sogar völlig daneben. Deshalb ist es besser, von diesem Gedankenkarussell abzuspringen und uns einfach von unserem Groll zu lösen oder aber die Situation zu klären, indem wir irgend etwas verändern, also beispielsweise eine Aussprache herbeiführen. Die Compass-Barrel-Cactus-Essenz gibt uns den Anstoß dazu und verhindert auf diese Weise, daß sich unangenehme Gefühle zu lange in uns anstauen und sich zu Groll, Verbitterung oder gar Depressionen auswachsen.

24 Jojoba
(Simmondsia chinensis)

Die Essenz aus den Blüten dieses Strauchs, aus dessen Samen ein hautpflegendes Öl für die Kosmetikindustrie gewonnen wird, eignet sich für hypersensible Menschen, denen es schwerfällt, sich mit der banalen Alltagsrealität auseinanderzusetzen. Jojoba erdet diese Menschen und gibt ihnen das Gefühl, auf dieser Welt zu Hause zu sein. Dieses Blütenmittel läßt sie auch Freude am Alltäglichen und an praktischen Betätigungen finden, statt immer nur in „höheren Sphären" zu schweben. Mit Hilfe dieser Essenz erkennen sie, daß ihre Sensibilität durchaus ein Vorteil, ja sogar eine sehr wertvolle Gabe sein kann; denn nur zu oft wurden sie in ihrer Jugend deswegen kritisiert oder belächelt. Sie lernen durch Jojoba, ihre Sensitivität mit den praktischen Erfordernissen des alltäglichen Lebens in Einklang zu bringen und sich auf dieser Welt nicht mehr wie ein Fremder oder Außenseiter vorzukommen.

25 Bougainvillea
(Bougainvillea spectabilis)

Diese Blütenessenz ist Balsam für aufgewühlte Nerven: Sie entspannt unseren ganzen Körper, läßt uns ruhiger und tiefer atmen. Auf diese Weise beruhigt sie gleichzeitig auch unseren Geist; denn unsere Atmung hat einen nicht zu unterschätzen-

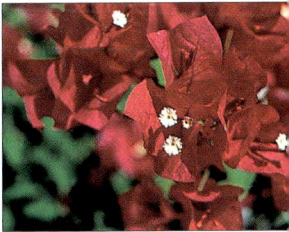

Bougainvillea

den Einfluß auf unser Denken und unsere Gefühle: Wenn wir tief und ruhig atmen, glätten sich automatisch auch die Wogen unserer aufgewühlten Emotionen. Das Gehirn wird besser durchblutet, so daß wir wieder klare Gedanken fassen und konstruktive Lösungen finden können. Probieren Sie es beim nächsten Mal aus, wenn Sie auf jemanden wütend sind: Zwingen Sie sich, ganz langsam und tief durchzuatmen, und versuchen Sie gleichzeitig, wütend und aufgeregt zu bleiben. Es wird Ihnen nicht gelingen! Bougainvillea schenkt uns inneren Frieden und die Fähigkeit der Kontemplation, des ruhigen In-uns-Hineinhörens, die gerade in Streß- und Krisensituationen und in Zeiten des Kummers besonders wichtig ist.

26 Fairy Duster (Calliandra eriophylla)

Die Essenz aus den zarten, ätherischen Blüten dieser Pflanze, die auf den leisesten Windhauch reagieren, hilft bei allen Formen von nervöser Überreiztheit und Hypersensibilität. In unserem Zeitalter der Informationsüberflutung ist es häufig schwer, uns von Umweltreizen abzuschirmen und eine kluge Auswahl zu treffen, welche Wahrnehmungen wir an uns heranlassen sollen und welche nicht. Wenn zu viele Eindrücke auf uns einstürmen, reagieren wir leicht überreizt und konfus; wir können die Fülle an Wahrnehmungen gar nicht mehr richtig verarbeiten. Das führt zu geistig-seelischer Erschöpfung und Überforderung; starke Stimmungsschwankungen und Schlafstörungen können die Folge sein. Oft vernachlässigen wir aufgrund der vielen faszinierenden mentalen Reize, denen wir ständig ausgesetzt sind, auch die Bedürfnisse unseres Körpers: Wir leben nur noch „im Kopf". Auch das kann auf die Dauer Erschöpfungszustände und ernste Gesundheitsstörungen hervorrufen.

Die Blütenessenz Fairy Duster hilft uns, hier zu einem ausgewogenen Gleichgewicht zu finden. Außerdem wirkt die Essenz gegen nervöse Störungen aller Art, z. B. hormonell bedingte Nervosität und Reizbarkeit während der Wechseljahre, und hat darüber hinaus auch einen beruhigenden Effekt auf „adrenalinsüchtige" Menschen, die nur dann glücklich sind, wenn sie sich von einer Sensation und einer Aufregung in die nächste stürzen können. Solche Leute brauchen den ständigen Adrenalinstoß in ihren Adern, sonst langweilen sie sich. Das Tief der Ernüchterung und Erschöpfung, in das sie fallen, sobald die Erregung wieder abklingt, läßt sie ähnlich einem Süchtigen gleich wieder dem nächsten „aufregenden" Erlebnis oder Nervenkitzel hinterherjagen.

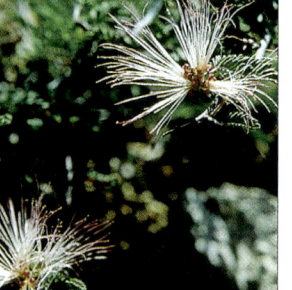

Fairy Duster

Bei nervösen Störungen sollte man nur ab und zu eine ganz kleine Dosis Fairy-Duster-Essenz einnehmen. Übernervöse Menschen sind im allgemeinen sehr sensibel, und daher genügt schon eine kleine Menge, um die gewünschte Wirkung zu erzielen.

Hyperaktive Kinder sind ein Beispiel dafür, daß dieses Verhaltensmuster heutzutage leider auch schon in jungen Jahren weit verbreitet ist. Bei solchen Kindern, die abends meistens auch nicht ins Bett gehen wollen, sollte man Fairy Duster in ein Sprühfläschchen geben und ihre Umgebung, ihren Schlafraum und ihr Kopfkissen eine Stunde vor dem Zubettgehen damit einsprühen.

Ein typisches Phänomen unserer modernen Zivilisation ist auch der „Zapper", der rastlos von einem Fernsehkanal zum anderen schaltet und sich keine Sendung zu Ende ansieht, weil er in seinem Hunger nach immer neuen Reizen über alle Programme gleichzeitig „im Bild" sein will. Nicht nur vor dem Fernseher, auch im Hinblick auf Partnerbeziehungen, Weltanschauungen oder Freizeitbeschäftigungen gibt es solche Zapper, die überall nur einmal kurz „hineinschnuppern" wollen und dann gleich wieder ein neues Programm brauchen. Fairy Duster läßt Ruhe, Frieden und Konzentration auf das Wesentliche in das Leben solcher Menschen einkehren.

Außerdem hilft diese Blütenessenz Studenten und anderen Menschen, auf die viele neue Informationen einstürmen – z. B. auf Messen, bei Seminaren oder Konferenzen –, neuen Wissensstoff aufzunehmen, ohne sich durch die Reizüberflutung aus dem Konzept bringen zu lassen.

27 Melon Loco
(Apodanthera undulata)

Wie bei allen Blütenessenzen, die aus Kürbisgewächsen hergestellt werden, geht es auch hier um das Thema Gleichgewicht. Melon Loco ist die Essenz für Menschen mit einem zu intensiven Gefühlsleben: Ihre Gefühle beherrschen ihr ganzes Leben, das sich für außenstehende Beobachter häufig wie ein einziges wildbewegtes Drama ausnimmt. Oft verlieren diese Menschen dabei völlig den Boden unter den Füßen und sind außerstande, in der Alltagsrealität zu „funktionieren", weil ihre Gefühle ihre ganze Energie in Anspruch nehmen und sie aus dem psychischen Gleichgewicht bringen. Melon Loco hat einen beruhigenden Effekt und lindert die Intensität der Emotionen, so daß man in der Lage ist, Abstand zur eigenen Gefühlswelt zu gewinnen und auch den rationalen Verstand zu Wort kommen zu lassen. Aus diesm Grund eignet sich diese Essenz sehr gut für alle Phasen in unserem Leben, in denen intensive Emotionen uns zu überwältigen drohen – z. B. bei Partnerschaftskrisen, beim Tod eines geliebten Menschen, dem Verlust einer Stellung oder bei anderen einschneidenden Ereignissen.

„Alle Heilungsprozesse sind ein Streben nach innerem Gleichgewicht."
Cynthia A. Kemp Scherer

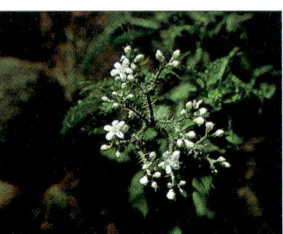

Mala Mujer

Diese Blütenessenz ist nicht nur für Frauen geeignet. Sie hilft auch Männern, die Schwierigkeiten damit haben, die weibliche Seite ihrer Persönlichkeit zu akzeptieren.

Mariposa Lily eignet sich auch für Frauen, die Angst haben, daß sie nicht in der Lage sein werden, ihren Kindern eine gute Mutter zu sein, und für Kinder, die ihre Mutter schon in jungen Jahren verloren haben.

28 Mala Mujer
(Cnidoscolus angustidens)

Der Name dieser Pflanze aus der Familie der Wolfsmilchgewächse kommt aus dem Spanischen und bedeutet soviel wie „böse Frau". Sie hat spitze Dornen, die nicht nur ihre Blätter, sondern auch die zarten kleinen Blüten und ihre Früchte schützen; jeder, der dieser Pflanze zu nahe kommt, wird es rasch bereuen. Damit ist bereits die Wirkung dieser Blütenessenz angesprochen: Oft verschanzen sich Frauen hinter einer schroffen, männlichen oder aggressiven, streitsüchtigen Fassade, um ihre Verletzlichkeit zu verbergen oder weil sie Angst vor ihren eigenen Gefühlen haben. Manchmal richtet sich diese Aggressivität gegen Männer; oft bekämpfen sie aber auch ihre eigenen Geschlechtsgenossinnen mit subtiler Gehässigkeit, weil sie sie als Konkurrentinnen im Kampf um die Gunst der Männer betrachten. Mala Mujer befreit Frauen von solchen häufig unbewußten Ängsten und Verhaltensmustern, so daß sie ihren Schutzschild fallen lassen können. Außerdem wirkt die Essenz gegen alle Stimmungsschwankungen, die auf hormonelle Veränderungen im weiblichen Körper zurückzuführen sind, z. B. gegen das prämenstruelle Syndrom oder gegen Nervosität, Gereiztheit und Depressionen während der Wechseljahre.

29 Mariposa Lily
(Calochortus ambiguus)

Diese Blütenessenz weckt die innere Mutter in einer Frau. Viele Menschen hatten als Kind eine gestörte Beziehung zur Mutter, oder ihre Mutter hatte nicht genügend Zeit für sie. Deshalb konnte sich ihre eigene „innere Mutter" nicht entwickeln; das heißt, sie sind als Erwachsene kaum oder gar nicht in der Lage, sich selber zu „bemuttern" oder anderen Menschen mütterliche Gefühle entgegenzubringen. Unsere innere Mutter gibt uns in Zeiten des Kummers oder der Krise die emotionale Unterstützung, die wir brauchen; sie ist die tröstende und ermutigende innere Stimme, die uns wieder aufbaut, wenn wir das Gefühl haben, daß es nicht mehr weitergeht. Wenn wir diese innere Fähigkeit nicht entwickelt haben, fehlt uns etwas ganz Essentielles. Die Mariposa-Lily-Essenz hilft uns, die Mutter in unserem eigenen Inneren zu entdecken oder überhaupt erst zum Leben zu erwecken. Außerdem eignet sie sich gut zur begleitenden Behandlung von Eßstörungen und anderen Süchten: Oft steckt dahinter nämlich eine innere Leere, ein unbewußtes Bedürfnis nach emotionaler Zuwendung. Da wir diese Zuwendung nicht bekommen können, stopfen wir Süßigkeiten in uns hinein, veranstalten einsame Eß-Orgien oder trinken Alkohol, um uns selbst etwas „Gutes" zu tun. Mariposa Lily kann dazu beitragen, die psychische Störung, die einem solchen Verhalten zugrunde liegt, zu beseitigen.

30 Hairy Larkspur
(Delphinium virescens, Forschungsessenz)

Viele Kinder werden von ihren Eltern mit Süßigkeiten belohnt. Später übernehmen wir häufig dieses Verhaltensmuster und „gönnen" uns ein Stück Kuchen oder eine Tafel Schokolade, um uns für eine besondere Mühe zu belohnen oder über Stimmungstiefs hinwegzutrösten. Manche Menschen sind richtig süchtig nach Süßigkeiten und schaffen es nicht, diese Abhängigkeit zu überwinden, obwohl sie sich vielleicht selbst dafür hassen. Hairy Larkspur hilft, uns mit Konflikten auseinanderzusetzen, statt sie in Schokoladenorgien zu ertränken, und unser Bedürfnis nach Erfüllung und einem Lebensinhalt auf andere Weise zu befriedigen als durch die Ersatzhandlung des Essens.

31 Saguaro Cactus
(Cereus giganteus)

Die mächtigen, hoch aufragenden Säulen der Saguarokakteen sind ein Wahrzeichen der Wüstengebiete im amerikanischen Südwesten. So wie die Mariposa-Lily-Blütenessenz uns hilft, unsere innere Mutter zu finden, so erweckt Saguaro unseren „inneren Vater" zum Leben: jene innere Stimme, die stets eine

Auch in Krisensituationen und bei schweren oder schon seit längerer Zeit bestehenden Depressionen kann man mit Saguaro gute Erfolge erzielen – wenngleich die Blütenessenz natürlich nicht die therapeutische Behandlung ersetzt.

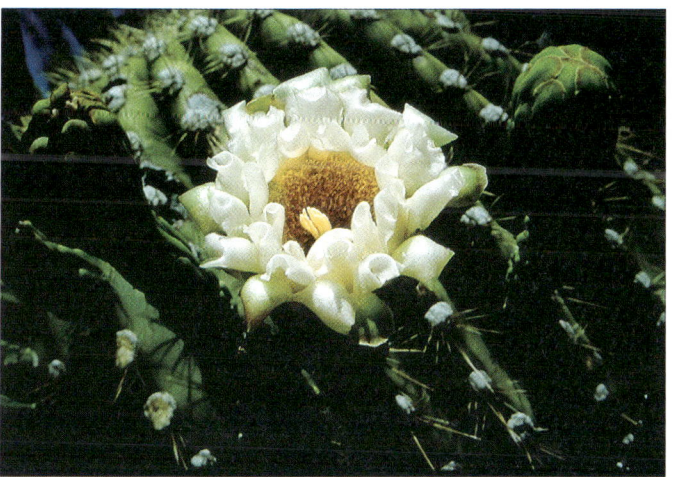

Saguaro Cactus

Antwort auf unsere Sorgen und Nöte weiß und uns den richtigen Weg weist – oder besser gesagt: die uns hilft, diesen Weg selber zu finden. Denn ein idealer Vater nimmt uns die Lösung unserer Probleme nicht ab, sondern zeigt uns, wie wir sie selbst lösen können.

Diese Essenz ist besonders hilfreich für Menschen, die in ihrer Kindheit keine gute Beziehung zu ihrem Vater hatten oder vielleicht sogar ganz ohne Vater aufwachsen mußten. Sie ist auch angezeigt, wenn man Probleme mit Autoritätspersonen hat, ständig gegen sie rebelliert, aus bloßer Protesthaltung Vorschriften und Verbote mißachtet usw. – denn eine solche Haltung erwächst häufig aus einer negativen Vaterbeziehung.

32 Fire Prickly Pear Cactus (Opuntia phaecantha)

Diese Essenz wirkt ausgleichend und harmonisierend auf Menschen, die sich zu sehr auf einen bestimmten Aspekt ihres Lebens konzentrieren und andere Dinge darüber vernachlässigen: beispielsweise den Workaholic, die Mutter, die ganz in der Fürsorge für ihre Kinder aufgeht und dabei ihre eigenen Bedürfnisse verleugnet, oder den Fitneß-Freak, der sich anstrengende Trainingsprogramme auferlegt und ständig darüber nachdenkt, wie er es schaffen kann, noch schwerere Gewichte zu heben … Die Liste ließe sich endlos fortsetzen. Fire Prickly Pear Cactus läßt uns zu einer harmonischen Balance in unserem Leben finden, so daß wir allen Lebensbereichen die Zeit und Bedeutung einräumen, die ihnen zukommt. Wenn man sich sehr intensiv auf eine Aufgabe konzentriert hat, die nun plötzlich nicht mehr da ist – z. B. wenn man in den Ruhestand tritt oder die Kinder aus dem Haus gehen –, hilft diese Essenz einem, seine Energien in neue Bahnen zu lenken.

Essenzenkombinationen

Nicht nur ererbte Charaktereigenschaften, sondern auch negative Denk- und Verhaltensmuster größerer Gruppen von Menschen – z. B. ethnischer oder religiöser Gruppen – lassen sich mit Hilfe dieser Essenz bewußtmachen und überwinden.

33 Ancestral Patterns Formula

Wenn wir Denk-, Verhaltens- und Beziehungsmuster überwinden wollen, die wir von unseren Vorfahren übernommen haben, kann diese Kombination aus den Essenzen von Black Locust, Desert Marigold und Hedgehog Cactus uns dabei helfen. Drogensucht, Alkoholismus, Eßstörungen, Inzest, Depressionen, Geiz, krankhafte Eifersucht … – die Liste der negativen Muster, die wir von unseren Eltern oder anderen

Familienmitgliedern ererben können, läßt sich beinahe endlos fortsetzen. Mit Hilfe der Ancestral Patterns Formula können wir uns solche Muster bewußtmachen und uns von ihnen lösen. Die Blütenkombination: Desert Marigold macht uns Mut durch die Erkenntnis, daß wir solchen ererbten Eigenschaften und Verhaltensweisen nicht hilflos ausgeliefert sind und uns deshalb auch nicht mit ihnen abfinden müssen; wir tragen selbst die Verantwortung für unser Leben und können die Schuld nicht einfach unseren Genen zuschieben. Black Locust (Robinia pseudoacacia) hilft bei der Bewußtmachung der negativen Muster; Hedgehog Cactus (Echinocereus engelmanii) erweitert unsere Perspektive und schenkt uns die innere Distanz, die wir für diesen Prozeß brauchen.

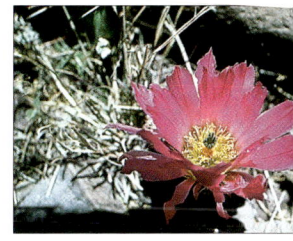

Hedgehog Cactus

34 Connecting with Purpose Formula

Diese Kombination hilft uns, den höheren Sinn und das Ziel unseres Lebens zu erkennen und zu verwirklichen. Wer bin ich, was will ich in diesem Leben erreichen, welchen Platz nehme ich im Universum ein? Vielen Menschen fällt es schwer, sich diese Fragen zu beantworten – oder vielleicht haben sie auch schon längst resigniert und die Suche nach einer Antwort aufgegeben. Dennoch ist es wichtig, uns über diesen höheren Lebenssinn klarzuwerden, denn er gibt uns in Krisensituationen und Zeiten seelischen Schmerzes Kraft und Durchhaltevermögen. Er soll keine Aufgabe sein, zu der Sie sich verpflichtet fühlen, sondern etwas, was Sie inspiriert und glücklich macht, wenn Sie daran denken. Suchen Sie diesen Sinn nicht mit dem Verstand, sondern hören Sie auf Ihr Gefühl. Aber seien Sie geduldig, lassen Sie sich Zeit – nicht immer fällt einem dieser Sinn gleich auf Anhieb ein. Schließlich handelt es sich nicht um die Lösung einer Rechenaufgabe. Immer wenn Sie ein wenig Zeit haben, meditieren Sie in aller Ruhe darüber, und horchen Sie auf Ihre innere Stimme. Wenn Sie möchten, können Sie die Antwort schriftlich festhalten und den Zettel an Ihren Spiegel kleben oder unter Ihr Kopfkissen legen. Und immer, wenn Sie künftig vor einer Entscheidung stehen, fragen Sie sich, welche Alternative der Erfüllung Ihres Lebenssinns förderlich ist und welche nicht. Wenn Sie das regelmäßig praktizieren, wird es Ihnen helfen, Prioritäten zu setzen und sich auf das Wesentliche in Ihrem Leben zu konzentrieren.

Die Blütenkombination: Ratany (Krameria parvifolia), der eine Bestandteil dieser Essenzenkombination, hilft bei der Entscheidungsfindung, indem er uns für die Stimme unseres Herzens öffnet. Die zweite Essenz, Nasturtium (Tropaeolum majus), hilft überintellektuellen Menschen, sich nicht nur an ihrem Verstand zu orientieren, sondern auch auf ihr Gefühl und ihre Intuition zu hören.

Die „Integrating Being & Doing Formula" ist die Essenzkombination gegen Streß, Hektik und das Gefühl, immer etwas tun zu müssen.

35 Integrating Being & Doing Formula

Das ist die Essenzenkombination für Menschen, die unter einem inneren Zwang zu stehen scheinen, ständig etwas zu tun, statt einfach nur zu sein. Dieses Syndrom ist in der heutigen schnellebigen Zeit weit verbreitet: Nicht nur der Worakaholic gehört in diese Kategorie von Menschen, sondern auch die Hausfrau, die sich erst dann ein paar Minuten Ruhe gönnt, wenn sie ihren Haushalt wirklich ganz perfekt in Ordnung gebracht und auch schon das Essen für morgen vorgekocht hat. Aber auch derjenige, der sich rastlos von einer Freizeitaktivität in die andere stürzt, am Montagabend zum Tai-Chi-Kurs geht, am Dienstag zur Meditationsgruppe, am Mittwoch zum Spanisch-Konversationskurs usw.

Viele Menschen sind süchtig nach Aktivität, um damit ein gewisses Gefühl der inneren Leere zu übertünchen oder weil sie Angst davor haben, mit sich selbst allein zu sein. Doch genau das brauchen wir – Zeit, um zu uns selbst zu finden, Zeit zum Ausspannen, Abschalten, Nachdenken, aber auch um anderen Menschen emotionale Zuwendung zu geben und zu empfangen. Die „Integrating Being & Doing Formula" gibt uns den Anstoß dazu, auch einmal in uns selbst hineinzuhorchen und auf die eigenen physischen und emotionalen Bedürfnisse zu achten, statt immer nur aktiv zu sein. Und wenn wir tatsächlich einmal so viel zu tun haben, daß wir uns absolut keine Ruhe gönnen können, schenkt uns diese Essenzenkombination die innere Gelassenheit und Harmonie, alles Notwendige zu erledigen und uns trotz des Zeitdrucks nicht gestreßt zu fühlen. Die Ingredienzen: Canyon Grapevine hilft, Grenzen zu setzen und einen gesunden Egoismus zu entwickeln, statt immer nur für andere dazusein; Cliff Rose (Cowania mexicana) bringt uns Klarheit darüber, was wir wirklich wollen, und Lavender Wand Penstemon (Penstemon dasyphyllus) wirkt gegen das bedrückende Gefühl, daß uns alles über den Kopf wächst.

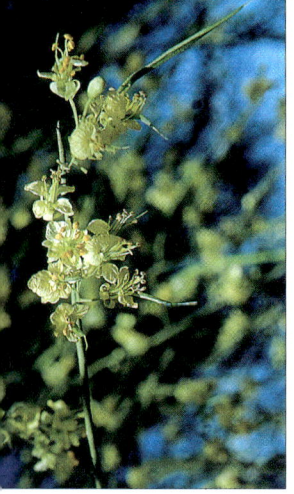

Foothills Paloverde

36 Creativity Formula

Diese Kombination fördert die Spontaneität und das freie Fließen kreativer Energie. Häufig blockieren wir unsere Kreativität gerade dadurch, daß wir uns zu große Mühe geben und die Dinge zu erzwingen versuchen. Oder wir bewerten all unsere Eingebungen und Ideen sofort, glauben, sie seien nicht gut genug, und unterziehen sie einer strengen inneren Zensur. Auch auf diese Weise sabotieren wir unsere schöpferischen Impulse. Die Ingredienzen: Bear Grass (Nolina microcarpa) schenkt uns Energie, die direkt aus dem Herzen kommt. Foothills Paloverde (Cercidium microphyllum) schaltet die kritische, bewertende Stimme unseres Verstandes aus; und Apple (Malus pumila) beseitigt alle Selbstzweifel, die uns einreden wollen, wir hätten überhaupt keine kreative Inspiration verdient.

37 Bless the Old, Embrace the New Formula

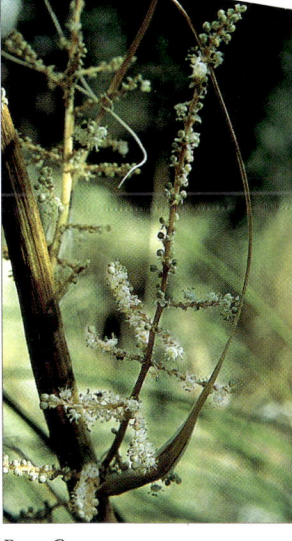

Bear Grass

Eine neue Stellung, ein neuer Partner, das erste Baby, der Beginn eines Studiums oder einer Ausbildung: Diese Essenzenkombination erleichtert uns sämtliche Veränderungen und Übergangssituationen in unserem Leben und hilft, den Beginn des neuen Lebensabschnitts mühelos und in einer Haltung der inneren Harmonie zu bewältigen. Wichtig ist auch die richtige Einstellung: Oft trauern wir dem Vergangenen nach und können uns gar nicht richtig auf das neue Leben freuen, das vor uns liegt. Wir betrachten die Veränderung ausschließlich als negativ. In vielen Fällen – beispielsweise bei einer Trennung, beim Verlust eines geliebten Menschen oder einer Arbeitsstelle – ist das ja auch durchaus verständlich. Dennoch ist es die falsche Einstellung, denn durch das Trauern können wir die Vergangenheit nicht zurückholen; wir verbauen uns dadurch nur sämtliche neuen Chancen, indem wir sie gar nicht erst wahrnehmen und uns statt dessen deprimiert in unser Schneckenhaus verkriechen. Das andere Extrem besteht darin, daß wir froh sind, den vergangenen Lebensabschnitt endlich hinter uns lassen und etwas Neues beginnen zu können. Auch das ist verkehrt. Jede Lebensphase hat ihren Wert, alles hat sowohl positive als auch negative Seiten. Aus unserer Vergangenheit können wir etwas Wichtiges lernen, auch wenn sie nicht sonderlich glücklich war; und die Zukunft bietet uns neue Chancen und Entfaltungsmöglichkeiten, auch wenn wir sie vielleicht noch nicht sehen, weil wir immer noch dem Alten nachhängen. Diese Blütenessenzen-Kombination hilft uns, solche Übergänge sehr bewußt zu erleben, um möglichst viel daraus zu lernen. Deshalb heißt sie, ins Deutsche übersetzt, auch „Segne das Alte – umarme das Neue". Sie besteht aus zwei Blütenessenzen: Star Leaf (Choisya arizonicum) läßt uns die Vergangenheit so akzeptieren, wie sie war, statt darüber nachzugrübeln, was wir hätten anders machen können; Morning Glory Tree (Ipomoea arborescens) hilft bei der Veränderung unserer Sichtweise.

Diese Übung können Sie nicht nur bei tiefen Einschnitten in Ihrem Leben machen, sondern auch bei der Beendigung kleinerer Lebensphasen. So können Sie z. B. am Ende jedes Monats oder Jahres, jedes Studiensemesters oder beruflichen Projekts Bilanz ziehen. Machen Sie eine kleine Zeremonie daraus. Nehmen Sie vier Tropfen „Bless the Old, Embrace the New Formula", schließen Sie die Augen, atmen Sie tief durch, und konzentrieren Sie sich ganz auf die Übungsfragen. Nehmen Sie sich ruhig Zeit dazu. In diesem Zustand der Kontemplation und Entspannung werden Ihnen ganz neue Ideen und Einsichten kommen.

Übung zur Arbeit mit der „Bless the Old, Embrace the New Formula"

Wenn Sie am Beginn einer neuen Lebensphase stehen und in eines der beschriebenen Extreme zu verfallen drohen (entweder es fällt Ihnen schwer, sich von der Vergangenheit zu lösen, oder Sie fiebern nur dem Neuen entgegen und können in dem vergangenen Lebensabschnitt überhaupt nichts Positives erkennen), dann kann Ihnen folgende Übung weiterhelfen:

Lösung von der Vergangenheit:

Jeder Verlust – selbst wenn er noch so schmerzlich ist – bringt auch einen Gewinn mit sich. Das bekannte Sprichwort „Immer wenn sich eine Tür hinter uns schließt, öffnet sich eine andere dafür" ist nicht nur eine Binsenweisheit; es ist wirklich etwas Wahres daran. Wenn Sie der Lebensphase, die hinter Ihnen liegt, immer noch nachtrauern, überlegen Sie sich mindestens fünf positive Dinge, die Ihnen durch das Ende dieses Lebensabschnitts erwachsen können – neue Chancen, neue Freiheiten, neue Möglichkeiten.

Wenn Sie sich zum Beispiel nicht über die Trennung von Ihrem Ex-Ehemann hinwegtrösten können, überlegen Sie sich einmal ganz objektiv und systematisch, was Sie alles nicht tun konnten, als Sie noch mit ihm verheiratet waren. Vielleicht konnten Sie nicht die Reisen unternehmen, die Sie gern wollten, weil er kein Interesse daran oder keine Zeit dazu hatte. Oder Sie konnten sich wegen seiner Tierhaar-Allergie nie den ersehnten Vierbeiner anschaffen. Machen Sie sich die tausend kleinen und größeren Kompromisse bewußt, die Sie während dieser Ehe eingehen mußten. Wenn Sie gerade Ihren Arbeitsplatz verloren haben, denken Sie über jene Aspekte Ihres Berufslebens nach, mit denen Sie eigentlich nie so recht zufrieden waren, und überlegen Sie sich, was für neue berufliche Perspektiven Sie jetzt verwirklichen könnten. Und planen Sie auch, welches schon lange vernachlässigte Hobby Sie in der Übergangsphase Ihrer Arbeitslosigkeit wiederaufleben lassen können.

Schreiben Sie alles auf, was Ihnen der neue Lebensabschnitt an Vorteilen und Möglichkeiten bietet. Arbeiten Sie einen genauen Plan aus, wann und wie Sie all diese Dinge auch tatsächlich verwirklichen werden.

Vorteile und Chancen meiner neuen Lebensphase:

1. ....

2. ....

3. ....

4. ....

5. ....

Plan zur Verwirklichung der neuen Perspektiven:

1. ....

2. ....

3. ....

4. ....

5. ....

Notieren Sie sich mindestens fünf Vorteile und neue Möglichkeiten, die Ihnen aus der Veränderung Ihrer Lebenssituation erwachsen – und nutzen Sie diese dann auch.

Lernen aus der Vergangenheit:

Selbst wenn Sie in der vergangenen Lebensphase nicht besonders glücklich waren, gibt es sicher vieles, was Sie in dieser Zeit gelernt und an Erfahrungen gewonnen haben. Auch schmerzliche Erlebnisse können wichtige Lernerfahrungen sein.

Schreiben Sie mindestens fünf solcher positiver Aspekte auf – und notieren Sie sich dazu auch, wie Sie diese Erfahrungen in Ihrem künftigen Leben nutzen und anwenden wollen. In welcher Hinsicht hat dieser Lebensabschnitt Sie weitergebracht, welche schwierigen Aufgaben und Herausforderungen haben Sie bewältigt, was für neue Eigenschaften – z. B. Geduld, Toleranz, Selbstvertrauen – haben Sie entwickelt? Was haben Sie dazugelernt, wie hat sich Ihr innerer Horizont erweitert, was würden Sie heute anders und besser machen als früher?

1. ....

2. ....

3. ....

4. ....

5. ....

„Geben sei seliger denn Neh-men, so heißt es in der Apo-stelgeschichte des Lukas. Ich finde ja, ehrlich gesagt, daß das Gegenteil der Fall ist, aber es hängt natürlich davon ab, wie man das Wort selig zu deuten beliebt. Wenn es soviel wie glücklich bedeutet, so kann ich für mich selbst nur sagen, daß ich seliger wäre, eine Million zu nehmen als sie zu geben, was mich überdies wahrscheinlich in größere Schulden stürzen würde... Bedeutet das Wort selig aber seligmachend im religiösen Sinne, so muß ich mich über die krasse Unmoral dieser Behauptung wundern. Denn indem ich gebe, mache ich den, d e m ich gebe, zum Nehmer und beraube ihn damit seiner Seligkeit..."

Wolfgang Hildesheimer

38 Giving & Receiving Support Formula

Diese Essenzenkombination hilft bei der Lösung aller Probleme und Konflikte rund um das Thema „Geben und Neh-men". Den meisten Menschen wird schon von Kindesbeinen an beigebracht, daß Geben besser ist als Nehmen. In Wirk-lichkeit gehört aber beides zum Leben.

Diese Essenzenkombination wurde für Menschen ent-wickelt, denen es schwerfällt, anderen selbstlos etwas zu geben, aber auch für solche, die Probleme damit haben, etwas anzunehmen. Wie schwer das ist, merken wir schon an einem ganz banalen Beispiel – wenn uns jemand ein Kompliment macht. Meist wehren wir bescheiden ab, statt die Anerken-nung einfach zu akzeptieren und uns darüber zu freuen. Und wie viele unerwartete Geschenke oder Aufmerksamkeiten haben wir schon mit einem verlegenen „Aber das wäre doch nicht nötig gewesen" kommentiert? Es gehört ein ausgepräg-tes Selbstwertgefühl dazu, etwas ohne Gewissensbisse oder Gefühl der Peinlichkeit annehmen zu können – einfach weil wir davon überzeugt sind, es wirklich verdient zu haben. Die Giving & Receiving Support Formula hilft uns, dieses Selbst-wertgefühl zu entwickeln, und gibt uns auch den Mut und das Selbstbewußtsein, ohne Umschweife um Dinge zu bitten, die wir brauchen oder uns wünschen.

Die Bestandteile dieser Essenzenkombination: Lilac (Syrin-ga vulgaris) hilft bei der Loslösung von vergangenen Verhal-tensmustern, was das Geben und Nehmen anbetrifft; Desert Broom (Baccharis sarothroides) wirkt unterstützend bei Ver-änderungen und Entscheidungsprozessen aller Art.

39 Community Spirit Formula

Diese Essenzenkombination befähigt uns dazu, in einer Gruppe oder einem Team richtig zu „funktionieren": Bei der Teamarbeit und überhaupt bei allen Gruppenprozessen ist es einerseits wichtig, Kompromisse einzugehen und die eigenen Interessen auch hin und wieder zurückstellen zu können, wenn es sein muß. Andererseits darf man die eigene Indivi-dualität aber auch nicht zu sehr unterdrücken, sondern muß seine Persönlichkeit mit all ihren Stärken und Fähigkeiten voll und ganz in die Gruppe einbringen. Bei diesem Balance-akt hilft Community Spirit Formula.

Diese Essenzenkombination besteht aus fünf verschie-denen Blütenessenzen: Crownbeard (Verbesina encelioides) verbessert die Kommunikationsfähigkeit und fördert eine positive Einstellung zu den Mitmenschen, selbst wenn man mit Disharmonien konfrontiert wird. Canyon Grapevine und

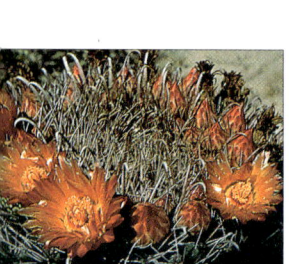

Candy Barrel Cactus

Bottle Brush helfen, Grenzen zu setzen und eng mit anderen zu kooperieren, ohne die eigene Individualität dabei aufzugeben oder sich zu sehr von den anderen Gruppenmitgliedern beeinflussen zu lassen; Candy Barrel Cactus (Ferocactus wislizenii) läßt uns unseren Wert für die Gemeinschaft erkennen; und Crown of Thorns zeigt uns den einfachsten, effizientesten Weg, anstatt Probleme dort zu erschaffen, wo eigentlich gar keine sind.

40 The Miracle at Menarche Formula

Diese Essenzenkombination aus Bisbee Beehive Cactus (Coryphantha vivipara, Hören auf die Weisheit unseres eigenen Körpers), Inmortal (Asclepias capricornu, Selbstwertgefühl) und Oregano (Origanum vulgare, gegen sexuelle Ängste) wurde für junge Mädchen in der Pubertät entwickelt, die gerade ihre neuerwachte Sexualität entdecken. („Menarche" bedeutet soviel wie „Eintritt der ersten Monatsblutung".)

Die „Miracle at Menarche Formula" hilft, mit den hormonellen Veränderungen und der neuen Beziehung zum anderen Geschlecht zurechtzukommen, und weckt auch das Verantwortungsgefühl, das man braucht, um mit der eigenen Sexualität richtig umzugehen. Hierzu zählen die Empfängnisverhütung, eine wohlüberlegte Partnerwahl, der faire Umgang mit den Gefühlen anderer usw.

Diese Essenzenkombination eignet sich auch für Frauen, die sexuell mißbraucht wurden, von ihrem Partner sexuell abhängig waren oder während der Pubertät Probleme hatten, die nie richtig verarbeitet wurden.

41 Birthing Harmony Formula

Diese Kombination eignet sich für werdende Mütter, die Angst vor der Geburt haben und einen möglichst leichten, harmonischen Geburtsprozeß erleben möchten. Sie sollten diese Essenz im letzten Schwangerschaftsmonat und während der Geburt einnehmen. Man kann sie auch im Kreißsaal versprühen und dem Baby ins erste Badewasser geben.

Die Ingredienzen: Klein's Pencil Cholla Cactus hilft, wenn man sich von dem Geburtsprozeß überwältigt fühlt. Mala Mujer und Melon Loco unterstützen die Frau dabei, mit den intensiven Gefühlen und Stimmungsschwankungen fertig zu werden, die durch die hormonellen Veränderungen während der Geburt auf sie einstürmen. Whitethorn (Acacia vernicosa) überwindet die innere Anspannung und bringt seelische Harmonie; Shasta Daisy (Chrysanthemum maximum) hilft der Frau, alles, was sie während der Schwangerschaft über den Geburtsvorgang gelernt und gelesen hat, zu integrieren und anzuwenden, und Lilac (Syringa vulgaris) erleichtert den Beginn eines neuen Lebensabschnitts – das Akzeptieren der Mutterrolle.

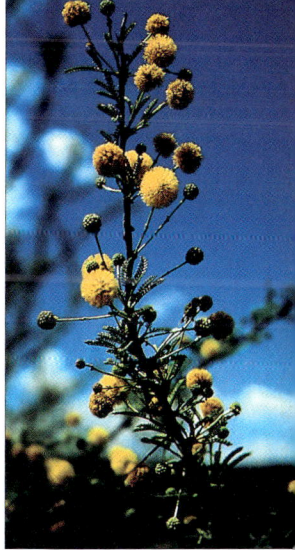

Whitethorn

New Mother's Formula
42 Diese Kombination aus Buffalo Gourd (Cucurbita foetidissima, inneres Gleichgewicht bei hormonellen Veränderungen), Hedgehog Cactus (Echinocereus engelmannii, Einfühlungsvermögen), Smartweed (Polygonum persicaria, Überwindung der Angst vor Nähe) und Yellow Beeplant (Cleome jonesii, gegen die Angst, keine gute Mutter zu sein) hilft jungen Müttern, sich in ihre neue Rolle hineinzufinden, Ängste abzubauen und Wochenbettdepressionen zu überwinden. Auch bei „Geburten" im übertragenen Sinn (eine neue Stellung, eine neue Lebensphase, usw.) kann sie wertvolle Hilfe leisten.

Single Mother's Formula
43 Alleinerziehende Mütter werden ständig mit so vielen Aufgaben und Problemen konfrontiert, daß ihnen manchmal alles über den Kopf zu wachsen droht. Häufig müssen sie für ihren Lebensunterhalt und den des Kindes arbeiten, trotzdem aber auch noch genügend Zeit und die innere Ruhe haben, um ihrem Kind die emotionale Zuwendung zu geben, die es braucht. Viele Mütter haben das Gefühl, ihrem Kind auch noch den fehlenden Vater ersetzen zu müssen. Nicht selten werden sie von Schuldgefühlen und Versagensängsten geplagt, weil sie meinen, all diesen Anforderungen nicht gewachsen zu sein. Und manchmal bemuttern sie ihr Kind aus lauter Angst zu sehr und sind überfürsorglich.

Diese Essenzenkombination hilft alleinerziehenden Müttern, ihre vielen Aufgaben zu bewältigen, darüber aber auch die eigenen Bedürfnisse nicht ganz zu vernachlässigen. Die Bestandteile: Fairy Duster wirkt gegen Nervosität und das Gefühl, daß zuviel auf einen einstürmt; Wild Sunflower (Helianthus annuus) stärkt die männliche Seite der weiblichen Persönlichkeit, denn um als alleinstehende Mutter in der Welt zurechtzukommen und sich durchzusetzen, braucht eine Frau auch viele maskuline Eigenschaften.

Woman of Wisdom Formula
44 Die Wechseljahre leiten einen neuen Abschnitt im Leben der Frau ein. Viele Frauen haben aber viel eher das Gefühl, daß ihr Leben jetzt zu Ende ist. Die Kinder sind aus dem Haus, und vielleicht fürchten sie auch, daß die Freude an der Sexualität nun nachläßt oder daß sie sexuell nicht mehr so attraktiv sind wie früher. Gleichzeitig machen die hormonellen Veränderungen in ihrem Körper ihnen zu schaffen – Hitzewallungen, Stimmungsschwankungen, Depressionen und andere

Beschwerden machen es schwierig, Gelassenheit und inneres Gleichgewicht zu bewahren und all diese Veränderungen als Chance für den Beginn einer neuen, positiven Lebensphase zu betrachten. Genau das können sie aber sein. Das Ende der Mutterrolle bringt viel Zeit und Freiheit für neue, interessante Aktivitäten. Die gewonnenen Erfahrungen helfen bei der Lebensbewältigung und auch bei der Lösung von Problemen und Konflikten, die einem in früheren Jahren vielleicht unüberwindlich erschienen. Jetzt ist es an der Zeit, die Fülle an Lebenserfahrungen zu integrieren und in Lebensweisheit zu verwandeln – daher auch der Name dieser Essenzenkombination (Woman of Wisdom).

Die Bestandteile der Woman of Wisdom Formula: Bougainvillea beruhigt und lindert Nervosität; Mala Mujer hilft, besser mit den hormonellen Veränderungen zurechtzukommen; Mountain Mahogany (Cercocarpus breviflorus) wirkt gegen die Aggressivität; und Saguaro Cactus und Queen of the Night (Cereus greggii) lindern die Angst der Frau, durch die physischen Veränderungen in ihrem Körper einen Teil ihrer Weiblichkeit einzubüßen.

Die „Woman of Wisdom Formula" lindert physische und psychische Wechseljahrsbeschwerden.

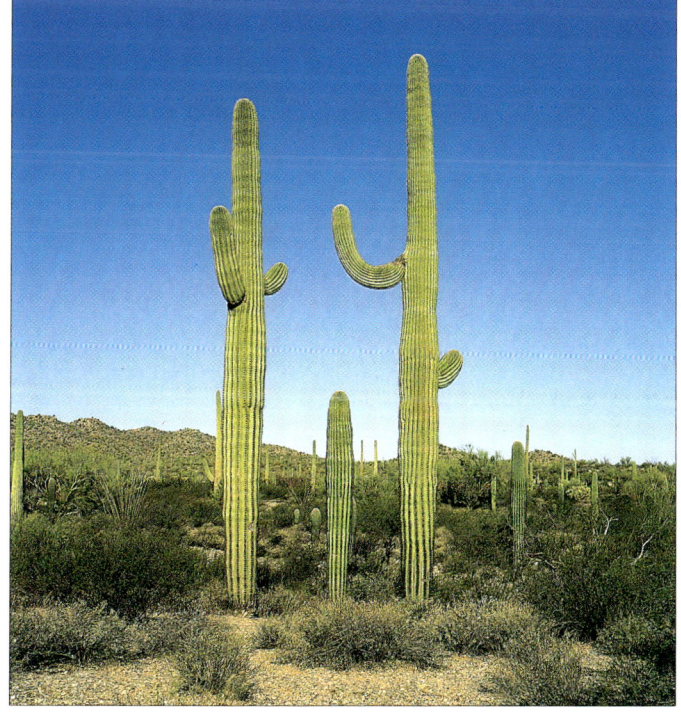

Kakteen mußten unter den extremen Lebensbedingungen der Wüste besondere Eigenschaften und Überlebensstrategien entwickeln. Diese übertragen sich auf ihre Blütenessenzen.

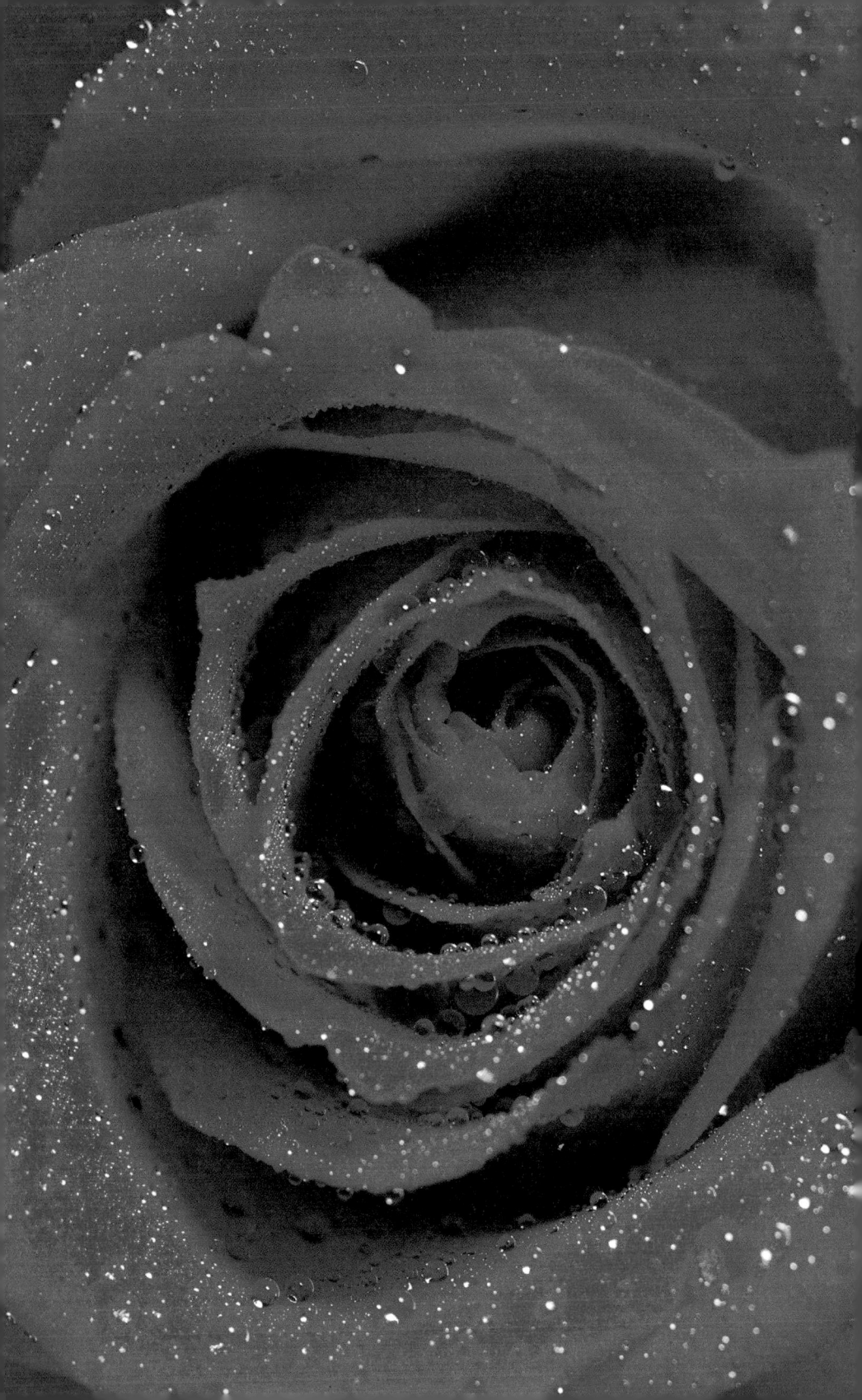

Petite Fleur Essences
Mehr Power für unser Immunsystem

Schon vor über 20 Jahren begann die Naturheilkundlerin und Ernährungswissenschaftlerin Judy Griffin in Texas mit der Herstellung von Blütenessenzen aus wildwachsenden Pflanzen und Gartenblumen. Sie beschäftigt sich seit vielen Jahren mit Kräuterheilkunde und mit der Erforschung heilkundlicher Verfahren von Naturvölkern der ganzen Welt.

    Die Petite-Fleur-Essenzen werden anders hergestellt als die herkömmlichen Blütenessenzen. Judy Griffin hat ein spezielles Verfahren zur Gewinnung jener Substanzen entwickelt, die bei Pflanzen die Blüte auslösen; daraus stellt sie ihre Essenzen her. Das ist für sie ein besonders wichtiger Aspekt, denn, wie sie sagt: „Genau wie die Blumen müssen auch wir lernen, unter Streß zu blühen."

    Viele ihrer Essenzen haben eine entgiftende und immunstärkende Wirkung auf den menschlichen Organismus; sie setzt sie mit großem Erfolg zur begleitenden Behandlung von Krebs, Aids, Colitis ulcerosa und anderen schweren Erkrankungen ein. Etliche ihrer Blütenheilmittel sind aus eigener bitterer Erfahrung entstanden: So entwickelte sie beispielsweise verschiedene Blütenessenzen, um die körpereigene Abwehr ihrer Zwillinge zu stärken, die mit geschwächtem Immunsystem auf die Welt gekommen waren und daher ständig krank waren. Auch den Gehörverlust ihres dritten Sohnes und ihre eigenen Erkrankungen – Morbus Crohn und Gebärmutterkrebs – behandelte sie mit selbst hergestellen Blütenessenzen.

    Judy Griffin hat im Laufe der Zeit ein detailliertes Programm zur begleitenden Therapie verschiedener Krebsarten mit Blütenessenzen-Kombinationen entwickelt, mit dem sie seit Jahren erfolgreich arbeitet und das wir hier ausführlich vorstellen möchten. Häufig schicken Ärzte und Krankenhäuser Krebspatienten, bei denen sie jede Hoffnung auf Heilung aufgegeben haben, zur Behandlung zu ihr, und sie hat in solchen Fällen schon erstaunliche Heilerfolge erzielt. In ihrer Praxis ergänzt sie die Blütentherapie durch Kräutermedizin, Ernährungsumstellung und verschiedene Nahrungsergänzungsmittel.

    Inzwischen gibt es 129 Petite Fleur Essences und 12 Kombinationen. Die Petite-Fleur-Essenzen werden seit über 17 Jahren in Arztpraxen und Krankenhäusern eingesetzt, und dabei haben sich ihre tiefgreifenden Wirkungen immer wieder bestätigt.

info

Petite Fleur Essences
Judy Griffin
8524 Whispering Creek Trail
Ft. Worth, Texas 76134, USA
Tel.: 0 01/81 72 93/54 10
Fax: 0 01/81 72 93/32 13

◀ Abbildung:
Judy Griffin hat eine Reihe von Rosenessenzen zur Stärkung des Nervensystems und zur Förderung von Menschenkenntnis und Liebesfähigkeit entwickelt.

Die ursprünglichen
60 Petite Fleur Essences

Diese Essenzen wirken auf unsere innere Einstellung zum Leben und zu unseren Mitmenschen. Außerdem steuern sie hormonelle Reaktionen, die das Gefühlsleben beeinflussen. Von den 60 Essenzen möchten wir hier 12 besonders interessante ausführlich vorstellen.

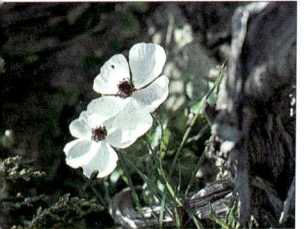

Anemone

1 Anemone
(Anemone coronaria coccinea)

Eine Essenz für Menschen, denen schon von Kindheit an die Überzeugung eingeimpft wurde, das Leben sei ein entbehrungsreicher Kampf, und man müsse sich alles schwer erarbeiten. Im späteren Leben rechnen solche Leute immer mit dem Schlimmsten, und wenn ihnen wider Erwarten doch einmal etwas Positives zuteil wird, glauben sie, es nicht verdient zu haben. Auf physischer Ebene äußert sich diese negative, pessimistische Lebenseinstellung in einer Hemmung oder Blockade der Selbstheilungskräfte: Wo keine Lebensfreude ist, da kann auch keine Heilung stattfinden. Wunden heilen schlecht und lassen häßliche Narben zurück; auch von Infektionen und anderen Erkrankungen erholen sich solche Menschen nur sehr langsam.

2 Lantana
(Lantana camara, Wandelröschen)

Diese Blütenessenz wurde für schüchterne, hypersensible, leicht verletzliche Menschen entwickelt. In der Kindheit wurden sie oft zu sehr verhätschelt und mit mütterlicher Liebe und Fürsorge geradezu erstickt. Solche Menschen neigen häufig zu Allergien und Erkrankungen, bei denen die Schleimhäute in Mitleidenschaft gezogen sind (allergischer Schnupfen, Colitis, usw.). Die Lantana-Essenz schenkt ihnen mehr Energie und Durchsetzungsvermögen; die allergischen Symptome lassen nach.

3 Lily
(Liliaceae)

Die Lilienessenz hilft Menschen, die dauernd von tausend Zukunftsängsten geplagt werden. Dieser Dauerstreß – der ständig erhöhte Adrenalinspiegel in den Adern – schwächt das Immunsystem und macht anfällig für alle möglichen Erkrankungen.

Affirmation:
„Ich habe mein Leben voll und ganz im Griff. Meine Zukunft liegt in meiner Hand."

4 Moss Rose
(Portulacea florepleno „Jewel", Portulak)

Für alle Menschen, die das Gefühl haben, nie genug zu bekommen, wurde diese Blütenessenz entwickelt. Sie glauben immer, zu kurz zu kommen: Sie erhalten nicht genug Liebe und Zuwendung, werden nicht genügend beachtet, verdienen zuwenig Geld, usw. Deshalb entwickeln sie negative Gefühle wie Habgier, Neid und Eifersucht oder klammern sich aus lauter Angst, nicht ausreichend geliebt zu werden, zu sehr an ihren Partner. Oft sind sie übergewichtig, weil das Gefühl, nicht genug bekommen zu können, auch ihr Eßverhalten bestimmt. Auf physischer Ebene schlägt sich diese innere Haltung häufig in Störungen des Glukosestoffwechsels und schlechter Stärke- und Fettverwertung im Körper nieder, weil die Bauchspeicheldrüse zuwenig Lipase (fettspaltendes Enzym) und Amylase (stärkespaltendes Enzym) produziert.

In ihrer positiven Ausprägung ist die Moss Rose-Persönlichkeit selbstlos, großzügig und fähig, andere Menschen zu unterstützen, die im Leben zu kurz gekommen sind.

5 Poppy
(Hunnemannia fumaraefolia, Mohnart)

Für alle selbstsüchtigen, besitzergreifenden Menschen, die nichts hergeben oder teilen möchten. Der Satz „Das gehört mir!" könnte vom Poppy-Typ erfunden worden sein. Er hütet nicht nur seinen eigenen Besitz und seine Rechte mit Argusaugen, sondern ist auch sehr neidisch auf alles, was andere besitzen. Die Poppy-Blütenessenz vermittelt ihm eine großzügigere, altruistischere Einstellung und hat sich außerdem bei der begleitenden Behandlung von Tuberkulose-Patienten bewährt.

6 Narcissus
(Narcissus cyclamineus)

Für die Menschen, die sich von anderen abkapseln und keine körperlichen Berührungen mögen, weil sie im frühen Kindesalter nicht genügend Zärtlichkeit und Körperkontakt zu ihren Eltern bekamen, wurde diese Narzissen-Essenz entwickelt.

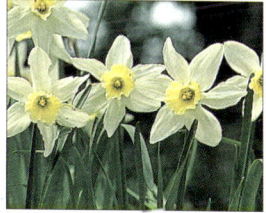

Narcissus

7 Pink Rose

Diese Kombination aus mehreren verschiedenen Rosenessenzen hilft Menschen, die sich von einer Schlankheitsdiät in die nächste stürzen, aber trotzdem nie abnehmen. Als Ersatz für die Liebe und Zuwendung, die ihnen fehlt, veranstalten solche Menschen häufig Eßorgien oder stopfen unkontrolliert Süßigkeiten in sich hinein. Manchmal sind sie auch gar nicht zu dick, sondern bilden sich das nur ein; sie leiden unter einem Schlankheitswahn. Auch Magersüchtigen kann

bezugsquellen

LF Naturprodukte
Hans Finck
Treenering 105
Postfach 22
24851 Eggebek
Tel.: 0 46 09/15 26
Fax: 0 46 09/15 35

Ria Schenk
Jurastr. 3
CH-5012-Schönenwerd
Tel.: 00 41/62/8 49 35 70
Fax: 00 41/62/8 49 64 68

Milagra GmbH
Postfach 747
CH-2540 Grenchen
Gratisnummern:
Deutschland: 01 30 81 41 39
Österreich: 06 60 81 95
Schweiz: 08 00 55 75 00

literatur

Judy Griffin: „Returning to
the Source", erhältlich bei:
Petite Fleur Essences

diese Essenz helfen. Sie setzt bei den psychischen Problemen an, die dem Übergewicht bzw. der Magersucht oder dem Schlankheitswahn zugrunde liegen.

8 Japanese Magnolia (Magnolia verbanica)

Diese Essenz hilft Frauen, deren Selbstwertgefühl von ihrem Charme und ihrer sexuellen Anziehungskraft auf Männer abhängt. Innerlich sind solche Frauen meistens unglücklich und verunsichert über diese Abhängigkeit vom anderen Geschlecht, was sich z. B. in den typischen Beschwerden des prämenstruellen Syndroms äußern kann; auch Kopfschmerzen und Flüssigkeitsansammlungen im Körper treten häufig auf. Japanese Magnolia hilft diesen Frauen, statt ihrer sexuellen Reize ihre individuellen Talente und ihren Intellekt zu entfalten und ihre Wirkung auf andere Menschen darauf aufzubauen. Damit verschwindet das Gefühl der inneren Unsicherheit und Verletzlichkeit, und auch die physischen Symptome werden gelindert.

9 Ranunculus (Ranunculus asiaticus, Hahnenfußart)

Ranunculus wird zur Behandlung von psychischen Erkrankungen, Gehirn- und Nervenfunktionsstörungen aller Art eingesetzt: Schizophrenie, Psychosen, krankhafter Gewalttätigkeit, Epilepsie. Die Essenz eignet sich auch gut zur Behandlung von Entwicklungsstörungen bei Frühgeburten und von Menschen, die in ihrer Kindheit sexuell mißbraucht wurden.

10 White Petunia (Petunia grandiflora „Popcorn")

Die Essenz aus den weißen Blüten dieser Petunienart hilft, Gehirn und Körper zu synchronisieren, und wirkt daher gegen alle Arten von Nerven- und Sprechstörungen: Stottern, motorische Störungen (unkoordinierte Bewegungen), usw. White Petunia verbessert die Konzentration und die Fähigkeit, Entscheidungen zu treffen und dann auch durchzuführen, und schafft ein harmonisches Gleichgewicht zwischen rechter und linker Gehirnhälfte.

11 Rose of Sharon (Hibiscus syriacus, Hibiskus)

Der Rose of Sharon-Typ ist zwar äußerst kreativ und begabt, aber zu „abgehoben", um sich auf dieser Erde wohl zu fühlen. Die praktischen Aufgaben und Verantwortungen, die mit der irdischen Existenz verbunden sind, empfindet er als lästig; er schwebt lieber in höheren Sphären. Seine idealistischen Vorstellungen lassen sich kaum mit der Realität in Einklang bringen. Häufig leidet er an Herz-Kreislauf-Erkrankungen. Diese Essenz hilft ihm, irgendeine Aufgabe oder einen Zweck zu finden, für den er seine Gaben einsetzen kann und der das Leben für ihn sinnvoll und lebenswert macht.

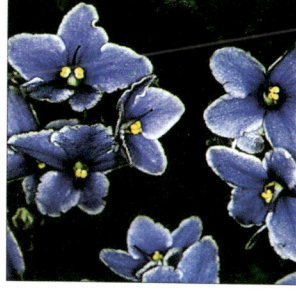

12 African Violet
(Saintpaulia, Usambaraveilchen)

Diese Essenz fördert die Freisetzung von Endorphinen – Glückshormonen, die unser Bedürfnis nach Liebe und Erfüllung von innen her befriedigen, so daß wir nicht mehr in der Außenwelt danach suchen müssen. Man erlangt einen Zustand des inneren Friedens und Wohlbefindens, unabhängig von den äußeren Umständen.

African Violet

Eine von Judy Griffins Patientinnen, Julia, litt an Legasthenie und starken Konzentrationsstörungen. Im Alter von 36 Jahren konnte sie immer noch nicht richtig lesen und schreiben, hatte ein sehr schlechtes Gedächtnis und entsprechende Minderwertigkeitskomplexe. Sie hatte noch nie eine Beziehung zu einem Mann gehabt. Judy Griffin verordnete ihr White Petunia (um rechte und linke Hirnhemisphäre zu synchronisieren und die Lese-Rechtschreib-Schwäche zu überwinden), Iris (gegen den mentalen Streß), Aster (zur Verbesserung der Konzentration) und Salvia (zur Stärkung des Selbstbewußtseins).

Nach drei Wochen konnte Julia zum ersten Mal in ihrem Leben Wörter richtig schreiben; auch ihre Lesegeschwindigkeit und ihre geistige Aufnahmefähigkeit hatten sich verbessert. Jetzt begann sie an ihrem Gewichtsproblem zu arbeiten. Judy Griffin gab ihr dazu Pink Rose gegen Übergewicht und Ranunculus (zur seelischen Verarbeitung von Mißbrauch in der Kindheit). Daraufhin stiegen tatsächlich Erinnerungen in Julia auf, daß sie in ihrer Kindheit sexuell mißbraucht worden war.

Im Lauf der nächsten Monate nahm sie 15 Kilo ab und ging zum ersten Mal in ihrem Leben eine Parnerbeziehung ein. Judy Griffin verordnete ihr eine Mischung aus Rosenessenzen (Marie Pavié, Fimbriata, Archduke Charles und Cécil Brünner), um ihre Liebesfähigkeit zu steigern und sexuelle Hemmungen abzubauen. Ein paar Monate später bekam sie eine Einladung zur Hochzeit ihrer Patientin, die inzwischen seit drei Jahren glücklich verheiratet ist.

Die Native Texans

Diese Blütenessenzen fördern die Entwicklung des Charakters. Sie wurden aus Pflanzen hergestellt, die besonders widerstandsfähig gegen Krankheiten sind, und stärken daher auch unser Immunsystem.

13 Carrot
(Daucus carota, Mohrrübe)

Die Essenz aus den Blüten der Mohrrübe stärkt Disziplin und Organisationstalent bei Projekten aller Art. Außerdem fördert sie die Aktivität der beweglichen Härchen (Flimmerhaarzellen) der Schleimhaut unserer Atemwege, die für den Abtransport von Schmutzpartikeln und Krankheitskeimen sorgen. Sie kann auch bei Unfruchtbarkeit helfen.

14 Knotted Marjoram
(Majorana hortensis, Majoran)

Diese Essenz hilft uns, bei bevorstehenden Veränderungen klug vorauszuplanen und auch die notwendigen Details mit zu berücksichtigen, und verhindert unbedachtes, vorschnelles Handeln. Auf der Ebene des Immunsystems fördert sie die Interleukinproduktion. (Interleukine sind Signalstoffe unseres körpereigenen Abwehrsystems, die u. a. für die Vermehrung von Antikörpern und Freßzellen zur Bekämpfung von Krankheitserregern verantwortlich sind.)

Affirmation:
„Ich denke, bevor ich handle."

15 Meadow Sage
(Salvia clevelandi, Salbei)

Diese Essenz erleichtert es uns, heftige Emotionen wie Zorn zum Ausdruck zu bringen, ohne uns zu sehr hineinzusteigern oder bösartig und gehässig zu werden. Außerdem fördert sie die Bildung von Lysozymen – körpereigenen Enzymen, die die Zellwände von Bakterien angreifen und diese dadurch abtöten. Lysozyme sind in Geweben und Körperflüssigkeiten wie z. B. Tränen und Speichel enthalten.

16 Mexican Oregano
(Poliomentha longiflora)

Diese Blütenessenz schenkt uns die Fähigkeit, in neuen Situationen rasch zu erfassen, was getan werden muß, und entsprechend zu reagieren. Sie fördert die Bildung von Körperflüssigkeiten und anderen Substanzen, die Bakterien daran hindern, in unseren Organismus einzudringen, z. B. Schweiß und Talg.

17 Silver Lace
(Polygonum aubertii, Knöterich)

Diese Essenz ermöglicht es uns, aus negativen Erfahrungen und Rückschlägen zu lernen, statt uns dadurch entmutigen zu lassen. Außerdem fördert sie die Synthese von Interferonen – körpereigenen Signalstoffen, die (ähnlich den Interleukinen) die Aktivität des Immunsystems erhöhen und die Vermehrung von Viren hemmen.

Affirmation:
„Mißgeschicke und Hindernisse spornen mich nur zu noch größeren Leistungen an."

18 Snapdragon
(Antirrhinum, Löwenmaul)

Diese Blütenessenz fördert differenzierte Wahrnehmung und kritisches Urteilsvermögen. Auf immunologischer Ebene schützt sie vor Autoimmunerkrankungen (Krankheiten, die dadurch entstehen, daß das Immunsystem sich „versehentlich" gegen körpereigenes Gewebe oder körpereigene Organe wendet, weil es nicht zwischen Eigenem und Fremdem unterscheiden kann – dazu gehören z. B. rheumatoide Arthritis, bestimmte Formen von Diabetes, Colitis ulcerosa, möglicherweise auch multiple Sklerose).

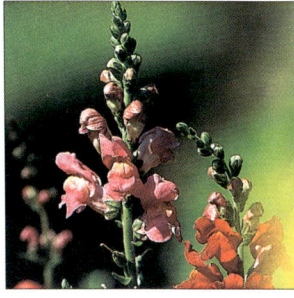

Snapdragon

Die Antique Rose Collection

Diese Essenzen aus den Blüten verschiedener Rosenhybriden (die meisten haben keine lateinischen Namen) haben in erster Linie eine positive, stärkende Wirkung auf das Nervensystem. Außerdem fördern sie unsere Liebesfähigkeit und die Entwicklung von Menschenkenntnis und kritischem Urteilsvermögen.

19 Alfredo de Damas

Diese Essenz hilft bei Gehirnfunktionsstörungen aller Art, z. B. Gedächtnisverlust, Ortientierungsproblemen, motorischen Koordinationsstörungen, geistiger Verwirrung usw. Auch Gehirnschädigungen durch exzessiven Alkoholkonsum lassen sich damit behandeln. Der Alfredo-de-Damas-Typ nimmt sich selbst und seine Umwelt verzerrt wahr. Die Essenz aus den Blüten dieser Rosenhybride synchronisiert Gehirn und Körper und verbessert das Wahrnehmungsvermögen.

20 Lady Eubanksia

Diese Essenz wirkt gegen Bewegungs- und Wahrnehmungsstörungen, vor allem in den Extremitäten. Außerdem läßt sie sich zur begleitenden Behandlung von Erkrankungen einsetzen, die mit einem krankhaften Abbau der Hüllschicht (Myelinscheiden) der Nervenfasern einhergehen. Diese Hüllschicht schützt die Nervenfasern nicht nur, sondern ermöglicht auch die Weiterleitung von Nervenimpulsen. Daher kommt es durch eine Zerstörung dieser Hülle zu den unterschiedlichsten Funktionsstörungen: Koordinations-, Sprech- und Empfindungsstörungen, Gehschwäche, Lähmungen. Die häufigste Erkrankung dieser Art ist die multiple Sklerose.

21 Archduke Charles

Diese Essenz eignet sich für Menschen, die Angst vor Berührungen haben und niemanden an sich heranlassen wollen. Häufig gehen solche Menschen viele kurzlebige Partnerbeziehungen ein, weil sie sich vor einer echten, engen Bindung fürchten. Auf physischer Ebene hat diese Essenz eine positive Wirkung auf Haut, Arterien und Magenschleimhäute.

22 Autumn Damask

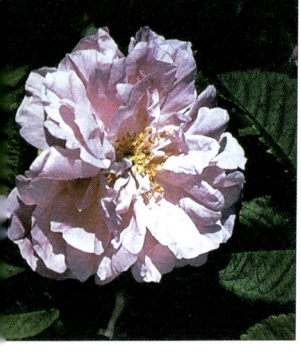

Die Essenz aus den Blüten dieser Rose läßt uns Vertrauen entwickeln, wenn wir schon oft enttäuscht worden sind und anderen Menschen daher lieber aus dem Weg gehen. Sie verhilft zu der Erkenntnis, daß Enttäuschungen kein Grund sind, zwischenmenschliche Beziehungen völlig abzulehnen. Statt dessen müssen wir lernen, andere Menschen besser zu durchschauen und zu beurteilen, um entscheiden zu können, wem wir unsere Liebe und unser Vertrauen schenken wollen. Autumn Damask hilft, aus negativen Erfahrungen zu lernen sowie Menschenkenntnis und kritisches Urteilsvermögen zu entwickeln, statt uns verbittert in unser Schneckenhaus zurückzuziehen.

Autumn Damask

23 Cecil Brünner

Die Essenz für Menschen, die Angst vor allem Neuen haben – vor allem vor einer neuen Beziehung, weil sie insgeheim fürchten, sich vom Partner zu leicht beherrschen zu lassen. Häufig sind solche Menschen morgens ziemlich müde und haben Schwierigkeiten, „in Gang" zu kommen. Cecil Brünner hilft ihnen, sich abzugrenzen und Partner anzuziehen, die sie bei der Verwirklichung ihrer Lebensziele unterstützen, statt zu dominieren.

24 Champney's Pink Cluster

Diese Rosenessenz öffnet uns die Augen für die Erkenntnis, daß Liebe nicht nur etwas mit Leidenschaft, sondern auch etwas mit Achtung zu tun hat. Wenn wir andere Menschen mit den Augen dieser Liebe sehen, können wir sie so akzeptieren, wie sie sind, statt sie immer nur ändern zu wollen. Außerdem hat Champney's Pink Cluster eine entspannende und regenerierende Wirkung auf die Muskulatur.

25 Fortune's Double Yellow
Das ist die Essenz für Menschen, die das Gefühl haben, vom Leben nicht das zu bekommen, was sie sich wünschen, und andere deshalb beneiden. Sie lindert auch seelischen Kummer, wenn wir von einem geliebten Menschen getrennt sind und darunter leiden. Auf physischer Ebene wirkt sie gegen Bluthochdruck und Spannungskopfschmerz.

*Affirmation:
„Ein ständiger Strom des inneren Friedens fließt durch mich hindurch."*

26 Maggie
Diese Rosenessenz verleiht uns ein intuitives Gespür für die wahren Hintergründe einer Situation oder des Verhaltens einer Person – selbst wenn diese Hintergründe nicht immer so ohne weiteres erkennbar sind. Die tiefste Wahrheit einer Situation und das innerste Wesen eines Menschen kann man nur mit dem Herzen erkennen. Maggie schenkt uns ein offenes Ohr für diese Stimme unseres Herzens. Das erleichtert uns auch die Entscheidung, was für uns am besten ist und welche Menschen unsere Liebe verdienen.

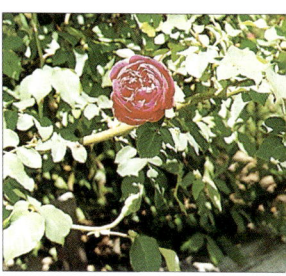

Maggie

27 Marie Pavié
Wenn wir uns in einem inneren Zwiespalt zwischen der Stimme unseres Herzens und der Stimme unseres Verstandes befinden und nicht wissen, was wir tun sollen, ermutigt diese Essenz uns dazu, unserem Herzen zu folgen. Häufig fühlen wir uns emotional zu einem bestimmten Partner hingezogen, doch unser Verstand hat tausend rationale Argumente dagegen. Bei solchen inneren Konflikten hilft Marie Pavié. Gleichzeitig wirkt diese Essenz auch belebend in länger bestehenden Beziehungen, in denen das Feuer der Leidenschaft bereits erloschen ist, und unterstützt die Erholung von einer langwierigen Virusinfektion.

Blütenessenzen zur unterstützenden Behandlung von Krebspatienten

Streß, wie er z. B. aus der ständigen Unterdrückung von Wünschen und Gefühlen erwächst, kann zur Entstehung bösartiger Tumoren beitragen. Judy Griffin hat zahlreiche Essenzen zur Behandlung von Krebspatienten entwickelt, die sie schon seit vielen Jahren mit großem Erfolg anwendet.

28 Aster

Diese Blütenessenz macht uns innerlich stark und läßt uns gleichzeitig sanft und liebevoll mit unseren Mitmenschen umgehen. Statt die Menschen, mit denen wir beruflich oder privat zu tun haben, einschüchtern und beherrschen zu wollen, ermutigen und unterstützen wir sie. Im Immunsystem fördert Aster die Bildung von monoklonalen Antikörpern, die Viren und Krebszellen angreifen.

29 Dill
(Anethum graveolens)

Diese Blütenessenz hilft, die Angst vor dem Tod zu überwinden, die Krebspatienten so häufig quält. Außerdem unterstützt sie das Immunsystem, indem sie die Bildung von Immunglobulin A fördert. Immunglobulin A ist ein Antikörper, der von unserem Immunsystem produziert wird und Viren und Bakterien angreift. Er ist in Blut, Speichel, Tränenflüssigkeit, Nasenschleim, Bronchial- und Darmsekreten enthalten.

30 Gaillardia
(Gaillardia pulchella, Kokardenblume)

Affirmation:
„Ich nehme es mit jeder Herausforderung auf."

Diese Blütenessenz gibt Kraft und Entschlossenheit, sich von Hindernissen nicht unterkriegen zu lassen. Im Immunsystem unterstützt sie die Aktivität von Makrophagen. Das sind die „Freßzellen" in unserem Blut – weiße Blutkörperchen, die in den Körper eingedrungene Mikroorganismen umschließen und mit Hilfe von Enzymen verdauen.

31 Old Blush
(Rosa chinensis „Parson's Pink")

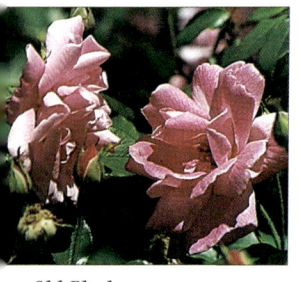

Old Blush

Die Essenz aus den dunkelrosa Blüten dieser Rose schenkt innere Kraft und Ruhe und das Durchhaltevermögen, das man braucht, um den Kampf mit einer so schweren Erkrankung aufzunehmen und nicht die Hoffnung zu verlieren.

32 Wandering Jew
(Tradescantia)

Diese Blütenessenz hilft Menschen, die zu leicht den Mut verlieren und aufgeben, die Selbstdisziplin zu entwickeln, die man benötigt, um auch in schwierigen Situationen durchzuhalten.

33 Lilac
(Syringa, Flieder)

Das ist Judy Griffins wichtigste Essenz zur Krebsbekämpfung. Dieses Blütenheilmittel nahm sie als erstes ein, als der Arzt sie mit der Diagnose „Gebärmutterkrebs" konfrontierte. Lilac hilft den Menschen, sich selber und anderen zu verzeihen. Deshalb ist diese Essenz besonders gut geeignet, wenn man mit seinem Leben unzufrieden ist, einen lange gehegten Groll mit sich herumträgt oder dazu neigt, seinen Ärger in sich „hineinzufressen". Auf physischer Ebene trägt sie zur Hemmung des Tumorwachstums bei.

34 French Lavender
(Lavandula hybrida var. Reverchon)

Diese Essenz richtet unseren Blick auf das Positive in unserem Leben, das wir häufig gar nicht richtig zu schätzen wissen, weil wir es als selbstverständlich betrachten. Meist sind wir unzufrieden, weil wir immer noch mehr wollen, als wir gerade haben.

35 Christmas Cactus
(Schlumbergera bridgesii)

Die Essenz aus den Blüten des Weihnachtskaktusses ermutigt uns dazu, uns darauf zu konzentrieren, was an uns selbst und an anderen Menschen gut und richtig ist, anstatt überkritisch zu sein und immer alles korrigieren zu wollen. Christmas Cactus hilft uns, unsere Stärken zu fördern, anstatt unsere Schwächen zu bekämpfen. Diese Blütenessenz gibt Kraft, inneren Frieden, Selbstbewußtsein und eine positive Lebenseinstellung.

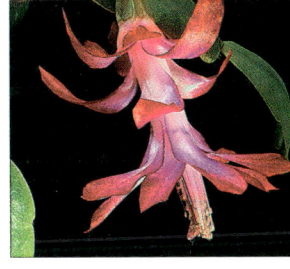

Christmas Cactus

36 Indian Paintbrush
(Castelleja, Indianischer Malerpinsel)

Diese Essenz schenkt unbändige Lebensfreude – die Fähigkeit, aus jedem Tag ein kleines Wunder zu machen, indem man auch die alltäglichen Dinge, die „kleinen Freuden des Lebens" genießt. Indian Paintbrush gibt dem Patienten neuen Mut und das Gefühl, daß er es schaffen wird, die Krankheit zu besiegen. Auf physischer Ebene fördert sie die Regeneration und schenkt ein langes Leben.

Affirmation:
„Ich mache jeden Tag zu einem Wunder."

37 Iberis Candytuft
(Iberis sempervirens, Schleifenblume)

Diese Essenz stärkt die Selbstheilungskräfte und sorgt für eine bessere Nährstoffversorgung der Zellen.

38 Rose Campion
(Verbascum thapsus rosa, Königskerzenart)

Diese Essenz wirkt gegen eine ererbte Neigung zu bestimmten Krankheiten (beispielsweise Krebs) und Schwäche des Immunsystems.

Aus all den beschriebenen Essenzen kann man nach Bedarf eine individuelle Mischung für den Patienten zusammenstellen und sie – je nach Krebsart – noch durch folgende Blütenheilmittel ergänzen:

Bei Nieren- und Prostatakrebs:
* Marigold gegen Schuldgefühle im Zusammenhang mit der Sexualität
* Meadow Sage zur Stärkung der Abwehrkräfte
* Lilac, um sich selbst und anderen Menschen zu verzeihen und inneren Frieden zu finden
* Red Carnation gegen Minderwertigkeitsgefühle und zur Blutreinigung
* Pansy zur Unterstützung der Nierenfunktion; gegen Kummer über den Verlust eines geliebten Menschen, der sich häufig „auf die Nieren legt"
* Bachelor's Button gegen Flüssigkeitsansammlungen im Gewebe

Bei Brustkrebs:
* Chamomile gegen die Neigung, seine Gefühle zu unterdrücken und Ärger in sich anzustauen
* Zinnea gegen Bitterkeit und das Gefühl des Ungeliebtseins
* Pansy gegen seelischen Kummer

---

fallbeispiel

Tom, einen Patienten, der an Prostatakrebs litt, behandelte Judy Griffin mit folgender Essenzenkombination:

* *Lilac und Meadow Sage, um das Tumorwachstum zu hemmen,*
* *Marigold gegen sexuelle Schuldgefühle,*
* *Gaillardia zur Anregung der Makrophagenproduktion und*
* *African Violet für ein glücklicheres, erfüllteres Leben.*

Diese Essenzen nimmt er seit fünf Jahren ein, und bis heute ist der Tumor nicht gewachsen. Tom ist inzwischen Ende Siebzig und fühlt sich körperlich sehr fit.

* Lemongrass gegen Beziehungsängste und den Schmerz, als Kind von den Eltern abgelehnt worden zu sein
* India Hawthorn und Wisteria zur Öffnung des Herzchakras und Förderung der universalen, überpersönlichen, bedingungslosen Liebe
* Crepe Myrtle gegen die Angst, seine Gefühle zum Ausdruck zu bringen

Bei Magenkrebs:
* Peppermint gegen Verlustängste, innere Unsicherheit, die Angst, nicht genügend Kontrolle über sein Leben zu haben, sowie Funktionsstörungen der Verdauungsorgane; wirkt auf den Magenmeridian
* Bamboo stärkt die Persönlichkeit, schenkt innere Unabhängigkeit; gegen Verdauungsprobleme
* Snapdragon stärkt das Immunsystem
* Amaryllis und Lily gegen Zukunftsängste
* Magnolia gegen mangelndes Selbstwertgefühl und zur Verbesserung der Verdauung

Bei Darmkrebs:
* Garden Mum gegen überkritische Einstellung und Bitterkeit; positive Wirkung auf Leber und Gallenblase
* Poppy gegen Neid und Besitzgier
* Periwinkle zur Verarbeitung negativer Erlebnisse und Erfahrungen, die die Lebensenergie schwächen und die Gesundheit schädigen
* Bougainvillea gegen Schuldkomplexe, strenge Erziehung, Unterdrückung der Emotionen
* Black Mushroom gegen Unsicherheit, Angst vor Veränderungen; stärkt das Immunsystem
* Dandelion zur Traum-Aktivierung
* Rosemary setzt Endorphine frei, hilft bei der Lösung von schmerzlichen Erinnerungen

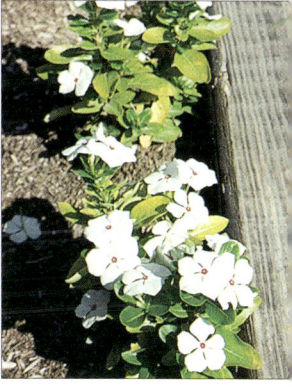

Periwinkle

Bei Leberkrebs:
* Pink Geranium gegen innere Anspannung, unterdrückten Groll, Funktionsstörungen der Leber und Gallenblase; wirkt auf den Lebermeridian
* Chamomile gegen unterdrückte Gefühle und angestauten Ärger
* Silver Moon gegen innere Ruhelosigkeit und den Hang zum Grübeln
* Abate Anger (Essenzenkombination) gegen angestauten Ärger, Probleme mit Leber und Gallenblase

* Bougainvillea gegen Schuldkomplexe, unterdrückte Emotionen
* Wisteria zur Öffnung des Herzchakras, Förderung der Liebesfähigkeit
* White Petunia: positive Wirkung auf die Gallenblase

Bei Gebärmutterkrebs:
* Lilac: Verzeihenkönnen; gegen Bitterkeit; hemmt das Tumorwachstum
* Marigold gegen sexuelle Schuldgefühle
* Carrot: positive Wirkung auf die Abwehrfunktion der Schleimhäute
* Ranunculus zur Verarbeitung von sexuellem Mißbrauch in der Kindheit

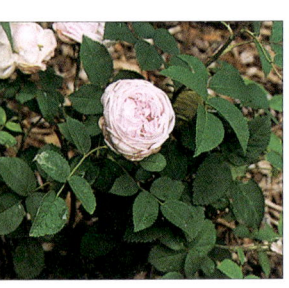

Madame Louis Levique

* Madame Louis Levique (Rosenessenz) gegen das Gefühl, immer alles unter Kontrolle haben zu müssen; zur Neutralisierung von Toxinen
* Marie Pavié (Rosenessenz) hilft, bei inneren Konflikten der Stimme unseres Herzens zu folgen
* Marquis Bocella (Rosenessenz) fördert Vertrauen und langfristige Liebesbeziehungen

Bei Knochentumoren:
* Crossandra gegen Unsicherheit, Angst vor Veränderungen, Verdauungsstörungen
* White Rose gegen Ängste; Schutz vor Umweltgiften
* Sunflower hilft bei Glaubenskonflikten, dem Gefühl, „von Gott und der Welt" verlassen zu sein; schenkt inneren Frieden und Vitalität
* African Violet: Freisetzung von Endorphinen, schenkt Glücksgefühle, innere Erfüllung
* Borage gegen Erkrankungen, die die Knochen betreffen
* Viridiflora (Rosenessenz) zur Erdung und Verstärkung der Energie, die durch die Wirbelsäule strömt

Bei Eierstock- oder Hodenkrebs:
* Japanese Magnolia gegen prämenstruelles Syndrom, Abhängigkeit des eigenen Selbstwertgefühls von der sexuellen Wirkung auf Männer
* Marigold gegen sexuelle Schuldgefühle
* Ligustrum fördert Spontaneität; gegen unterdrückte Emotionen wie Kummer und Zorn, die an der Lebensenergie zehren
* Self-Image (Essenzenkombination zur Förderung des Selbstwertgefühls)

* White Hyacinth gegen Schock und Trauma
* Bluebonnet: Erkennen des Lebenssinns, positive Veränderungen, Verbesserung des Gesundheitszustandes

Bei Gehirntumoren:
* Stock gegen Nervosität, innere Anspannung, Hyperaktivität, streßbedingte Erkrankungen
* Echinacea zur Stärkung der Abwehrkräfte, gegen Funktionsstörungen des Nervensystems

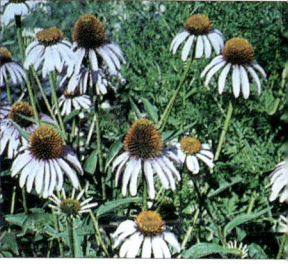

Echinacea

* Verbena wirkt beruhigend, gegen nervöse Anspannung und Hyperaktivität
* Rosemary: Endorphine, Überwindung schmerzlicher Erinnerungen
* Iris gegen mentalen Streß
* Azalea synchronisiert rechte und linke Gehirnhälfte, daher gut für „linkshirnige" Menschen; ausgleichende Wirkung auf die Chakren
* Sweet Annie: positive Wirkung auf das Gedächtnis

Bei Lymphdrüsenkrebs:
* Soapwort: innere Weisheit, Hören auf die innere Stimme, entgiftende und entwässernde Wirkung; wirkt auch gegen Cellulitis
* Salad Burnet gegen Depressionen, die aus unerfüllten Wünschen in der Partnerbeziehung entstanden sind; blutbildend, entzündungshemmend
* Tansy: Schutz vor Umweltgiften
* Lobelia hilft Menschen, die nicht nein sagen können, Grenzen zu setzen
* Cinnamon Basil für Menschen, die bei Rückschlägen und Hindernissen leicht aufgeben; hilft auch gegen Kreuzschmerzen und reguliert den Blutzuckerspiegel
* Curry gegen innere Anspannung, Migräne; verbessert die Durchblutung

Gegen Kaposi-Sarkom bei Aids-Kranken:
* Silver Lace fördert die Bildung von Interferonen
* Columbine fördert die Aktivität von Antikörpern
* Lilac hemmt Tumorwachstum
* Marigold gegen sexuelle Schuldgefühle

Bei Leukämie:
* Jasmine für den Typ des Eigenbrötlers oder einsamen Rebellen; gegen Knochen- und Knochenmarkserkrankungen wie Osteoporose usw.

* Dianthus gegen Apathie und Gefühl der Isolation, mangelnde Lebensfreude, Anämie, chronische Müdigkeit
* Red Malva: Hören auf die innere Stimme, Kontakt zum Höheren Selbst
* Yarrow zur Potenzierung der Wirkung und Stärkung des Immunsystems
* Wandering Jew schenkt Mut, Selbstdisziplin, Durchhaltevermögen; gegen Neuropathie
* Anemone schenkt Lebensfreude, aktiviert die Selbstheilungskräfte

Bei Lungenkrebs:
* Baby's Breath: Abwehrhaltung gegen alles Neue; wirkt gegen Erkrankungen der Lunge und Atemwege wie Asthma, Angina, Rippenfellentzündung usw.
* Spike Lavender bekämpft Dominanzstreben, fördert die Kooperationsfähigkeit; hilft gegen Erkrankungen der Lunge und Bronchien, z. B. Stauungslunge, häufigen Husten, Gefühl der Beklemmung in der Brust
* Thyme stärkt das Immunsystem
* Poppy gegen Neid, Besitzgier; bekämpft Lungenerkrankungen wie z. B. Tuberkulose
* Lantana gegen übersteigerte Sensibilität und Allergien, v. a. der Atemwege
* Morning Glory für Menschen, die nur in ihren Erinnerungen an eine glücklichere Vergangenheit leben; schenkt Enthusiasmus und die Initiative, etwas zu verändern; hat eine reinigende, entgiftende Wirkung auf den Organismus, verbessert die Durchblutung

Bei Bauchspeicheldrüsenkrebs:
* Primrose: Mangel an Liebe und Zuwendung, Funktionsstörungen der Bauchspeicheldrüse, z. B. Diabetes und Hypoglykämie
* Moss Rose gegen das Gefühl, „nicht genug zu bekommen" und Funktionsstörungen der Bauchspeicheldrüse
* Mexican Hat bringt Erfolg, Wohlstand und Fülle in allen Lebensbereichen; hilft, wenn unsere Bedürfnisse nicht erfüllt werden
* Mexican Bush Sage schenkt Mut, die eigene Individualität zum Ausdruck zu bringen, ohne uns um die Meinung der anderen zu kümmern
* Bouquet of Harmony hat eine harmonisierende Wirkung auf das endokrine System
* Yarrow: Potenzierung, Stärkung des Immunsystems

Zur Verhinderung von Metastasenbildung und Rezidiven:
* Tansy: Schutz vor Umweltgiften
* Lobelia: Abgrenzung
* Snapdragon: Stärkung des Immunsystems
* Dill: Bildung von Immunglobulin A, Überwindung der Angst vor dem Tod
* Yarrow: Potenzierung, Immunsystem
* Wild Oats: positive Lebenseinstellung, Sinn für Humor, wirkt gegen Depressionen; verhindert die Entstehung arteriosklerotischer Plaques

Essenzenkombinationen

* Abate Anger gegen Jähzorn, Wutausbrüche, aber auch die Neigung, seinen Zorn zu unterdrücken und in sich anzustauen; wirkt gegen Depressionen, Bluthochdruck, gallenbedingte Verdauungsstörungen und entzündliche Erkrankungen.
* Allergy gegen allergischen Dauerschnupfen, geringe Streß-Belastbarkeit.
* Cold and Flu stärkt die Abwehrkräfte gegen Erkältungen und Grippeepidemien (zur Vorbeugung zweimal täglich; wenn man bereits erkrankt ist, alle halben Stunden – so lange, bis die Symptome nachlassen).
* Deep Sleep gegen Schlafstörungen, chronische Müdigkeit, Hyperaktivität, Winterdepression und bei manisch-depressiver Erkrankung.
* Energy fördert Wohlbefinden, schenkt Energie und Durchhaltevermögen; gut bei Müdigkeit, Abgeschlagenheit, Unwohlsein, zur Unterstützung eines Trainings, intensiven Studiums oder auf Reisen.
* Passion fördert Begeisterungsfähigkeit und Anziehungskraft aufs andere Geschlecht.
* Reduce Stress lindert Ängste, Nervosität, innere Anspannung, so daß wir den Herausforderungen des täglichen Lebens besser standhalten können.
* Self-Image stärkt das Selbstwertgefühl und den Glauben an den eigenen Erfolg.
* Stop Smoking hilft bei der Überwindung von Suchtverhalten aller Art (Rauchen, Alkohol, Spielleidenschaft, Verschwendungssucht).
* Weight gegen zwanghaftes Essen, Störungen im Hormonsystem, die zu Übergewicht führen, Bulimie und Magersucht.

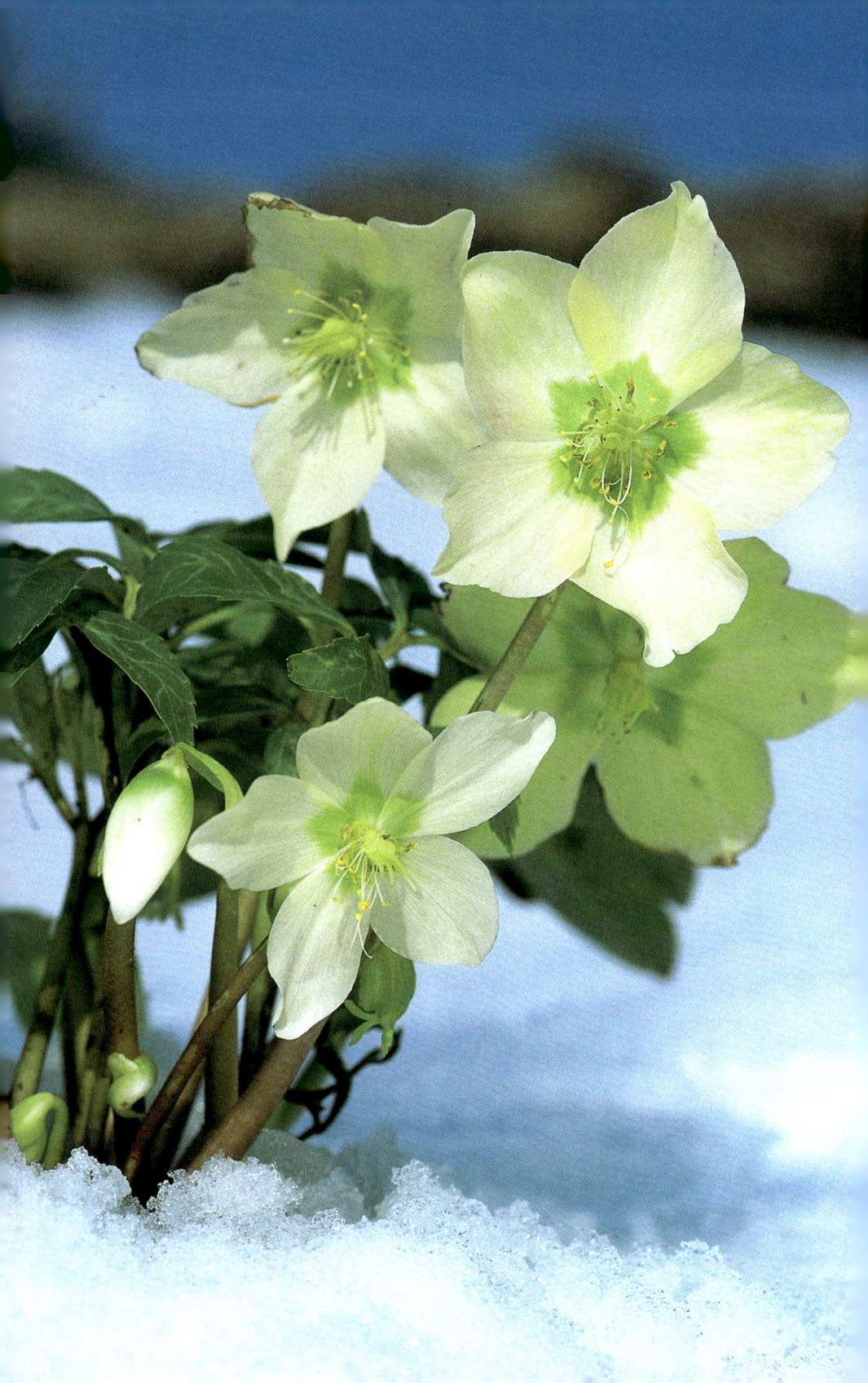

Pegasus Products
Blütenessenzen auf der Basis gechannelter Informationen

Anfang der achtziger Jahre entstand in den USA eine neue Gruppe von Essenzen – die Pegasus-Blütenessenzen und -Edelsteinelixiere. Ein Großteil der Informationen über die Wirkung dieser Essenzen stammt von zwei Trance-Channeling-Medien, Kevin Ryerson und John Fox.

Der Begründer der Pegasus-Essenzenlinie, Gurudas, hatte sich schon vorher mit Blütentherapie und anderen Naturheilverfahren beschäftigt und diese in seiner Praxis angewandt. Später begann er mit Ryerson zusammenzuarbeiten und hielt in San Francisco viele Gruppen-Channeling-Sitzungen zur Erforschung der Wirkung von Blütenessenzen mit ihm (und später auch mit John Fox) ab. Gurudas hat Bücher über die Wirkung der Edelsteinelixiere und Blütenessenzen geschrieben, in die große Teile dieser gechannelten Informationen eingeflossen sind. 1983 gründete er die Firma Pegasus Products, die inzwischen über 500 verschiedene Blütenessenzen aus aller Welt herstellt und vertreibt.

Fred Rubenfeld, der die Firma Pegasus Products später übernahm, hatte vorher in einer Diamantenfabrik in New York gearbeitet. Diese Tätigkeit hatte ihn dazu inspiriert, sich mit der Heilkraft von Edelsteinen zu beschäftigen. Anfangs stellte er nur Edelsteinelixiere her; später, als er die Firma Pegasus übernahm, begann er auch Blütenessenzen zu produzieren.

Das von Kevin Ryerson und John Fox gechannelte Material enthält sehr viele neue Informationen über Blütenessenzen und deren Wirkung; und so kommt es, daß die Firma Pegasus Products zahlreiche Blütenessenzen bereits bekannter Essenzenlinien (z. B. Bach-Blüten, Desert Alchemy und kalifornische Blütenessenzen) herstellt, aber mit zum Teil völlig neu hinzugekommenen Anwendungsgebieten und Erkenntnissen hinsichtlich ihrer Wirkung.

Neu ist zum Beispiel der Gedanke, daß Blütenessenzen zur Bekämpfung von Miasmen eingesetzt werden können. Miasmen sind laut Samuel Hahnemann, dem Begründer der modernen Homöopathie, die Ursache aller chronischen und auch mancher akuter Erkrankungen. Sie sind der Nährboden für Krankheiten in unserem Körper, die über den genetischen Code von Generation zu Generation weitervererbt werden – also eigentlich nicht die Krankheit selbst, sondern eher die Veranla-

literatur

Gurudas: „Heilung durch die Schwingung der Blütenessenzen", Verlag Gesundheit und Entwicklung, Schaffhausen, 1996

◄ *Abbildung:*
Die Helleborus-Essenz (Christrose, S. 173) wirkt verjüngend und hilft, eine positive Einstellung zum Alterungsprozeß zu entwickeln.

info

Pegasus Products Inc.
P. O. Box 228
Boulder, CO 80306, USA
Tel.: 0 01/9 70/6 67 30 19
Fax: 0 01/9 70/6 67 36 24

gung dazu. *Gespeichert werden Miasmen in den Zellen und in unseren feinstofflichen Körpern. Beispiele dafür sind bestimmte Viren und Bakterien, die lange Zeit in unseren Zellen ruhen können und dann wieder aktiviert werden; dann treten akute Krankheiten auf. Gurudas sieht in den Miasmen einen „Mangel an Licht und Lebenskraft“. Blütenessenzen erfüllen die miasmatischen Bereiche mit diesem Licht und dieser Kraft und lösen sie dadurch auf. In dem Buch von Gurudas wird ausführlich beschrieben, welche Blütenessenzen gegen welches Miasma eingesetzt werden können.*

Gurudas hat auch ein etwas anderes Testverfahren für seine Blütenessenzen entwickelt. Er arbeitet zwar auch mit dem bekannten kinesiologischen Muskeltest; doch für viele seiner Blütenessenzen gibt es einen Testpunkt. Das ist in der Regel jener Körperbereich, in dem Probleme bestehen, auf die die Blütenessenz wirkt. Wenn eine Essenz also beispielsweise eine positive Wirkung auf die Leber hat, liegt der Testpunkt meist auch im Bereich der Leber.

Beim kinesiologischen Muskeltest geht man dann folgendermaßen vor: Man drückt auf den Testpunkt und fordert den Patienten auf, seinen Arm auszustrecken, damit man testen kann, wie stark der Widerstand ist, wenn man den Arm herunterdrückt und gleichzeitig Druck auf den Testpunkt ausübt. Nun gibt man dem Patienten die Essenz in die Hand, die man testen möchte, und drückt seinen Arm wieder herunter. Wenn die Essenz für ihn richtig ist, wird sein Arm starken Widerstand leisten und dem Druck des Therapeuten standhalten. (Man kann die Blütenessenz auch in die Nähe des Testpunkts halten und dann den Muskeltest durchführen.)

Die Testpunkte sind bei den Blütenessenzen-Beschreibungen jeweils in der Randspalte angegeben. Sollte es für eine Blütenessenz keinen speziellen Testpunkt geben, so wendet man einfach das normale Muskeltestverfahren an.

Gurudas und Rubenfeld haben auch besondere Verfahren zur Potenzierung und Reinigung ihrer Essenzen entwickelt: Fred Rubenfeld stellt seine Essenzen in einer Schale aus Quarzkristall her und potenziert sie anschließend, indem er sie unter eine Pyramide stellt. Bei längerer Lagerung werden die Fläschchen in gewissen Zeitabständen immer wieder unter die Pyramide gestellt, um die Essenzen haltbar und widerstandsfähig gegen schädliche Umwelteinflüsse zu machen. Da Schwingungsheilmittel sehr anfällig für radioaktive Strahlung und Umweltverschmutzung sind, empfehlen Gurudas und Rubenfeld auch, die Fläschchen öfters mit einer Mischung aus Meersalz und destilliertem Wasser zu reinigen. Diese Empfehlungen gelten jedoch eher für den Hersteller als für den Anwender, da die Flaschen und auch die Essenzen selbst nur alle zwei bis drei Monate auf diese Weise gereinigt werden müssen; und so lange wird der Einzelanwender seine Essenzen wahrscheinlich kaum aufbewahren.

bezugsquellen

LF Naturprodukte
Hans Finck
Treenering 105
Postfach 22
24851 Eggebek
Tel.: 0 46 09/15 26
Fax: 0 46 09/15 35

St.-Berthold-Apotheke
St.-Berthold-Allee 23
A-4451 Garsten
Tel.: 00 43/72 52/53 13 10
Fax: 00 43/72 52/53 13 16

Welche Essenzen für welches Problem?

❏ Leiden Sie an Angstzuständen? ➪ **1 6**

❏ Haben (oder hatten Sie in Ihrer Kindheit) Probleme
mit Ihrem Vater? ➪ **14**

❏ Leiden Sie immer noch unter einer gescheiterten Liebesbeziehung oder dem Tode eines Ihnen nahestehenden
Menschen und haben das Gefühl, darüber nicht
hinwegzukommen? ➪ **18 21**

❏ Wirft man Ihnen manchmal kindliches, unreifes Verhalten
vor, oder haben Sie selber hin und wieder den Eindruck,
„noch nicht richtig erwachsen" zu sein? ➪ **19**

❏ Leiden Sie unter religiösen Konflikten oder darunter, im
Leben keinen Sinn entdecken zu können? ➪ **35 36**

❏ Haben Sie das Gefühl, mediale Fähigkeiten zu besitzen,
oder möchten Sie diese entwickeln? ➪ **17 24 34 35**

❏ Sagt man Ihnen manchmal, daß Sie zu materialistisch
eingestellt sind? ➪ **33**

❏ Sind Sie sportlich sehr aktiv? ➪ **6**

❏ Planen Sie eine Fastenkur, oder möchten Sie Ihre
Ernährung umstellen (z. B. auf eine vegetarische oder
leichtere Kost)? ➪ **28 29 30**

❏ Möchten Sie Ihre Gedächtnisleistung verbessern, haben
Sie Lernprobleme, oder bereiten Sie sich gerade auf eine
Prüfung vor? ➪ **14 19 23 24 25**

❏ Sind Sie eine Frau, und leiden Sie unter sexuellen Problemen
oder Erkrankungen/Beschwerden der Geschlechtsorgane? ➪ **26**

❏ Wünschen Sie sich ein Kind? ➪ **27**

❏ Haben Sie ein hyperaktives Kind, oder betreuen Sie
solche Kinder? ➪ **7**

❏ Stottert Ihr Kind? ➪ **5 25**

❏ Haben Sie ein autistisches Kind zu betreuen? ➪ **3 10 24**

❏ Leiden Sie unter einem Zustand allgemeiner Erschöpfung? ➪ **6**

❏ Sind Sie anfällig für Infektionen; möchten Sie Ihr Immunsystem stärken? ➪ **2 8 10 11 13 20**

❏ Leiden Sie unter Magenbeschwerden oder
Verdauungsproblemen? ⇨ `1` `15`

❏ Machen Allergien Ihnen das Leben schwer? ⇨ `5`

❏ Haben Sie Probleme mit der Lunge oder den Atemwegen? ⇨ `11` `12` `36`

❏ Leiden Sie an einer Erkrankung der Nieren oder der Leber? ⇨ `12` `13` `17`

❏ Haben Sie Probleme mit den Knochen oder der Wirbelsäule,
oder haben Sie eine rheumatische Erkrankung? ⇨ `3` `4` `16`

❏ Sind Sie (oder ist jemand in Ihrem Familien- oder Freundeskreis) an Krebs erkrankt? ⇨ `2` `5` `9` `14` `15` `16` `17` `18`

❏ Leiden Sie unter Diabetes oder Hypoglykämie (zu niedrigem
Blutzuckerspiegel)? ⇨ `2` `3` `16` `26`

❏ Machen Ihnen Herz-Kreislauf-Probleme, Anämie oder
Durchblutungsstörungen zu schaffen? ⇨ `9` `11` `15` `18` `19` `22`

❏ Haben Sie Krampfadern oder Hämorrhoiden? ⇨ `9`

❏ Leiden Sie unter altersbedingten Beschwerden oder
Erkrankungen (z. B. nachlassendes Gedächtnis, Arteriosklerose,
Schwerhörigkeit, Potenzstörungen), oder haben Sie
Probleme mit dem Älterwerden? ⇨ `14` `19` `20` `21` `22` `23`

❏ Haben Sie Parodontose oder andere Probleme mit den
Zähnen und/oder dem Kieferknochen? ⇨ `3` `5`

❏ Leiden Sie unter Sehstörungen oder Augenerkrankungen
(Kurz-, Weitsichtigkeit, grauer Star, grüner Star usw.? ⇨ `33`

❏ Haben Sie Hautprobleme (Akne, Ekzeme, Neurodermitis,
Psoriasis)? ⇨ `7` `9` `14`

❏ Haben Sie in Ihrem Beruf viel mit Kindern zu tun? ⇨ `31`

❏ Üben Sie einen Beruf aus, bei dem es auf besondere
Sensibilität oder heilende Energie in den Händen ankommt
(Touch for Health, Massage, Chiropraktik, Heilen durch
Handauflegen usw.)? ⇨ `17` `31` `32` `34`

❏ Haben Sie Patienten oder Angehörige zu betreuen, die an
psychischen Störungen (Schizophrenie, Psychosen, Halluzinationen),
Erkrankungen des Gehirns oder Nervensystems leiden oder
deren Gehirn durch einen Unfall oder Schlaganfall
geschädigt ist? ⇨ `10` `23` `24` `26` `34` `35` `36`

Die Blütenessenzen

1 Loquat
(Eriobotrya japonica, japanische Mispel)
Die Essenz aus den weißen, nach Bittermandeln riechenden Blüten dieses Obstbaums unterstützt die Aktivität der Verdauungsenzyme und wirkt gegen Magenprobleme, z. B. Übelkeit oder Reisekrankheit. Ängste werden abgebaut.

2 Sugar beet
(Beta vulgaris, Rübe)
Diese Essenz fördert die Insulinproduktion der Bauchspeicheldrüse und läßt sich daher gut zur Behandlung von Störungen im Blutzuckerhaushalt (Diabetes, Hypoglykämie) einsetzen. Auch die Produktion und Aktivität der weißen Blutkörperchen wird gesteigert. Auf diese Weise stärkt Sugar beet das Immunsystem, denn die weißen Blutkörperchen spielen nicht nur eine wichtige Rolle bei der Bekämpfung von Viren, Bakterien und anderen Mikroorganismen, sondern auch bei der Erkennung und Bekämpfung entarteter Krebszellen. Außerdem wirkt die Essenz gegen Leukämie und Krankheiten, die durch Strahlungseinwirkung entstanden sind.

3 Banana
(Musa paradisiaca, Banane)
Die Essenz aus den prachtvollen gelb-violetten Blüten dieser tropischen Pflanze wirkt in erster Linie auf Knochen und Zähne. Sie hilft bei Verrenkungen und anderen Knochenproblemen, hat eine regenerierende Wirkung auf das Knochenmark und kräftigt Zahnfleisch und Kieferknochen; daher läßt sie sich gut bei Parodontose einsetzen. Außerdem wirkt sie unterstützend bei der Behandlung von Diabetes und verbessert die Kommunikationsfähigkeit bei Autisten.

Bei Parodontose kann man Banana auch als Mundwasser verwenden (mehrmals täglich ca. fünf Tropfen auf ein Viertelglas Wasser). Testpunkt ist der Blasen- oder Nierenmeridianpunkt (Außenseite der Fußknöchel).

4 Lilac
(Syringa vulgaris, Flieder)
Diese Essenz wirkt auf die Wirbelsäule: Sie bekämpft entzündliche Prozesse im Wirbelsäulenbereich, lindert Lähmungen durch einen eingeklemmten Nerv und läßt sich auch noch bei einer Vielzahl anderer Wirbelsäulenerkrankungen (z. B. Verhärtungen der Wirbel) einsetzen. Die Wirbelsäule wird beweglicher, die Körperhaltung verbessert sich. Für Orthopäden und Chiropraktiker empfiehlt es sich, ihre Patienten diese Essenz vor einer Wirbelsäulenbehandlung einnehmen zu lassen.

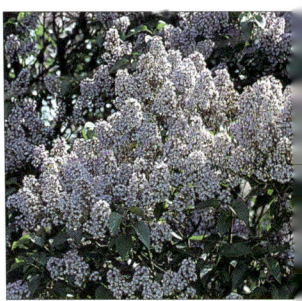

Lilac

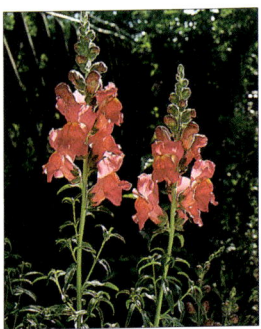

Snapdragon
Testpunkt für diese Essenz
ist das Kronenchakra über
dem Scheitel des Kopfes.

Bottlebrush wirkt auch gegen
vage Angstzustände, für die es
keine konkrete Erklärung gibt.

Testpunkte für Cotton:
das Kreuzbein und die
Medulla oblongata (das
„verlängerte Rückenmark",
d. h. der Abschnitt des Zen-
tralnervensystems zwischen
Rückenmark und Gehirn; liegt
etwa im Bereich der hinteren
Schädelgrube)

5 Snapdragon (Antirrhinum majus, Löwenmaul)

Die heilende Wirkung dieser Essenz erstreckt sich auf den gesamten Bereich des Schädels und des Gesichts: Sie wirkt gegen Störungen und Fehlstellungen der Kieferknochen und -gelenke, Erkrankungen im Bereich von Kehlkopf, Stimmbändern, Luft- und Speiseröhre, Lippenkrebs usw. Auch Allergien, die einen fleckigen Ausschlag auf der Haut verursachen, lassen sich mit Snapdragon behandeln. (Das zeigt sich bereits an der Signatur der Pflanze – den Punkten und Flecken auf der Blüte.) Störungen der Sprechfähigkeit (z. B. Stottern) werden positiv beeinflußt. Eine äußerliche Anwendung ist möglich.

6 Bottlebrush (Callistemon viminalis, Zylinderputzer)

Diese Pflanze, deren rote Blüten wie kleine Flaschenbürsten aussehen, stammt aus Australien, kommt aber inzwischen auch in Teilen der USA (Florida, Kalifornien) vor. In der Essenzenlinie der australischen Buschblüten wird sie dazu eingesetzt, Menschen in Übergangsphasen ihres Lebens Kraft und Selbstvertrauen zu schenken (siehe S. 215). Im Rahmen der Pegasus-Essenzen gibt sie Kraft im physischen Sinn: Sie hilft bei Erschöpfungszuständen und hat eine positive Wirkung auf das Muskelgewebe, z. B. bei Muskelkater, der ja dadurch entsteht, daß sich nach anstrengendem Training Stoffwechselprodukte wie Milchsäure in den Muskeln ansammeln. Bottlebrush entfernt diese Milchsäureablagerungen und auch Gift- und Abfallstoffe aus dem Gewebe.

7 Luffa (Luffa aegyptiaca, Schwammgurke)

Die Essenz aus den weißen oder gelben Blüten dieses Kürbisgewächses, aus dessen gurkenähnlichen Früchten die Luffaschwämme hergestellt werden, steigert die Ausscheidung von Giftstoffen über die Haut und hilft daher bei Hautproblemen aller Art wie beispielsweise Ekzemen oder Geschwüren. (Man kann sie auch äußerlich anwenden.) Darüber hinaus läßt sie sich zur Behandlung hyperaktiver Kinder einsetzen und verbessert die Aufnahme der Vitamine B, C und E.

8 Cotton (Gossypium, Baumwolle)

Für die Pegasus-Baumwollessenzen werden die Blüten zweier Arten verwendet – des Baumwollbaums (Gossypium arboreum) und der Hochlandbaumwolle (Gossypium hirsutum var.

punctatum). Wie die Signatur der Pflanze bereits vermuten läßt, wirkt die Cotton-Essenz auf die Körperbehaarung und hilft daher bei Haarausfall ebenso wie bei zu starkem Haarwuchs. Unsere Körperhaare sind die „vorderste Front" unseres Immunsystems: So hindern z. B. die feinen Härchen in den Nasenlöchern und die Behaarung im Genitalbereich Krankheitserreger daran, in unseren Organismus einzudringen. Cotton schützt diese empfindlichen Körperbereiche und gibt dem Haar mehr Kraft. Die Essenz wirkt auch regulierend auf die männlichen und weiblichen Geschlechtshormone, die mit der Körperbehaarung in Zusammenhang stehen.

9 Redwood (Sequoia sempervirens, Immergrüner Mammutbaum)

Diese Essenz regt den Kreislauf und das endokrine System an und verlängert das Leben – was bereits in der Signatur dieses Baums zum Ausdruck kommt, der bis zu 1500 Jahre alt werden kann. Die Zellen regenerieren sich, die Produktion roter Blutkörperchen wird gesteigert. Daher wirkt die Essenz gegen alle Erkrankungen, die mit Blut und Blutgefäßen in Zusammenhang stehen: Anämie, Blutvergiftung, Bluterkrankheit, Leukämie, Krampfadern und Hämorrhoiden. Auch bei Hauterkrankungen (z. B. Psoriasis, Akne) läßt sie sich einsetzen.

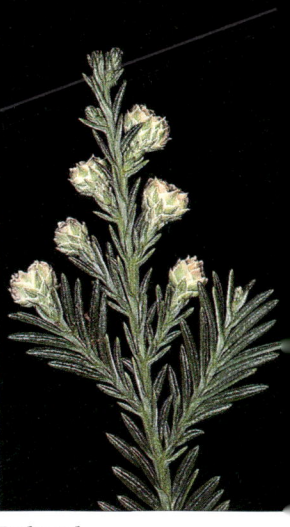

Redwood

10 Amaranthus (Amaranthus hypochondriacus, Fuchsschwanz)

Diese tropische Pflanze mit den dekorativen, purpurroten oder goldgelben herabhängenden Blüten wurde bei den Azteken als Getreidepflanze verwendet und erfreut sich auch bei uns in letzter Zeit als besonders hochwertiges, nährstoffreiches Getreide wachsender Beliebtheit. Die Essenz stärkt das Immunsystem und hilft bei der Abwehr von Viren und Bakterien, indem sie die Produktion von Interferon (einem körpereigenen Stoff, der die Virenvermehrung hemmt) in den Zellen steigert. Immer wenn das Immunsystem geschwächt oder überlastet ist, sollte man Amaranthus einnehmen. Außerdem hilft die Essenz gegen bestimmte Geisteskrankheiten wie Autismus, Schizophrenie und Halluzinationen. Sie verbessert auch die Aufnahme von Nährstoffen (vor allem Proteinen) aus der Nahrung und regt die Aktivität der Enzyme an.

Testpunkt: die Medulla oblongata

11 Jasmine (Jasminum officinale, Jasmin) und Star Jasmine (Trachelospermum jasminoides, Sternjasmin)

Diese Essenz wirkt regulierend und reinigend auf alle Schleimhäute, vor allem auf die Atemwege: Nase, Nebenhöhlen und Lungen. Sie hilft bei Schleimproblemen aller Art, z. B. bei hartnäckigem Schnupfen oder Lungenstauung (etwa bei einer Erkältung oder Lungenentzündung). Auch Viren werden dadurch bekämpft, und der Darm wird entgiftet. Da die Essenz auch den Geruchssinn verbessert, eignet sie sich gut zur begleitenden Einnahme bei einer Aromatherapie: Die Aufnahmefähigkeit für die heilenden Aromastoffe (auch direkt über die Haut) wird erhöht. Außerdem verbessert sie die Mikrozirkulation (den Blutkreislauf in den Kapillaren).

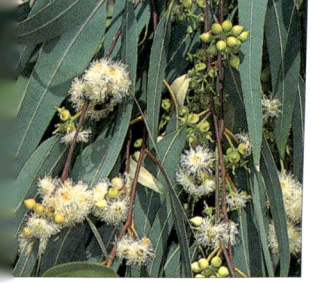

Eucalyptus

12 Eucalyptus (Eucalyptus globulus, Eukalyptusbaum, Tasmanischer Blaugummibaum)

Das Eukalyptusöl, das aus den Blättern dieses Baums gewonnen wird, hilft bei Husten und Erkältungen. Ein Teil dieser Heilpflanzenwirkung überträgt sich auch auf die Blütenessenz: Man kann sie bei Atembeschwerden und Atemwegserkrankungen einsetzen; Asthma wird dadurch gelindert, die Lungen von Rauchern werden gereinigt und regeneriert. Auch bei Krankheiten, die durch schädliche Strahleneinwirkung entstehen, Entzündungen und Erkrankungen der Niere und Leber und bei Malaria hilft Eucalyptus.

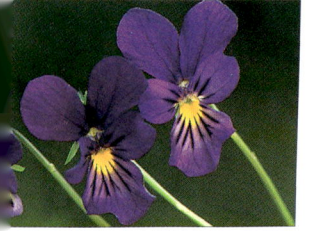

Pansy
Testpunkte für diese Essenz:
beliebige Punkte im Gesicht.

13 Pansy (Viola tricolor, Stiefmütterchen)

Diese Essenz wirkt gegen Viren aller Art, von den „harmlosen", die nur Schnupfen und Erkältung bringen, bis hin zu gefährlicheren Virusinfektionen wie Aids oder Hepatitis. Gurudas meint, daß diese Essenz auch zur Bekämpfung neuer Virusinfektionen, die sich in Zukunft auf der Welt ausbreiten könnten oder von Tieren auf Menschen übertragen werden, eine wichtige Rolle spielen wird.

14 Saguaro (Carnegiea gigantea, Saguarokaktus)

Die Essenz aus den weißen Blüten dieses riesigen, in den Wüstengebieten im Südwesten der USA vorkommenden Kaktusses hilft bei Problemen mit dem Vater. Außerdem hat sie eine positive Wirkung auf das Lymphsystem (z. B. bei Schwellungen und Tumoren) und hilft gegen Leukämie und Lähmungen im Bereich des Gehirns. Wegen ihrer reinigenden Wirkung auf das Lymphsystem kann man sie auch mit Erfolg einsetzen, wenn man HIV-positiv ist, die typischen Aids-Symptome bisher aber noch nicht aufgetreten sind. Der Gedächtnisverlust im Alter wird aufgehalten. Äußerlich angewandt, wirkt Saguaro gegen Hautprobleme (vor allem Ekzeme).

15 Aloe vera
(Echte Aloe)

Das gallertartige Mark in den Blättern dieser Pflanze wird in der Kosmetikindustrie und auch in der Naturkosmetik zur Hautpflege verwendet; es spendet Feuchtigkeit und wird auch bei Brand- und Schnittwunden und Hautkrankheiten wie Akne, Neurodermitis und Psoriasis eingesetzt. Innerlich kann man den Saft zur Darmentgiftung, Blutreinigung, Stärkung des Immunsystems und Linderung zahlreicher Beschwerden und Erkrankungen einnehmen. Die Essenz aus den Blüten dieser Pflanze eignet sich gut zur begleitenden Behandlung von Krebspatienten. Außerdem regt sie Kreislauf und Nervensystem an, hilft gegen Magenverstimmung und Verdauungsprobleme und wirkt auch sehr gut bei äußerlicher Anwendung: Zur Kreislaufanregung empfiehlt Gurudas, die Essenz in die Haut einzumassieren; in die Fußsohlen eingerieben, kann sie die Wirkung der Reflexzonentherapie verbessern.

Gurudas empfiehlt, bei Krebserkrankungen zusätzlich Aloe-vera-Saft einzunehmen und diesen Saft bei bestimmten Hautkrebsarten auch in die Haut einzumassieren. Testpunkte sind die Innenseiten der Daumen.

16 Apricot
(Prunus armeniaca, Aprikose)

Auch diese Essenz hat eine schwächende Wirkung auf bösartige Tumoren. Außerdem hilft sie bei Gicht und reinigt den Blinddarm. Bei akuter Blinddarmentzündung reicht die Essenz allein jedoch natürlich nicht aus, sondern kann nur zur begleitenden Behandlung (in höheren Dosen) eingenommen werden; in solchen Fällen ist sofortige ärztliche Hilfe erforderlich. Auch auf die Bauchspeicheldrüse hat Apricot eine positive Wirkung; sie reguliert den Blutzuckerspiegel und wirkt auch ausgleichend bei psychischen Reaktionen auf einen zu hohen oder zu niedrigen Blutzuckerspiegel (z. B. Stimmungsschwankungen). Mineralstoffe, Proteine und die Vitamine B und C können vom Körper besser aufgenommen werden.

Testpunkt: der Kiefer

17 Avocado
(Persea americana)

Avocado hat eine positive Wirkung auf die Ausscheidungsorgane und reinigt das Blut. Die Tätigkeit von Leber und Nieren wird angeregt; Proteine können vom Organismus besser aufgenommen werden. Außerdem verzögert die Essenz das Wachstum bösartiger Tumoren und verbessert den Appetit bei Patienten mit fortgeschrittenen Krebserkrankungen. Daher läßt sie sich gut in Kombination mit anderen Essenzen einsetzen, die gegen Krebs wirken. Eine weitere Wirkung der Avocado-Essenz besteht darin, daß sie den Menschen aufnahmebereiter für Berührungen macht; deshalb eignet sie sich

Avocado fördert auch die Intuition und telepathische Fähigkeiten wie beispielsweise die Gabe, die Aura eines Menschen zu sehen. Testpunkt ist der Solarplexus.

hervorragend zur Begleitung und Unterstützung von Therapien wie Massage, Touch for Health und Heilung durch Handauflegen.

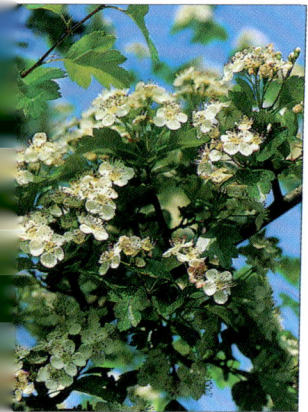

Hawthorne

18 Hawthorne
(Crataegus oxyacantha, Weißdorn)

Die Blüten, Blätter und Beeren dieses Strauches steigern die Herzleistung und die Durchblutung der Herzkranzgefäße und werden daher zur Bekämpfung leichter Herzschwäche (Altersherz) eingesetzt. Die Hawthorne-Essenz hilft ebenfalls bei manchen Herzbeschwerden und außerdem auch gegen ein „gebrochenes Herz" im übertragenen Sinn: Sie lindert Kummer, beispielsweise über den Tod eines geliebten Menschen oder das Ende einer Liebesbeziehung. Solch seelischer Streß gehört häufig zu den Mitauslösern von Krebserkrankungen. Das ist das zweite wichtige Einsatzgebiet der Hawthorne-Essenz: Sie hemmt die Ausbreitung bösartiger Tumoren und bewirkt manchmal sogar deren Rückbildung. (Bei Leukämie und Knochenkrebs ist sie allerdings weniger wirksam.)

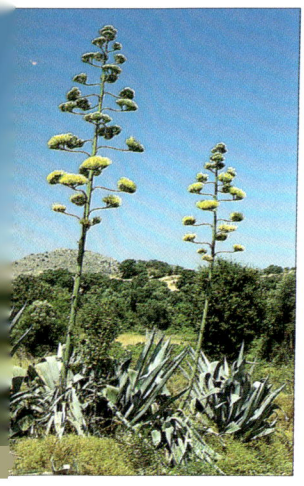

Century Agave

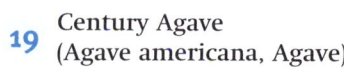

Agave hält den Alterungsprozeß auf, indem sie zur Zellerneuerung beiträgt. Testpunkt ist die Medulla oblongata.

19 Century Agave
(Agave americana, Agave)

Dieser Baum kann über 100 Jahre alt werden und blüht nur ein einziges Mal. Er braucht viele Jahre, bis er seine imposanten, mehrere Meter langen Blütenschäfte hervorbringt. Sie sind gewissermaßen das „Lebenswerk" dieser Pflanze, denn nach der Blüte stirbt sie ab. Das verweist bereits auf die energetischen Eigenschaften, die sich auf ihre Blütenessenz übertragen: Sie begünstigt Reifeprozesse, schenkt Geduld und Weisheit und wirkt auf alle Beschwerden, die mit dem Altern zu tun haben. Aus diesen Gründen eignet sie sich sehr gut für Menschen, die auch im Erwachsenenalter immer noch zu kindlichem, unreifem Verhalten neigen – Wutausbrüchen, Trotzreaktionen oder leichtfertigem, verantwortungslosem Handeln. Century Agave energetisiert Nervensystem und Gehirnzellen und verbessert dadurch auch den Zustand älterer Menschen, die an Alzheimer oder anderen Erkrankungen leiden, die mit geistigem Verfall einhergehen. Zwar werden sie durch die Essenz nicht von ihrer Senilität geheilt, aber sie werden zumindest geistig flexibler, aufgeschlossener für alles Neue und können Zusammenhänge besser begreifen. Außerdem verlängert die Essenz das Leben, verzögert den Alterungsprozeß und verschafft Linderung bei altersbedingten Erkrankungen aller Art – Arteriosklerose, Herzinfarkt und Schlaganfall.

20 Date Palm
(Phoenix dactylifera, Dattelpalme)

Diese Essenz wirkt regenerierend und verjüngend auf Zellen und Nervensystem und damit auf den ganzen Körper. Deshalb eignet sie sich gut zur Verlangsamung des Alterungsprozesses. Sie lindert auch Ängste vor dem Älterwerden.

Ebenso wie Cotton schwächt die Date-Essenz das Epstein-Barr-Virus.

21 Helleborus
(Helleborus niger, Christrose)

Die Essenz aus den weißen Blüten dieser Pflanze, die bereits im Winter erscheinen, weckt Verständnis für den Alterungsprozeß, so daß wir ihn besser akzeptieren und mit positiver Einstellung durchleben können. Sie hat auch eine verjüngende Wirkung auf die Haut und die Zellen unseres Körpers und hilft bei Depressionen – z. B. weil man das Älterwerden nicht akzeptieren kann oder weil eine Partnerbeziehung in die Brüche gegangen ist.

22 Mallow
(Malva, Malve)

Für diese Essenz werden zwei Malvenarten verwendet: die in Nordamerika vorkommende Rundblättrige Malve (Malva rotundifolia) und die Wilde Malve oder Algiermalve (Malva sylvestris), die außerdem auch in Europa und Mexiko wächst. Die Essenz aus den rosafarbenen oder purpurnen Blüten hilft gegen Midlife-crisis, Wechseljahrsprobleme und die Angst vor dem Älterwerden. Auch gesundheitliche Probleme und Beschwerden, die mit fortgeschrittenem Alter einhergehen (Krampfadern, Arteriosklerose, Herzerkrankungen, Potenzstörungen, Verschlechterung des Gehörs und der Gedächtnisleistung), kann man damit behandeln. Mallow regeneriert die Haut (zu diesem Zweck kann sie auch äußerlich angewandt werden) und weckt Erinnerungen an frühere Inkarnationen und die Fähigkeit, sich diese Erkenntnisse für das jetzige Leben nutzbar zu machen.

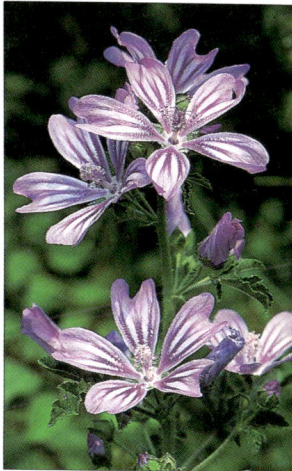

Mallow

23 Comfrey
(Symphytum officinale, Beinwell)

Als Heilpflanze hat dieses Kraut eine lange Tradition; schon Hildegard von Bingen empfahl es zur Behandlung von Knochenschäden. In der Volksheilkunde wurde Beinwellwurzel schon immer für Umschläge bei eiternden oder schlecht heilenden Wunden, Blutergüssen, Schwellungen und Unterschenkelgeschwüren, ja sogar zur Heilung von Knochenbrüchen verwendet. Die Blütenessenz eignet sich zur Behand-

Testpunkte:
Medulla oblongata, Kreuzbein

lung aller Erkrankungen und Beschwerden, die mit dem Nervensystem zu tun haben: Gürtelrose, Phantomgliederschmerzen, Gehirnschädigungen durch Kopfverletzungen oder exzessiven Alkoholkonsum. Wenn Muskeln und Nerven in einem Körperteil durch längere Inaktivität (z. B. nach einem Unfall) geschwächt sind, hilft Comfrey bei der Reaktivierung. Auch die Gedächtnisleistung wird verbessert.

24 Marigold
(Tagetes patula, Studentenblume)

Diese Essenz fördert mediale Fähigkeiten und hilft auch bei Lernproblemen und psychischen Störungen wie Autismus oder Schizophrenie, bei denen der Betroffene sich völlig von der Welt abkapselt und die Kommunikation mit ihm sehr erschwert ist. Darüber hinaus wirkt Marigold gegen verschiedene Arten von Entzündungen (Innenohr, Bauchspeicheldrüse, Sehnen, entzündliche Prozesse aufgrund von Virusinfektionen).

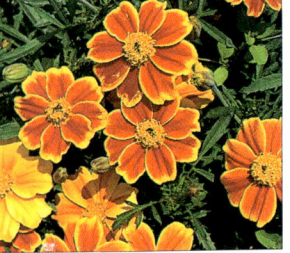

Marigold

25 Lemon
(Citrus limon, Zitrone)

Die Essenz aus den duftenden Blüten dieses Obstbaums hat eine Vielfalt an heilenden und regenerierenden Wirkungen: Sie stimuliert den Mentalkörper und verbessert vor allem die Aktivität der linken Gehirnhälfte, die für logisches, analytisches, verstandesbetontes Denken, sprachliche und mathematische Fähigkeiten zuständig ist. Deshalb eignet sie sich gut zur Examensvorbereitung. Außerdem baut sie Streß ab, entspannt die Muskeln, reinigt das Lymphsystem und verbessert die Durchblutung der Haut. Als Mundspülmittel kräftigt sie den Zahnschmelz. Die Lemon-Essenz verbessert die Aufnahme von Vitaminen, vor allem Vitamin C, senkt den Cholesterinspiegel und beugt Haarausfall vor. Wenn man eine Spritze bekommen hat, sollte man die Stelle hinterher mit Lemon-Essenz einreiben; das beschleunigt den Heilungsprozeß und lindert etwaige negative Nebenwirkungen des injizierten Medikaments.

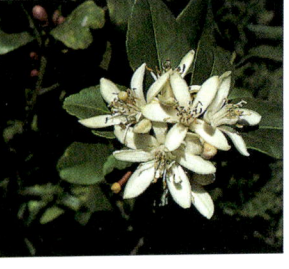

Lemon

Lemon wirkt auch gegen Stottern. Testpunkt ist der Nabel.

26 Pomegranate
(Punica granatum, Granatapfelbaum)

Die Essenz aus den roten Blüten des Granatapfelbaums fördert die Durchblutung der weiblichen Geschlechtsorgane und lindert Frauenprobleme aller Art: sexuelle Hemmungen, Frigidität, Unfruchtbarkeit, Ausfluß, unregelmäßige Menstruation oder Ausbleiben der Regel, Pilzinfektionen in der Scheide,

Tumoren und Zysten im Bereich der Geschlechtsorgane. Die Aufnahme und Produktion von Insulin wird gefördert, und auch bestimmte Erkrankungen und Funktionsstörungen des Gehirns und Nervensystems (z. B. multiple Sklerose und Alzheimer) lassen sich durch Pomegranate positiv beeinflussen.

Pomegranate verbessert auch die Aufnahme von Zink, Eisen und Vitamin E. Die Testpunkte liegen im Bereich der Eierstöcke.

27 Watermelon
(Citrullis vulgaris, Wassermelone)

Diese Essenz fördert bei Frauen die Fruchtbarkeit und bei Männern die Potenz; Paare, die sich ein Kind wünschen, sollten sie gemeinsam einnehmen. Gurudas empfiehlt, bei Kinderwunsch mit der Watermelon-Essenz zu fasten, und zwar drei Monate vor dem geplanten Zeitpunkt der Empfängnis alle 30 Tage etwa drei bis sieben Tage lang. Der Partner sollte mitfasten. Zusätzlich kann man während der Fastenperioden Wassermelonen essen oder Wassermelonensaft trinken. Auch während der Schwangerschaft kann die Watermelon-Essenz von Nutzen sein: Schmerzen werden gelindert, die innere Verbundenheit des Paares wächst. Nach Eintritt der Schwangerschaft sollte man allerdings nicht mehr fasten, sondern nur noch die Essenz einnehmen (in den ersten drei Schwangerschaftsmonaten jeden Morgen drei bis sieben Tropfen in einem Glas Wasser).

Die ebenfalls von Pegasus Products hergestellte Squash-Essenz hat eine ähnliche Wirkung wie Watermelon und kann genauso eingesetzt werden, wenn man schwanger werden möchte. Beim Fasten kann man Squash und Watermelon auch miteinander kombinieren. In den ersten Monaten nach der Geburt eingenommen, stärkt Watermelon die Muttermilchproduktion. Testpunkt ist der Kehlkopf.

28 Cedar
(Thuja occidentalis, Lebensbaum)

Aus dieser in Teilen der USA und Kanadas heimischen Zedernart wird eine Blütenessenz bereitet, die den Darm reinigt und leicht abführend wirkt. Besonders gut eignet sie sich gen ihrer entgiftenden Wirkung zur Unterstützung von Fastenkuren. Außerdem hilft sie bei Haarproblemen aller Art, beispielsweise bei Haarausfall, aber auch bei zu starker Körperbehaarung.

29 Self heal
(Prunella vulgaris, Gemeine Braunelle)

Diese Essenz wirkt unterstützend bei Fastenkuren, vor allem, wenn man zur spirituellen Reinigung und Erlangung eines höheren Bewußtseins fastet (einfach mehrmals am Tag ein Glas Mineralwasser mit ca. fünf Tropfen Self heal trinken). Die Essenz unterstützt den Körper bei der Aufnahme der Mineralstoffe aus dem Wasser und auch bei der Wiederverwertung von Nährstoffen, die im Fettgewebe eingelagert sind und von denen der Körper während des Fastens zehrt. (Auch sonst hilft Self heal bei der Nährstoffaufnahme.)

30 Noble star flower cactus (Stapelia nobilis)

Diese Essenz erleichtert Menschen den Übergang von hohem Fleischkonsum zu einer leichteren, möglicherweise sogar völlig vegetarischen Kost. Sie weckt Liebe und Mitgefühl für die Tierwelt und Verständnis für die Konsequenzen, die das Fleischessen für unsere Umwelt und für die Tiere hat. Solche Einsichten erleichtern den Verzicht auf Fleisch.

31 Lantana (Lantana camara, Wandelröschen)

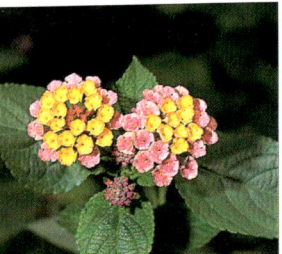

Lantana

Diese Essenz steigert die Sensibilität in Händen und Fingerspitzen. Daher eignet sie sich besonders gut für Techniker und Ingenieure, die mit feinen technischen Geräten arbeiten, oder andere Menschen, die manuelle Präzisionsarbeit verrichten müssen. Sie verbessert auch die Fähigkeit der Kommunikation mit Kindern, vor allem mit solchen, die nicht zur eigenen Familie gehören, und empfiehlt sich daher für Kindergärtner, Lehrer, Therapeuten, die mit Kindern arbeiten usw.

32 Perilla (Perilla frutescens)

Diese Essenz verstärkt die Fähigkeit, Energie durch seine Hände auszustrahlen, und eignet sich deshalb gut für Heiler und andere Menschen, die mit den Händen arbeiten.

33 Harvest Brodiaea (Brodiaea elegans)

Testpunkt: der Augenwinkel beim Gallenblasenmeridian

Die Essenz aus den violetten Blüten dieser kalifornischen Wildblume eignet sich für Menschen, die zu egoistisch oder materiell eingestellt sind. Auf physischer Ebene stärkt sie die Sehkraft und wirkt gegen Sehstörungen und Augenerkrankungen wie grauen und grünen Star, Kurz- und Weitsichtigkeit. (Man kann sie auch den Augentropfen beimischen.)

34 Green Rose (Rosa chinensis, Viridiflora, Grüne Rose)

Green Rose ist eine chinesische Wildrose, die durch eine Mutation um die Mitte des 19. Jahrhunderts grüne Blüten entwickelte. Alle Essenzen aus grünblühenden Pflanzen verbessern die Beziehung des Menschen zur Natur, helfen bei der Einstimmung auf die feinstofflichen Energien der Pflanzen und stärken ganz allgemein die medialen Fähigkeiten. Auch die Green-Rose-Essenz hat diese Wirkung: Sie unterstützt Menschen bei der Entwicklung zum Channeling-Medium und hilft bei der kritischen Beurteilung von Botschaften aus dem Jenseits. Auch die Fähigkeit des Geistheilens (z. B. durch Handauflegen) wird durch die Essenz gefördert. Medial begabte Menschen haben häufig mit psychischer Instabilität zu kämpfen. Bei ihnen übt Green Rose eine festigende, stabilisierende Wirkung aus. Sie hilft auch bei psychischen Störungen und Erkrankungen, die durch ein Trauma ausgelöst wurden.

Testpunkte: die Medulla oblongata und die Stirnmitte (das Dritte Auge)

35 Live forever (Dudleya farinosa)

Diese Blume kommt an der Westküste der Vereinigten Staaten (Kalifornien, Oregon) vor. Die Blütenessenz hilft bei der Aufnahme von Informationen von höheren Ebenen und eignet sich gut, wenn man seine Intuition und seine Fähigkeiten als Channeling-Medium verbessern will. Sie hilft auch bei Schizophrenie, religiösen Konflikten und Progerie, einer seltenen Erkrankung, die bereits im Kindes- oder jungen Erwachsenenalter auftritt und mit vorzeitiger Vergreisung (graue Haare, Glatze, schlaffe Haut, Arteriosklerose) einhergeht.

Testpunkte: die Medulla oblongata und das Kronenchakra

36 Bo (Ficus religiosa, Pagodenbaum)

Unter diesem Baum – dem Bo- oder Bodhi-Baum – gelangte Buddha zur Erleuchtung. Auch Menschen, die Erleuchtung suchen, kann die Essenz aus seinen Blüten helfen. Sie verändert und erweitert das Bewußtsein, regt innere Wachstums- und Selbsterkenntnisprozesse an, hilft bei religiösen Problemen oder wenn man keinen Sinn im Leben sieht. Wer durch Meditation oder andere spirituelle Praktiken und intensives religiöses Streben erschöpft und vielleicht auch frustriert ist, weil er sein Ziel der Erleuchtung nicht erreicht hat, sollte Bo einnehmen. Die Essenz hilft auch bei Lungenkrankheiten (Lungenkrebs, Emphysem, durch Rauchen geschädigte Lunge) und multipler Sklerose. Außerdem lindert sie Wahnvorstellungen bei Schizophrenen. Das gesamte Chakrensystem wird energetisiert; Blockaden in den Chakren werden beseitigt.

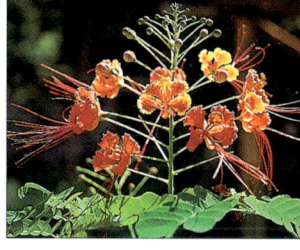

Bo

Testpunkt: die Fußsohle

37 Peach (Prunus persica, Pfirsichbaum)

Diese Essenz beschleunigt alle Heilungsprozesse und eignet sich gut zur Kombination mit anderen Blütenessenzen; in Essenzenmischungen wirkt sie wie ein Katalysator. Sie schützt vor UV-Strahlen und beugt dadurch der Entstehung von Hautkrebs vor. Außerdem schenkt sie Lebensfreude, die Gabe, das Leben leichter zu nehmen, und einen ruhigen Schlaf.

Testpunkt: die Stirnmitte (das Dritte Auge)

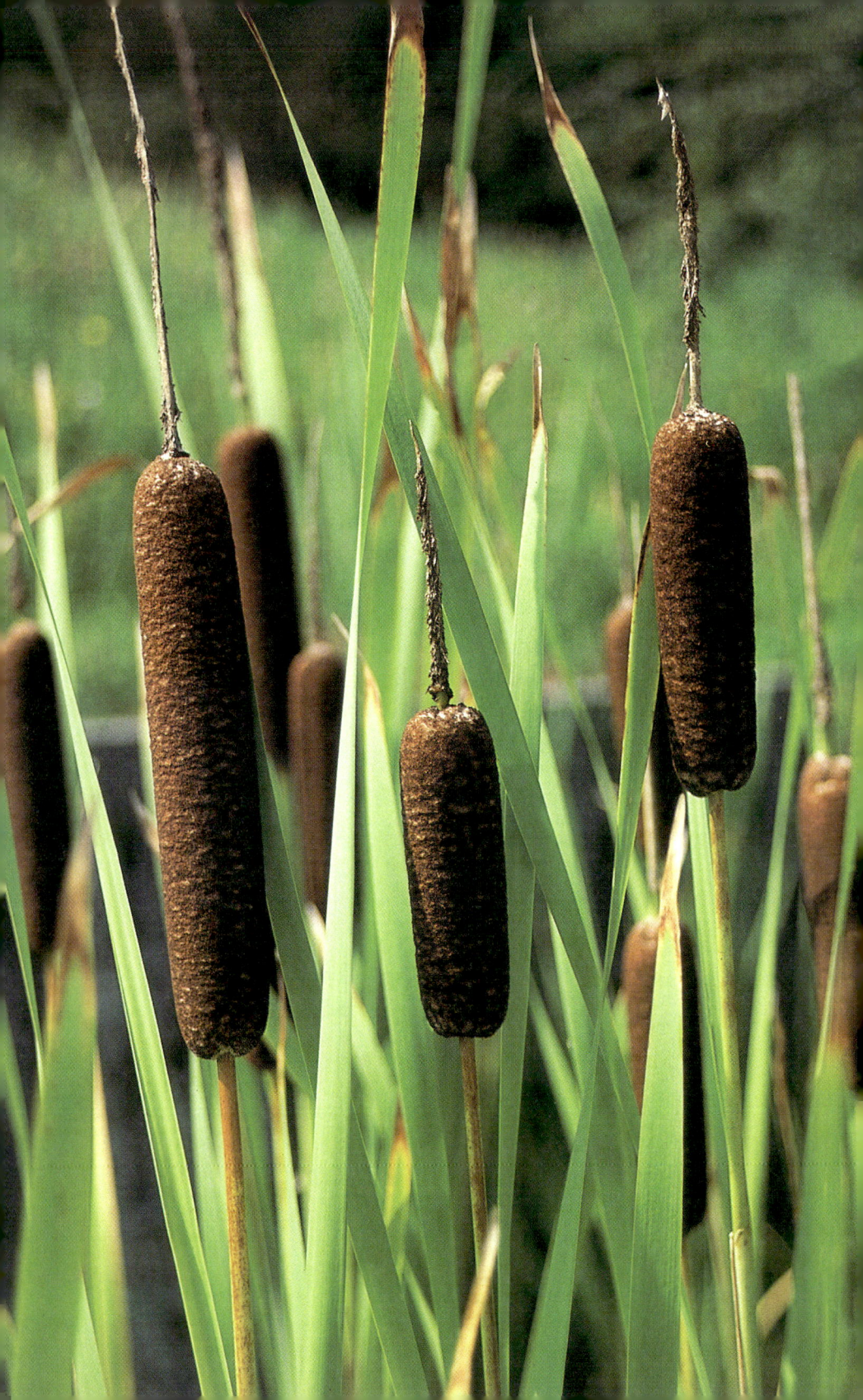

Alaska-Blütenessenzen
Harmonie mit der Natur und spirituelle Weiterentwicklung

Der Begründer dieser Essenzenlinie, Steve Johnson, erlebte im Jahr 1980 nach der Einnahme von Bach-Blüten eine erstaunliche Verbesserung seines physischen und psychischen Gesundheitszustandes. Damit war sein Interesse an Blütenheilmitteln geweckt. Er absolvierte zunächst einen Blütenessenzen-Kurs der kalifornischen Flower Essence Society. Im Jahr 1983 wurde der Feuerwehrmann als Brandbekämpfungsspezialist nach Alaska versetzt, wo er sechs Sommer lang arbeitete. Dort begann er 1983 mit der Herstellung eigener Essenzen.

Seine Arbeit bot Steve Johnson reichlich Gelegenheit zur Beobachtung der herrlichen, noch weitgehend unberührten Natur Alaskas. Er studierte das Wachstums- und Fortpflanzungsverhalten der verschiedenen Pflanzen, die Art und Weise, wie sie sich an ihre Umwelt anpaßten; all diese Beobachtungen flossen in seine Blütenessenzenarbeit ein.

Alaska ist für Steve Johnson die ideale Region zur Bereitung von Essenzen; denn die Pflanzenwelt dort besitzt Eigenschaften, die sie zur Herstellung von Blütenheilmitteln geradezu prädestinieren.

Wichtig ist zunächst einmal die Reinheit der Umwelt: Alaska ist mit weniger als 600 000 Einwohnern auf einer Fläche von 1519 Millionen Quadratkilometern sehr dünn besiedelt und gehört zu den ökologisch am wenigsten belasteten Regionen der Welt. Hier gibt es wenig Industrie, wenig Verkehr, aber dafür jede Menge von menschlicher Einwirkung noch weitgehend unberührter Natur – riesige Tundren und Wälder mit einer ungeheuer reichen Pflanzenwelt.

Ein weiterer bedeutsamer Faktor ist die bewundernswerte Anpassungsfähigkeit dieser Pflanzen, die selbst unter extremen Umweltbedingungen überleben und sogar gedeihen können: lange, dunkle, kalte Winter und kurze, heiße Sommer, in denen die Sonne in vielen Teilen Alaskas überhaupt nicht untergeht. Zum Schutz vor den rauhen Winden wachsen viele dieser Pflanzen in Matten am Boden; und um trotz der dünnen Erdschicht (unter der der Boden in Alaska ständig gefroren ist) ausreichend Nährstoffe zu bekommen, haben sie ein flaches, aber dafür weit ausgreifendes Wurzelsystem entwickelt. Die Wachstumsperioden sind zwar sehr kurz (in den nördlichen Regionen noch nicht einmal zwei Monate); doch da die Sonne dort auch nachts nicht oder

literatur

Steve Johnson: „Alaska Blütenessenzen", Verlag Gesundheit und Entwicklung, Schaffhausen, 1996

◄ Abbildung: Die Essenz aus den Pollen des Rohrkolbens (Cattail Pollen, S. 193) hilft Menschen, traumatische Erlebnisse zu überwinden und den Sinn ihres Lebens zu finden.

info/bezugsquellen

Alaskan Flower Essence
Project
Steve Johnson
P. O. Box 1369
Homer (Alaska) 99603-1369
USA
Tel.: 0 01/9 07/2 35 21 88
Fax: 0 01/9 07-2 35 27 77

LF Naturprodukte
Hans Finck
Treenering 105
Postfach 22
24851 Eggebek
Tel.: 0 46 09/15 26
Fax: 0 46 09/15 35

Institut für Blütenessenzen
Gabriele Mulle
Grünmarkt 16
A-4400 Steyr
Tel. u. Fax:
00 43/72·52/4 18 22

St.-Berthold-Apotheke
St.-Berthold-Allee 23
A-4451 Garsten
Tel.: 00 43/72 52/53 13 10
Fax: 00 43/72 52/53 13 16

Milagra GmbH
Postfach 747
CH-2540 Grenchen
Gratisnummern:
Deutschland: 01 30 81 41 39
Österreich: 06 60 81 95
Schweiz: 08 00 55 75 00

nur für kurze Zeit untergeht, entwickeln sich die Blüten sehr rasch – Ausdruck einer Vitalität und Energie, die in die Blütenessenzen aus diesen Pflanzen übergeht und für Heilzwecke genutzt werden kann.

Die Umwelt, in der diese Pflanzen leben, ist von raschen und sehr intensiven Veränderungen geprägt: Das Klima wechselt schnell, und die Pflanzen wachsen im Sommer wegen des ständigen Sonnenlichts so rasch, daß man ihnen förmlich dabei zusehen kann. Die Fähigkeit, sich an eine Welt ständigen Wandels anzupassen, wird nach Meinung von Steve Johnson auch für den modernen Menschen immer wichtiger – deshalb sind Essenzen aus diesen Pflanzen die idealen Heilmittel für unsere heutige Zeit.

Steve Johnson kommt es nicht nur auf die heilenden Fähigkeiten der Blüten an, sondern auch auf die spirituelle Bewußtseinserweiterung und Weiterentwicklung, die sie uns ermöglichen. Er sieht die Anwendungsmöglichkeiten seiner Essenzen vor allem in sieben Bereichen, die aufeinander aufbauen:

✳ *Akzeptieren unseres Körpers und unserer materiellen Existenz:*
Um unsere Aufgabe auf der Erde erfüllen und uns innerlich weiterentwickeln zu können, müssen wir zunächst einmal „im Jetzt und Hier ankommen": Das heißt, wir müssen unsere Existenz auf diesem Planeten akzeptieren und uns mit der Erde und der Natur verbunden fühlen. Je stärker diese Verbindung wird, um so mehr Unterstützung kann die Natur uns bieten – beispielsweise durch Schwingungsheilmittel wie Blütenessenzen. Viele Menschen haben ein gestörtes Verhältnis zu ihrem Körper, oder es fällt ihnen schwer, ihre Inkarnation auf der Erde voll und ganz zu akzeptieren. Statt dessen streben sie in „höhere Sphären" empor: Sie sehnen sich nach einem religiösen Lebensinhalt, übersinnlichen Erfahrungen, einer schöneren, „besseren" Welt. Dieses Bedürfnis ist völlig verständlich und auch wichtig für unsere innere Weiterentwicklung; doch ist eine solche Weiterentwicklung nur auf einer soliden Basis möglich – nämlich dadurch, daß wir unser Hiersein akzeptieren und unsere irdische Existenz als Aufgabe, als Dienst an der Welt betrachten. Wenn wir das nicht tun und ständig nur nach Höherem streben, kann das fatale Konsequenzen haben: Zuwenig Energie und Vitalität, Konzentrationsstörungen, Verträumtheit, mangelnder Sinn für die Realitäten des praktischen Lebens und Übersensibilität gegenüber fremden (auch übersinnlichen) Einflüssen sind die Folge.

✳ *Bewußtwerdung und Heilung unserer Emotionen: Als nächstes müssen wir uns unserer Gefühle bewußt werden. Oft unterdrücken wir intensive Empfindungen wie Zorn, Neid oder Eifersucht, weil wir uns – bewußt oder unbewußt – dafür schämen und schuldig fühlen. Blütenessenzen bringen uns solche Blockaden, die durch angestaute* emotionale Energien entstehen, zum Bewußtsein und helfen uns, unsere Gefühle und die damit verbundenen Lernaufgaben zu integrieren.

Man kann die Blütenessenzen entweder aus der Einnahmeflasche (also in verdünnter Form) oder direkt aus der Stock bottle einnehmen. Außerdem kann man sie äußerlich auf bestimmte Körperregionen auftragen oder die Raumatmosphäre damit verbessern, indem man sie in eine Schale mit Wasser gibt und diese im Zimmer aufstellt oder eine Zerstäuberflasche benutzt.

✳ **Loslösung von negativen Emotionen, die durch Mißbrauch oder andere Gewalteinwirkung entstanden sind:** Besonders wichtig ist es, sich von emotionalen Blockaden zu befreien, die durch Mißhandlung, Mißbrauch oder andere Einwirkung von Gewalt (z. B. Unfall, traumatische Erfahrungen bei der Geburt) zustande gekommen sind. Häufig spalten wir die damit verbundenen intensiven Emotionen wie Huß, Wut oder Schmerz ab; wir verdrängen das traumatische Erlebnis, weil wir eine bewußte Auseinandersetzung damit nicht verkraften würden. Blütenessenzen können uns bei der Bewußtmachung und Heilung solcher seelischer Schmerzen helfen.

✳ **Öffnung des Herzens und Harmonie mit der Natur:** Dieser Aspekt steht für Steve Johnson im Zentrum der Arbeit mit den alaskischen Blütenessenzen, denn die Öffnung unseres Herzens für die Liebe und der Aufbau einer engen, harmonischen Beziehung zur Natur sind für ihn wichtige Aufgaben, an denen wir ganz besonders intensiv arbeiten müssen. Sie hängen eng miteinander zusammen, denn unser Herz-Chakra verbindet uns mit allen Lebensformen auf diesem Planeten.

Die Alaska-Essenzen können auch in Verbindung mit Reiki eingesetzt werden: Vor der Reiki-Behandlung einfach die betreffenden Körperbereiche mit der ausgewählten Essenz einreiben. Man kann die Essenzen auch dem Massageöl beigeben, um die Wirkung einer Massage zu verstärken.

✳ **Zwischenmenschliche Beziehungen und Karma:** Blütenessenzen können uns auch helfen, die Verantwortung für unser Leben zu übernehmen – das heißt, zu erkennen, daß wir alles, was uns in diesem Leben an Menschen und Erfahrungen begegnet, selbst erschaffen haben. Das ist nämlich unser Karma, das durch unsere Handlungen und Beziehungen zu anderen Menschen in früheren Existenzen entstanden ist. Außerdem hindern Essenzen uns daran, in diesem Leben ein neues negatives Karma für die Zukunft aufzubauen, indem sie uns bessere, weisere Entscheidungen treffen und im Umgang mit anderen Menschen selbstloser und liebevoller handeln lassen.

✳ **Erkenntnis und Erfüllung unseres Lebenssinns:** Auch das ist für Steve Johnson ein sehr wichtiger Aspekt. An erster Stelle steht dabei die Identitätsfindung – wir müssen zunächst einmal erkennen, wer wir wirklich sind, sonst können wir den Sinn unseres Lebens nicht finden. Essenzen weisen uns den Weg zu uns selbst. Oft müssen dazu erst einmal negative Denk- und Verhaltensmuster und emotionale Blockaden aufgelöst werden (siehe die vorherigen beiden Punkte). Der nächste Schritt ist häufig noch schwieriger: Jetzt müssen wir diesen Lebenssinn nämlich in praktisches Handeln umsetzen. Oft muß man dazu sein Leben ziemlich radikal verändern, einen Beruf oder

Arbeiten mit Alaska-Blütenessenzen

Formulieren Sie für jeden der sieben Bereiche, in denen die Alaska-Blütenessenzen wirken, ein Ziel, das Sie für sich selber gern erreichen möchten (am besten in Form einer Affirmation) und wählen Sie dazu ein bis zwei Blütenessenzen aus, die Sie bei der Verwirklichung dieses Ziels unterstützen sollen. Nehmen Sie die Essenzen für die einzelnen Bereiche dann nacheinander (nicht alle auf einmal) ein – so lange, bis Sie spüren, daß sich eine Veränderung ergeben hat. Führen Sie ein Tagebuch – tragen Sie Ihre Beobachtungen und Erfahrungen während der Einnahmezeit (Träume, neue Ideen, Veränderungen in Ihrer Persönlichkeit usw.) hier ein. Sobald Sie das Gefühl haben, Ihr Ziel erreicht zu haben oder ihm zumindest entscheidend nähergekommen zu sein, gehen Sie zum nächsten Themenkomplex weiter.

✳ Akzeptieren meines Körpers und meiner materiellen Existenz
    Mein Ziel: ....
    Essenz(en): ....
    Beobachtungen / Erfahrungen während der Einnahme: ....
    ....
    ....

✳ Bewußtwerdung und Heilung meiner Emotionen
    Mein Ziel: ....
    Essenz(en): ....
    Beobachtungen / Erfahrungen während der Einnahme: ....
    ....
    ....

✳ Loslösung von negativen Emotionen, die durch Mißbrauch oder
    andere Gewalteinwirkung entstanden sind
    Mein Ziel: ....
    Essenz(en): ....

Beobachtungen / Erfahrungen während der Einnahme: ....

....

....

✳ Öffnung des Herzens und Harmonie mit der Natur

Mein Ziel: ....

Essenz(en): ....

Beobachtungen / Erfahrungen während der Einnahme: ....

....

....

✳ Zwischenmenschliche Beziehungen und Karma

Mein Ziel: ....

Essenz(en): ....

Beobachtungen / Erfahrungen während der Einnahme: ....

....

....

✳ Erkenntnis und Erfüllung meines Lebenssinns

Mein Ziel: ....

Essenz(en): ....

Beobachtungen / Erfahrungen während der Einnahme: ....

....

....

✳ Spirituelle Bewußtseinserweiterung und Weiterentwicklung

Mein Ziel: ....

Essenz(en): ....

Beobachtungen / Erfahrungen während der Einnahme: ....

....

....

Natürlich müssen Sie nicht unbedingt alle sieben Bereiche abdecken. Konzentrieren Sie sich auf die Themen, die Ihnen im Moment besonders wichtig erscheinen.

*eine Stellung aufgeben, sich von einem langjährigen Partner tren-
nen, seine Lebensweise verändern usw. Das erfordert Mut und Kraft
und die Loslösung von altvertrauten Sicherheiten, die vielleicht
bequem, aber der persönlichen Weiterentwicklung nicht mehr förderlich sind. Essenzen können uns bei dieser Neuorientierung helfen.*

✳ ***Spirituelle Bewußtseinserweiterung und Weiterentwicklung:***
*Blütenessenzen können auch unsere Sensibilität für spirituelle Dinge
steigern und die Verbindung zu unserem Höheren Selbst verstärken.
Sie öffnen uns für die Hilfe und Unterstützung, die uns aus den
spirituellen Dimensionen zuteil wird.*

*Für jede dieser sieben Ebenen der persönlichen Entwicklung gibt es Blü-
tenessenzen, die uns gerade in diesem Bereich besonders weiterbringen
können. Einige dieser Essenzen möchten wir hier vorstellen.*

Essenzen, die helfen, unseren Körper und unsere materielle Existenz zu akzeptieren

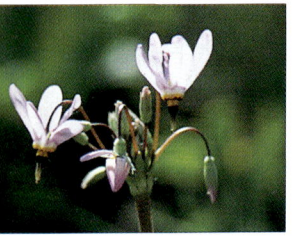

Shooting Star

1 **Shooting Star
(Dodecatheon frigidum, Götterblume)**
Die Blüten dieser Pflanze erinnern ein wenig an Sternschnup-
pen, und in gewisser Weise tun das auch die Menschen, die
diese Essenz brauchen: Irgendwie haben sie das Gefühl, nicht
richtig auf diese Welt zu gehören. Sie fühlen sich hier nicht zu
Hause, erkennen keinen Sinn in ihrer Existenz. Oft sind sie
von einer unbestimmten Sehnsucht nach einer anderen Welt
erfüllt. So etwas kommt sehr häufig bei Menschen, die eine
schwierige Geburt hatten, als Folge des Geburtstraumas vor.
Shooting Star hilft solchen Menschen, das Trauma zu überwinden, den Sinn ihres Lebens zu verstehen, sich auf ihre spirituelle Führung einzustimmen und ihr zu vertrauen. Sobald
sie einen Sinn und eine Aufgabe in ihrer Existenz erkennen,
werden sie sich automatisch auch wohler und heimischer auf
dieser Welt fühlen.

2 **Pineapple Weed
(Matricaria matricariodes, Strahlenlose Kamille)**
Diese Pflanze wächst in Alaska vor allem am Rand von Schul-
höfen und Kindergärten, und dort wird sie auch am dringendsten gebraucht: Denn sie hilft vor allem sehr lebhaften,
sportlich aktiven Kindern, bei denen die Unfallgefahr besonders groß ist, ein Gefühl für den richtigen Umgang mit dem

eigenen Körper zu entwickeln und sich nicht unbesonnen in Gefahren zu stürzen. Auch schwangere Frauen und Mütter kleiner Kinder können sie einnehmen, um die emotionale Verbindung zu ihrem Kind zu stärken und sich auf die Aufgabe der Mutterschaft einzustimmen.

3 Labrador Tea
(Ledum palustre, Sumpfporst)

Diese Essenz wirkt zentrierend und ausgleichend und eignet sich daher besonders gut für Menschen, die zu Extremen neigen, denen der Sinn für den „goldenen Mittelweg" fehlt. Solchen Menschen bringt die Essenz zunächst einmal zum Bewußtsein, in welchen Bereichen ihres Lebens ein Ungleichgewicht besteht, und hilft ihnen dann, ihre Lebensweise so zu verändern, daß Ausgewogenheit und Harmonie einkehren. Sie unterstützt Menschen auch dabei, nach traumatischen Erlebnissen wieder zu ihrer eigenen Mitte und emotionalen Stabilität zurückzufinden.

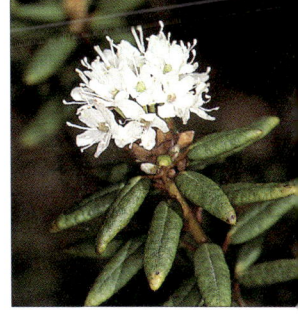

Labrador Tea

4 Cow Parsnip
(Heracleum lanatum, Bärenklauart)

Diese große, kräftige Pflanze, die bis zu zwei Metern hoch wird und große, auffallende weiße Blütendolden besitzt, kommt in vielen Regionen dieser Erde (Zentralalaska, Neufundland, Südwesten der USA) vor. Sie lehrt uns, wie wichtig Anpassung an unterschiedliche Gegebenheiten und Lebensbedingungen ist. Deshalb eignet sich die Cow-Parsnip-Essenz hervorragend für Menschen, die viel reisen oder die gerade in eine andere Gegend gezogen sind und sich dort noch nicht eingewöhnt haben. Darüber hinaus stärkt sie uns in Zeiten der Veränderung und schenkt uns die dafür erforderliche Flexibilität. Wer Schwierigkeiten hat, Veränderungen zu akzeptieren und sich auf neue Dinge einzulassen, braucht dringend die Cow-Parsnip-Essenz!

5 Fireweed (Epilobium angustifolium,
Schmalblättriges Weidenröschen)

Das Schmalblättrige Weidenröschen mit seinen wunderschönen, leuchtend rotvioletten Blüten ist eine der ersten Pflanzen, die sich in durch Brände verwüsteten Gebieten neu ansiedelt. Damit steht sie für einen radikalen Neubeginn. Die Essenz ihrer Blüten schenkt uns neue Lebensenergie nach niederschmetternden Erfahrungen und hilft uns dabei, uns von alten Denk- und Verhaltensmustern zu lösen und die Vergangenheit loszulassen.

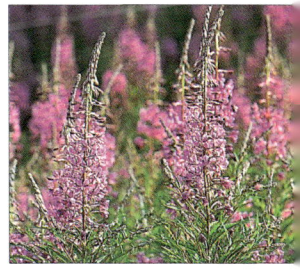

Fireweed

Essenzen, die uns unsere Emotionen bewußtmachen und sie heilen

6 Blue Elf Viola (Viola species)

Diese Veilchenart trägt reichlich Blüten, und das den ganzen Sommer über und sogar noch bis in den Herbst hinein: Die Blütezeit beginnt Ende Mai, und selbst wenn im September und Anfang Oktober die ersten Fröste kommen, blüht Blue Elf Viola unbekümmert immer noch weiter. Dementsprechend hat die Essenz dieser Blüten eine entspannende Wirkung auf unsere Psyche: Sie bringt uns dazu, uns angestaute Gefühle des Zorns und der Frustration bewußtzumachen, sie zu verarbeiten und loszulassen. Wir lernen, zu verzeihen und unseren Zorn künftig nicht mehr zu unterdrücken und in uns hineinzufressen, sondern deutlich, aber ohne jede Aggression unsere Meinung zu sagen.

Diese Blütenessenz trägt auch zur Lösung von Gruppenkonflikten bei.

7 Foxglove (Digitalis purpurea, Roter Fingerhut)

Diese Essenz erweitert die Grenzen unserer geistigen Wahrnehmung. Wir lösen uns von alten Denkmustern und Überzeugungen, die unseren Horizont eingeschränkt haben, und werden fähig, auch andere Standpunkte zu erkennen als unseren eigenen. Mit dieser Essenz geht man an Situationen, in denen man vorher keine Lösung sah und einem alles über den Kopf zu wachsen drohte, plötzlich mit einer ganz anderen Einstellung heran, sieht neue Perspektiven und Lösungsansätze. Dadurch werden auch physische Anspannungen (beispielsweise ein Gefühl der Beklemmung in der Herzgegend) gelöst.

8 River Beauty (Epilobium latifolium, Breitblättriges Weidenröschen)

Diese Weidenröschenart, die an Kiesufern von Flüssen wächst, erneuert nach Überschwemmungen die Bodenkrume. Mit dieser Eigenschaft hängt auch die Wirkung der Essenz zusammen: Das Wasser, das über die Ufer tritt und alles überflutet, steht für den Prozeß der Reinigung und für einen radikalen Neubeginn. Genau für solche Situationen im Leben eignet sich diese Essenz: Nach einem einschneidenden, häufig traumatischen Erlebnis (einem Unfall, dem Ende einer Beziehung, dem Verlust von Besitz oder Arbeitsplatz usw.) hilft sie uns, den Schock zu überwinden und uns neu zu orientieren. In unserer

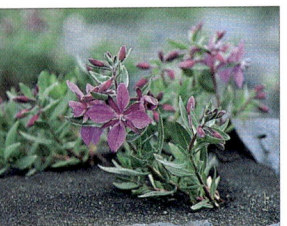

River Beauty

Zeit tiefgreifender Veränderungen ist River Beauty eine sehr wichtige Essenz.

9 Sweetgale
(Myrica gale, Gagelstrauch)

Die Essenz aus den Kätzchen dieses Strauchs hilft, negative Gefühle an die Oberfläche zu bringen und aufzulösen, die unsere emotionalen Beziehungen zu anderen Menschen beeinträchtigen. Gefühlsmäßige Energieblockaden werden beseitigt, seit langem bestehende Konflikte gelöst, Partnerbeziehungen verbessern sich.

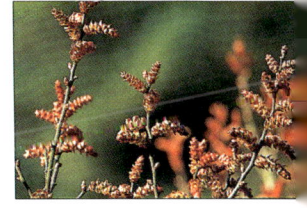

Sweetgale

10 White Fireweed (Epilobium angustifolium,
Schmalblättriges Weidenröschen)

Bei der Pflanze, aus der diese Blütenessenz hergestellt wurde, handelt es sich um eine Mutation des Fireweed (siehe Nr. 5) mit weißen statt rotvioletten Blüten. Die Essenz hilft uns, nach einem traumatischen Erlebnis oder Schock unser emotionales Gleichgewicht wiederzufinden. Auch Traumata aus der Vergangenheit oder frühesten Kindheit können dadurch geheilt werden.

Blütenessenzen zur Loslösung von negativen Emotionen, die durch Mißbrauch oder sonstige Gewalteinwirkung entstehen

11 Balsam Poplar
(Populus balsamifera, Pappelart)

Diese Essenz löst emotionale und sexuelle Spannungen, die durch körperliche Mißhandlung oder sexuellen Mißbrauch entstanden sind. Auch organische Störungen, die sich als psychische Folge eines solchen Traumas häufig einstellen (z. B. Unfruchtbarkeit und Menstruationsbeschwerden), kann man damit leichter in den Griff bekommen. Das Trauma wird gelöst; die Lebensenergie kann wieder frei und ungehemmt durch den Körper fließen.

Diese Essenz kann man auch ins Badewasser geben oder dem Massageöl hinzufügen, um die körperlichen Folgen des Traumas zu lindern.

12 Cotton Grass
(Eriophorum species, Wollgras)

Ähnlich wie das Schmalblättrige Weidenröschen gehört diese Pflanze zu den ersten Arten, die sich nach Feuersbrünsten in dem verbrannten Boden ansiedeln. Die Essenz ihrer Blüten hilft bei der Überwindung eines Traumas, das durch einen

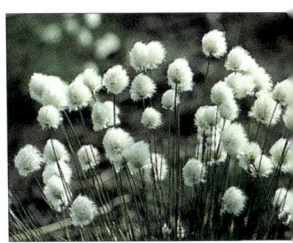

Cotton Grass

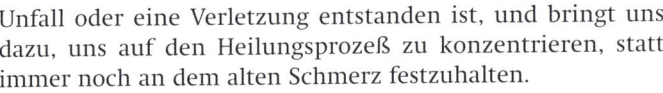

Unfall oder eine Verletzung entstanden ist, und bringt uns dazu, uns auf den Heilungsprozeß zu konzentrieren, statt immer noch an dem alten Schmerz festzuhalten.

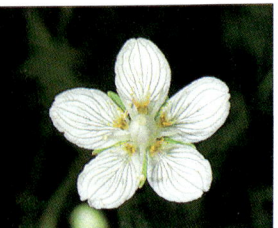

Grass of Parnassus

13 Grass of Parnassus (Parnassia palustris, Sumpf-Herzblatt)

Die Essenz aus den strahlendweißen, duftenden Blüten dieser Pflanze reinigt unser Energiefeld und erhöht unsere Schwingung. Daher eignet sie sich besonders gut zur Meditationsvorbereitung. Aber auch Masseure können sie anwenden, um den Energiefluß im Körper ihrer Patienten zu verbessern, und Ärzte und Therapeuten energetisieren damit ihre Praxisräume. Menschen, die in der Großstadt oder an einem anderen stark von Umweltgiften belasteten Ort leben, können ihre Aura durch diese Essenz bis zu einem gewissen Grad davor schützen.

14 Northern Lady's Slipper (Cypripedium passerinum)

Die Blütenessenz dieser Frauenschuhart hilft bei der Überwindung des Geburtstraumas, vor allem infolge einer schweren Geburt oder bei negativen oder traumatischen Erfahrungen des Ungeborenen während der Schwangerschaft. Die Körper-Seelen-Verbindung, die bei solchen Menschen zu schwach ausgeprägt ist, wird durch die Essenz gestärkt; erst dann kann man sich auch für andere Heilenergien öffnen. Deshalb wirkt diese Blütenessenz häufig als Katalysator. Neugeborenen Kindern sollte man ein paar Tropfen davon ins Badewasser mischen; das hilft bei der Überwindung der von der Geburt herrührenden psychischen und physischen Schmerzen.

Blütenessenzen zur Öffnung des Herzens und zum Aufbau einer harmonischen Beziehung zur Natur

15 Comandra (Geocaulon lividum)

Diese Pflanze kommt in Birken- und Pappelwäldern im Binnenland Alaskas vor und hat kleine, blaßgrüne Blüten. Wie alle Essenzen aus grünblühenden Pflanzen stärkt und intensiviert auch die Comandra-Essenz unsere Beziehung zur Natur und macht uns sensibler für die feineren Energien des Pflanzenreichs. Mit unserer viel zu materiellen, konsumorientierten Einstellung gegenüber unserer Umwelt sind wir dabei, die Natur systematisch zu zerstören und zu vergiften. Es ist höchste Zeit für ein radikales Umdenken, eine Einstellung zur Natur, die von Liebe und Kooperation statt von Ausbeutung geprägt ist. Die Comandra-Essenz öffnet unser Herz für die Natur. Außerdem unterstützt sie bei Menschen, die sich in irgendeiner Form mit den heilenden Energien von Pflanzen befassen, die Einstimmung auf das Pflanzenreich.

16 Green Fairy Orchid
(Hammarbya paludosa, Weichwurz)
Diese Orchidee hat ebenfalls grüne, kleine, ziemlich unscheinbare Blüten. In ihrer Wirkung geht sie noch einen Schritt weiter als die Comandra-Essenz: Sie läßt uns über die Grenzen unseres eigenen Ichs hinauswachsen und öffnet unser Herz, so daß wir unsere Einheit und Verbundenheit mit dem ganzen Universum spüren. Darüber hinaus schafft sie einen harmonischen Ausgleich zwischen dem weiblichen und dem männlichen Prinzip in uns: Sie lehrt uns, daß diese beiden keine unvereinbaren oder gar feindlichen Gegensätze sind, sondern einander ergänzen und ineinander integriert werden müssen. So hilft Green Fairy Orchid dem Mann, seine „innere Frau", und der Frau, die männlichen Aspekte ihrer Persönlichkeit zu akzeptieren.

Essenzen aus grünblühenden Pflanzen verstärken unsere Beziehung zur Natur und helfen uns bei der Einstimmung auf das Pflanzenreich. Gleichzeitig schenken sie uns Seelenfrieden und inneres Gleichgewicht – Qualitäten, ohne die eine wahre Einstimmung auf die Natur nicht möglich ist.

17 Lamb's Quarters
(Chenopodium album, Weißer Gänsefuß)
Die Essenz aus dieser grünblühenden Pflanze ist genau das richtige für „kopflastige" Menschen, die die Welt vorwiegend mit den Augen der Ratio und des Verstandes sehen. Ihr Geist ist sehr hoch entwickelt; sie lieben intellektuelle Auseinandersetzungen und besitzen einen ungeheuren Scharfblick. Aber sie sind zu sehr in den Grenzen ihres rationalen Denkens gefangen; höhere Inspirationsquellen und vor allem auch eine stärker gefühlsmäßig betonte Sicht der Dinge bleiben ihnen verschlossen. Lamb's Quarters verstärkt die Verbindung zwischen Herz und Gehirn. Sie öffnet uns für unsere Intuition und Inspiration und läßt uns erkennen, daß es auch noch andere Perspektiven gibt als die unseres bewußten Verstandes.

18 Moschatel
(Adoxa moschatelina, Gemeines Moschuskraut)
Diese Essenz (ebenfalls aus grünen Blüten) ist wichtig für Gärtner und alle anderen Menschen, die mit Pflanzen zu tun haben, denn sie erhöht unsere Sensibilität für die feinen Ener-

gien des Pflanzenreichs, schenkt uns ein tieferes Verständnis für das Wesen und die Bedürfnisse unserer grünen Freunde. Gleichzeitig bringt sie auch unser eigenes Leben in ein harmonisches Gleichgewicht; zum Beispiel schenkt sie Workaholics und jenen verbissenen Typen, die glauben, im Leben immer kämpfen zu müssen, oder sich ständig um irgend etwas Sorgen machen, seelische Entspannung. Denn es ist unmöglich, uns auf die feineren Schwingungen der Pflanzen einzustimmen, wenn in unserem eigenen Leben Harmonie und Ausgeglichenheit fehlen.

Blütenessenzen zur Verbesserung unserer zwischenmenschlichen Beziehungen und unseres Karmas

19 Black Spruce
(Picea mariana, Schwarzfichte)

Diese Blütenessenz ist vor allem für Menschen gedacht, die aus ihren Fehlern und Erfahrungen anscheinend nichts lernen können oder sie einfach wieder vergessen und sich deshalb nicht weiterentwickeln. Black Spruce erweitert ihre Perspektive und weckt in ihnen ein Gespür für die Lernerfahrungen, die bestimmte Situationen, Beziehungen oder Erlebnisse beinhalten.

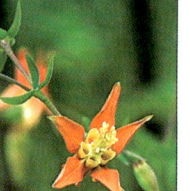

Columbine

20 Columbine
(Aquilegia formosa, Akelei)

Die leuchtend rotgelben Blüten dieser Akelei-Art sind von auffallender Schönheit. Auch die innere Botschaft dieser Essenz hat etwas mit Schönheit zu tun: Sie hilft Menschen, die sich selbst nicht attraktiv finden, weil ihre äußere Erscheinung von den allgemein anerkannten Schönheitsidealen abweicht, sich so zu akzeptieren, wie sie sind, und ihre Individualität und innere Schönheit schätzen zu lernen.

21 Lace Flower
(Tiarella trifoliata, Rauhdolde)

Die weißen Blüten dieses Steinbrechgewächses sind so winzig, daß man sie leicht übersieht. Erst wenn man genauer hinschaut, erkennt man ihre feine, filigrane Schönheit: Sie sind wie kleine Kronen geformt. Darin drückt sich die innere Botschaft der Lace-Flower-Essenz aus: Selbst wenn wir eine noch so untergeordnete Rolle im Leben spielen – wenn wir ein scheinbar unbedeutendes, unbeachtetes Dasein führen, einen einfachen Beruf ausüben oder abgeschieden weit draußen auf dem Land leben –, hat unsere Existenz doch einen Wert. Sogar die unbedeutendste Arbeit gewinnt einen ganz neuen Sinn, wenn man sie mit Liebe und Sorgfalt tut. Die Lace Flower-Blütenessenz lehrt uns, den eigenen Wert zu erkennen und uns selber zu würdigen, wenn wir uns als unwichtig empfinden und das Gefühl haben, in dieser Welt keinen wertvollen Beitrag leisten zu können.

22 Mountain Wormwood
(Artemisia tilesii)

Die Essenz aus den grünlichgelben Blüten dieser Beifußart hilft, uns von unverarbeiteten negativen Gefühlen wie Haß, Wut und Enttäuschung zu lösen und anderen Menschen, die uns innere Wunden zugefügt haben, zu verzeihen. Mountain Wormwood ermöglicht uns, innerlich mit uns ins reine zu kommen, Groll und Unzufriedenheit zu überwinden. Wir lernen, uns statt dessen auf die positiven Qualitäten der Liebe und des Mitgefühls zu konzentrieren.

23 Single Delight
(Moneses uniflora, Einblütiges Moosauge)

Die leuchtend weißen Blüten dieser kleinen Pflanze, die auf feuchten Waldböden wächst, sehen wie kleine Steh- oder Leselämpchen aus. Diese Essenz bringt Licht ins Leben von Menschen, die sich einsam und isoliert fühlen – vielleicht, weil sie gerade einen geliebten Partner verloren haben. Sie vermittelt ihnen die Erkenntnis, daß sie nicht allein sind, weil sie mit allen Lebewesen dieses Universums und auch mit höheren Dimensionen in Verbindung stehen – eine Botschaft der Einheit und des Geborgenseins, die man nicht auf Verstandesebene, sondern nur emotional und intuitiv erfassen kann.

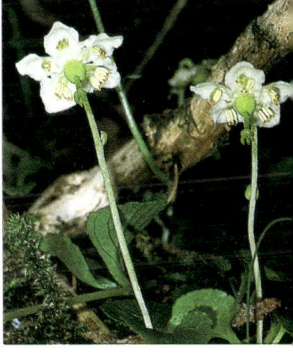

Single Delight

24 Twinflower
(Linnea borealis, Erdglöckchen)

Die Essenz aus den rosaweißen, trompetenförmigen Blüten dieses Zwergstrauchs verbessert die Kommunikationsfähigkeit: Man kann sich seinen Mitmenschen besser mitteilen und das, was man zu sagen hat, präzise formulieren und ruhig, aber trotzdem mit Nachdruck vorbringen, so daß es einem leichtfällt, sich Gehör zu verschaffen. Gleichzeitig lernt man, zuzuhören und die Botschaft seines Gesprächspartners erst einmal in aller Ruhe zu erfassen und zu entschlüsseln, statt gleich „zurückzuschlagen" oder in die Defensive zu gehen. Auch Redner und Menschen, die häufig Vorträge halten oder Diskussionen führen und andere überzeugen müssen, werden von dieser Essenz profitieren.

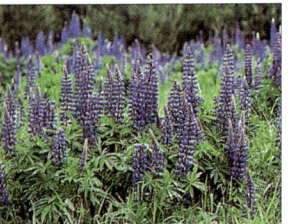

25 Nootka Lupine
(Lupinus nootkatensis; Forschungsessenz)

Die Essenz aus den Blüten dieser Lupinenart hilft uns dabei, unser Karma aufzuarbeiten. Mit Unterstützung dieser Essenz schaffen wir es, gezielt an bestimmten Themen, ungelösten Situationen und Konflikten zu arbeiten, mit denen wir in unserem Leben immer wieder konfrontiert werden. Nootka Lupine katalysiert eine innere Wandlung und die Loslösung von alten, destruktiven Mustern.

Nootka Lupine

26 Pale Corydalis
(Corydalis sempervivens; Forschungsessenz)

Diese Essenz aus den Blüten einer Lerchenspornart heilt symbiotische Beziehungsmuster, die von Abhängigkeit geprägt sind, und Partnerbeziehungen, in denen Liebe und Zuwendung immer an irgendwelche Bedingungen geknüpft ist. Man erkennt, daß der tiefere Sinn einer Beziehung darin liegt, uns innerlich wachsen zu lassen.

Blütenessenzen, die bei der Erkenntnis und Erfüllung unseres Lebenssinns helfen

27 Bladderwort
(Utricularia vulgaris, Großer Wasserschlauch)

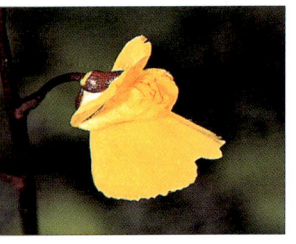

Der Wasserschlauch ist eine fleischfressende Wasserpflanze. An ihren Blättern befinden sich Fangblasen, die sich bei Berührungsreizen öffnen. Insektenlarven und andere kleine Wassertiere werden dann mit dem Wasserstrom in die Fangblase, in der Unterdruck herrscht, hineingezogen und mit Hilfe von Enzymen verdaut. Aus den gelben Blüten dieser einzigartigen Pflanze wurde diese Essenz geschaffen, die uns hilft, Illusionen zu überwinden und die in bestimmten Lebenssituationen steckenden Wahrheiten zu erkennen. Der Große Wasserschlauch läßt uns unser Leben von einer höhcren Warte aus betrachten. Auf diese Weise können wir die Dinge nicht nur klarer sehen und die richtigen Entscheidungen treffen, sondern auch die Unehrlichkeit anderer Menschen durchschauen.

Bladderwort

28 Cattail Pollen
(Typha latifolia, Breitblättriger Rohrkolben)

Diese Essenz wurde aus den Pollen männlicher Rohrkolben-
blüten hergestellt. Pollenessenzen enthalten die höchsten Fre-
quenzen der Blütenenergie. Die Cattail-Pollen-Essenz läßt uns
unsere Bestimmung in diesem Leben erkennen – ungeachtet
aller seelischen Schmerzen und traumatischen Erlebnisse, die
uns sonst vielleicht resignieren ließen oder von unserem wahren Weg ablenken würden. Die Energie dieser Pollenessenz ist
so stark, daß sie selbst tiefsitzende traumatische Erfahrungen
aufzulösen vermag.

29 Ladies' Tresses
(Spiranthes romanzoffiana, Drehwurzart)

Oft „vergessen" wir im Mutterleib oder während der Geburt
unseren tieferen Lebenssinn – jene Aufgabe, die zu erfüllen
wir auf die Welt gekommen sind. Traumatische Erlebnisse
während der Schwangerschaft oder Geburt können dazu beitragen. Diese Essenz beseitigt die Traumata und weckt in uns
ein Bewußtsein für das Ziel und die Richtung unseres Lebens,
so daß wir konzentriert und freudig an der Erreichung unseres Lebensziele arbeiten können.

30 One-sided Wintergreen
(Pyrola secunda, Wintergrünart)

Die Essenz aus diesen glockenförmigen, blaßgrünen Blüten,
die alle an einer Seite des Stengels wachsen, richtet uns auf
unser wahres Lebensziel aus und schaltet alle Faktoren aus
unserem Leben aus, die diesem Ziel nicht förderlich sind. Das
heißt, wir ziehen jetzt nur noch jene Menschen, Dinge und
Ereignisse an, die sich in Übereinstimmung mit unserem
Lebenssinn befinden. Von allem anderen grenzen wir uns ab,
so daß es keinen Einfluß mehr auf unser Energiefeld hat.

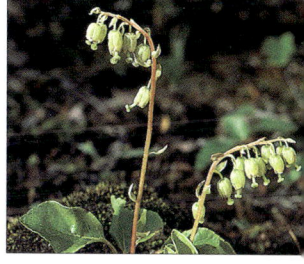

One-sided Wintergreen

31 Paper Birch
(Betula papyrifera, Papierbirke)

Wenn wir vor wichtigen Entscheidungen stehen und unschlüssig sind, welche Richtung wir wählen sollen, schafft die
Essenz aus den Kätzchen dieser Birke Klarheit und zeigt uns,
welcher Weg mit unserem höchsten Lebensziel im Einklang
steht. Wir erkennen, wo wir stehen und wo wir hinwollen.
Aufgrund dieser inneren Bestandsaufnahme wird es uns leichter fallen, die richtige Entscheidung zu treffen. Die Essenz
schenkt uns Willenskraft, um diese Entscheidung notfalls
auch gegen den Widerstand anderer durchzusetzen.

Die Samenkapseln des Storch-schnabels platzen jäh auf, wenn sie reif sind, und schleu-dern ihre Samen mit Schwung in alle Himmelsrichtungen. Ebenso dynamisch und ent-schlossen werden Sie mit Hilfe dieser Essenz die notwendigen Veränderungen in Ihrem Leben durchführen können.

32 Sticky Geranium
(Geranium erianthum, Storchschnabelart)

Wenn wir das Gefühl haben, daß sich in unserem Leben nichts bewegt, daß wir in einem Zustand der Stagnation verharren, schenkt uns diese Essenz die Fähigkeit, uns durch gezielte Aktivität aus dieser Situation zu befreien und unserem Leben neue Initiative und eine neue Richtung zu geben. Sticky Geranium überwindet Lethargie, Unentschlossenheit und die Tendenz, notwendige Schritte aus Angst oder Bequemlichkeit hinauszuzögern.

Blütenessenzen, die zur spirituellen Bewußtseinserweiterung und Weiterentwicklung beitragen

33 Alder
(Alnus crispa, Bergerle)

Dieses Blütenmittel aus den Kätzchen der Bergerle erweitert den Horizont unserer Wahrnehmung, so daß wir die Lernerfahrungen, die zu machen wir auf diese Welt gekommen sind, deutlich erkennen und richtig darauf reagieren können. Die Alder-Blütenessenz schenkt uns neue Inspirationen und Einsichten, die unsere innere Weiterentwicklung fördern und beschleunigen.

34 Hairy Butterwort
(Pinguicula villosa)

Diese Fettkrautart ist ebenso wie der Wasserschlauch (Nr. 27) eine fleischfressende Pflanze, die mir ihren klebrigen Blättern kleine Insekten fängt (und diese „Nahrungsergänzung" auch braucht, da sie auf relativ nährstoffarmen Böden lebt). Diese ungewöhnliche Überlebensstategie deutet auf eine besondere Anpassungsfähigkeit der Pflanze hin. Die Essenz aus den Blüten des Fettkrauts vermittelt uns eine ähnliche Flexibilität: Sie hilft, uns ohne innere Krisen und seelische Schmerzen weiterzuentwickeln und mit Leichtigkeit zum nächsten Stadium unseres Lebens weiterzugehen, statt uns an die alten Lebensmuster zu klammern – denn dieses Sich-Wehren erzeugt Krisen, ja kann unter Umständen sogar Krankheiten hervorrufen. Die Botschaft der Hairy Butterwort lautet, daß man auch mit müheloser Leichtigkeit lernen und sich weiterentwickeln kann und nicht unbedingt schwere, bittere Erfahrungen dazu braucht.

35 Harebell
(Campanula lasiocarpa)

Die Essenz aus den dunkelvioletten Blüten dieser Glockenblumenart eignet sich für Menschen, die sich ungeliebt fühlen oder denen es schwerfällt, Liebe anzunehmen. Sie läßt uns das Thema Liebe aus einer höheren, umfassenderen Perspektive betrachten: Das ganze Universum ist von Liebe erfüllt; wir sind mit allen Menschen und anderen Lebensformen auf dieser Welt innerlich verbunden und tragen eine Quelle unerschöpflicher Liebe in uns selbst, brauchen also nicht in der Außenwelt danach zu suchen. Harebell befähigt uns, bedingungslose Liebe in unbegrenzter Fülle zu empfangen und an andere Lebewesen weiterzugeben.

36 Jacob's Ladder
(Polemonium pulcherrimum, Sporrkrautart)

Gehören Sie auch zu jenen einseitig intellektuell orientierten Menschen, die ständig alles unter Kontrolle und im Griff haben müssen? Die alles so dirigieren und manipulieren, daß es der Erfüllung Ihrer Wünsche und Ziele dient? Die Essenz aus den blaugelben Blüten der Jacob's Ladder öffnet Sie für die Inspiration aus höheren, spirituellen Bereichen – für den Kontakt mit Ihrem höheren Selbst – und schenkt Ihnen das Urvertrauen, einfach loszulassen und die Dinge geschehen zu lassen und auch Ereignisse und Entwicklungen zu akzeptieren, die Sie nicht vorausgeplant hatten.

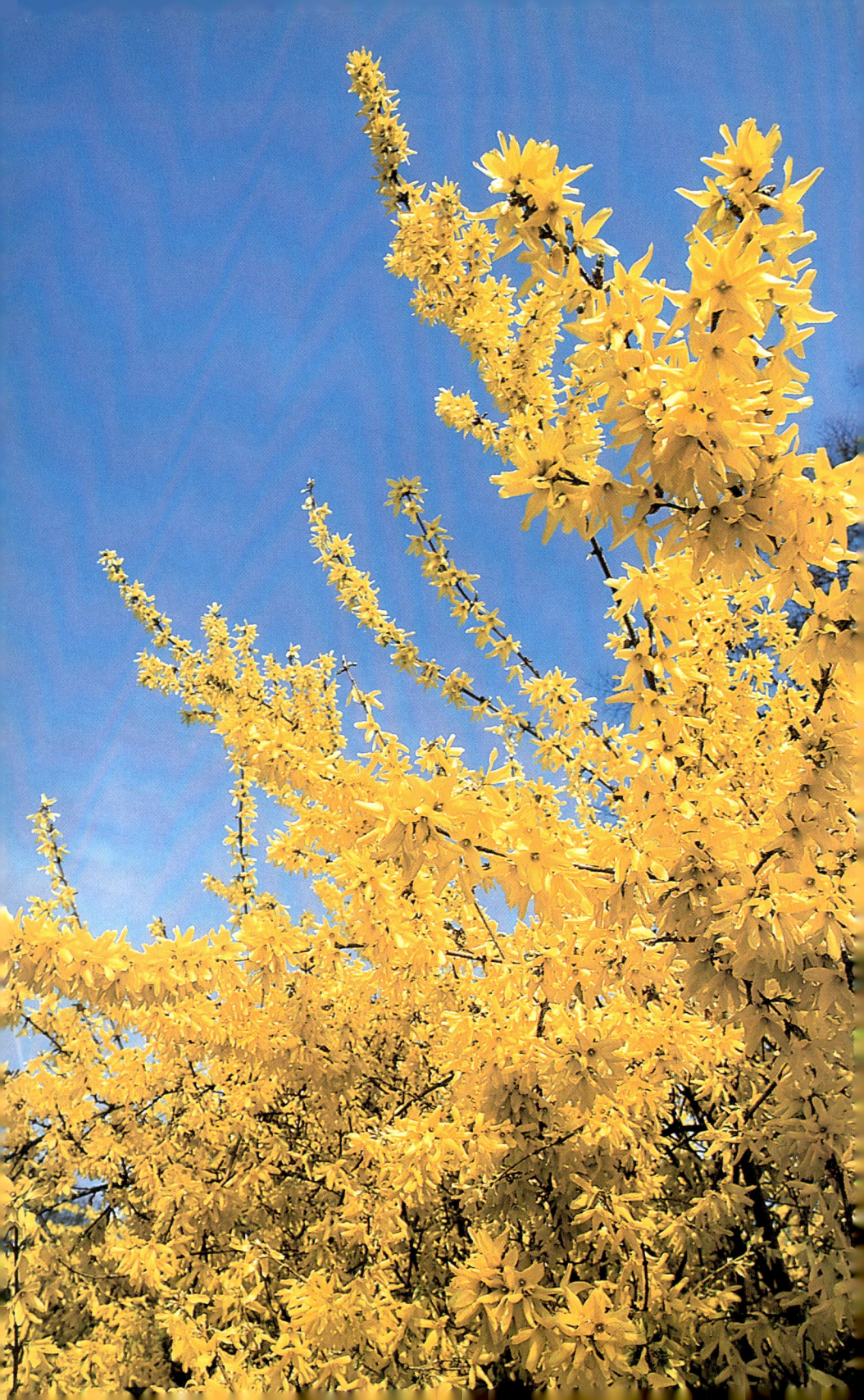

Pacific Essences
Blütenheilmittel aus der unberührten Natur British Columbias

Im Jahr 1983 begann Sabina Pettitt in der kanadischen Provinz British Columbia Blütenessenzen herzustellen. Die Anregung dazu erhielt sie von dem Naturheilkundigen und Chiropraktiker Dr. John LePlate, mit dem sie seit Anfang der siebziger Jahre zusammengearbeitet hatte. Dr. John, wie seine Patienten ihn liebevoll nannten, behandelte und heilte viele Menschen ausschließlich mit Blütenessenzen.

British Columbia verfügt über eine äußerst reiche Pflanzenwelt. Auf Vancouver Island, der Insel vor der Nordwestküste Nordamerikas, wo Sabina Pettitt lebt und auch die Pflanzen für ihre Blütenessenzen sucht, ist das Klima trotz der nördlichen Lage sehr mild, denn es wird von der warmen Meeresströmung des Pazifiks geprägt. Hier liegt der nördlichste Regenwald der Welt, und der Frühling beginnt häufig schon im Dezember, wenn es in den im Norden und Süden angrenzenden Gebieten noch tiefster Winter ist.

Sabina Pettitt sucht die Pflanzen für ihre Essenzen ganz bewußt stets in unberührter Natur, wo keine Menschen leben und wo es keine Verschmutzung durch Autoverkehr oder Industrie und auch keinen „Elektrosmog" von Hochspannungsleitungen gibt. Manchmal potenziert sie sie, indem sie das Schälchen mit der Essenz unter eine Pyramide in die Sonne stellt.

1983 gründete Sabina Pettitt zusammen mit einer Mitarbeiterin, Fiona Macleod, die Firma Pacific Essences. Gemeinsam erforschen sie die Energien der Pflanzen.

Außer Blütenessenzen stellt Sabina Pettitt seit 1985 aber auch Meeresessenzen aus verschiedenen Pflanzen und Tieren des Ozeans – Seeigeln, Seesternen, Algen usw. – her, wofür sie Meerwasser verwendet. Die Inspiration dafür entsprang ihrem Wunsch, einer Freundin zu helfen, die an Krebs erkrankt war. Die Meeresessenzen wirken rascher und stärker als Blütenessenzen und bewirken einen Wandel in unserem Bewußtsein. Sie fördern Inhalte unseres Unterbewußtseins zutage, so daß wir uns mit ihnen auseinandersetzen und die sich daraus ergebenden Konflikte lösen können. Aus Platzgründen – und weil sie das eigentliche Thema dieses Buches, Blütenessenzen, sprengen würden – werden diese Essenzen hier jedoch nicht vorgestellt.

info/bezugsquellen

Pacific Essences
Sabina Pettitt
Box 8317
Victoria, B.C. V8W 3R9
Kanada
Fax: 0 01/2 50/5 95 77 00
Tel.: 0 01/2 50/3 84 55 60

LF Naturprodukte
Hans Finck
Treenering 105
Postfach 22
24851 Eggebek
Tel.: 0 46 09/15 26
Fax: 0 46 09/15 35

Chrüter Drogerie Egger
Unterstadt 28
CH-8200 Schaffhausen
Tel.: 00 41/52/6 24 50 30
Fax: 00 41/52/6 24 64 57

Milagra GmbH
Postfach 747
CH 2540 Grenchen
Gratisnummern:
Deutschland: 01 30 81 41 39
Österreich: 06 60 81 95
Schweiz: 08 00 55 75 00

◀ *Abbildung:*
Die Forsythia-Essenz (S. 201)
hilft bei der Heilung von
Suchtproblemen.

Die Blütenessenzen

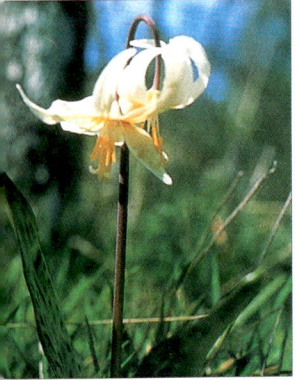

1 Bluebell
(Endymion non-scriptus)

Diese Blütenessenz eignet sich für Menschen, die sich gern in der großen Masse verstecken, weil sie Angst davor haben, ihre persönliche Individualität auszuleben. „Nur nicht auffallen" lautet ihre Devise – sie passen sich lieber an, als sich so zu geben, wie sie wirklich sind, und dafür vielleicht kritisiert oder gar belächelt zu werden.

Die Verhaltensnormen, die in unserer Gesellschaft gelten, werden uns schon in unserer Kindheit eingeprägt; und oft genug hemmen oder ersticken sie unsere Kreativität. Die Bluebell-Essenz hilft, uns von solchen starren Verhaltensprogrammen zu lösen und unsere eigene, unverwechselbare Individualität zum Ausdruck zu bringen. Auf physischer Ebene wirkt sie auf Lunge und Nieren, hilft bei Erschöpfungszuständen und Energielosigkeit.

Bluebell

2 Blue Camas
(Camassia quamash)

Diese Essenz schafft einen harmonischen Ausgleich zwischen rechter und linker Gehirnhälfte. Bei den meisten Menschen sind die Fähigkeiten einer Gehirnhälfte zu einseitig auf Kosten der anderen ausgeprägt. Grundsätzlich ist unsere moderne Zivilisation mehr „linkshirnig" orientiert: Solche Menschen können hervorragend logisch-rational denken, sind sehr realistisch und praktisch orientiert, aber Kreativität und Intuition kommen bei ihnen zu kurz. Auf der anderen Seite steht der kreative, intuitive Typ, der allerdings oft ziemlich unpraktisch ist und den realistischen Anforderungen des Alltagslebens hilflos gegenübersteht. Bei ihm dominiert die rechte Gehirnhälfte. Beiden Persönlichkeitstypen kann die Blue-Camas-Essenz helfen, indem sie das Ungleichgewicht behebt und die Entwicklung der zu schwach ausgeprägten Eigenschaften und Fähigkeiten fördert. Außerdem eignet sie sich zur begleitenden Behandlung von Legasthenie und Lernschwierigkeiten.

Blue Camas

3 Easter Lily
(Erythronium oreganum)

Oft zeigen wir uns anderen Menschen nicht so, wie wir wirklich sind, sondern spielen ganz bestimmte Rollen, um ihnen zu gefallen. Dabei besteht die Gefahr, daß unser innerstes Wesen – der Mensch, der wir wirklich sind – verkümmert.

Easter Lily

Easter Lily trägt dazu bei, daß wir uns selber treu bleiben und den anderen unser wahres Wesen präsentieren – gleichgültig, ob es ihnen gefällt oder nicht. Auf der physischen Ebene lindert diese Essenz das prämenstruelle Syndrom und andere Störungen und Beschwerden der weiblichen Sexualorgane.

4 **Goatsbeard**
(Aruncus sylvester, Geißbart)

Die Essenz aus den weißen, filigranen Blüten dieser Pflanze schenken innere Ruhe und Entspannung und befähigt uns, besser mit Streß umzugehen. Nur aus einer Haltung der Gelassenheit und des harmonischen inneren Gleichgewichts können wir die schwierigsten Aufgaben und Probleme des Lebens erfolgreich angehen. Goatsbeard hilft uns, diesen Zustand zu erreichen. Außerdem stärkt die Essenz das Immunsystem – das gerade in Zeiten großer Streßbelastung meistens angeschlagen ist –, fördert die Bildung weißer Blutkörperchen und trägt zur Heilung aller streßbedingten Krankheiten und Beschwerden bei. Sie eignet sich hervorragend für Menschen, die eine Entspannungstechnik (autogenes Training, Meditation usw.) erlernen wollen, denn sie stärkt die Fähigkeiten der Visualisierung und Autosuggestion.

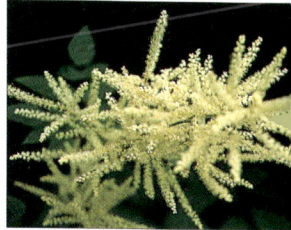
Goatsbeard

5 **Harvest Lily**
(Brodiaea coronaris)

Diese Essenz erweitert unsere Perspektive, so daß wir in zwischenmenschlichen Beziehungen – vor allem, wenn Spannungen oder Konflikte auftreten – nicht nur unser eigenes begrenztes Ich sehen, sondern auch den Standpunkt der anderen verstehen und akzeptieren können. Deshalb eignet sie sich besonders gut für die Lösung von Partnerschaftsproblemen und Gruppenkonflikten. Vor allem, wenn zwei verschiedene Gruppen einander bekämpfen, kann sie zur Schlichtung beitragen. Außerdem hilft Sie bei Verdauungsstörungen und Problemen mit Herz und Lungen.

6 **Orange Honeysuckle**
(Lonicera ciliosa)

Diese Essenz hilft uns, unsere kreative Energie in neue Richtungen zu lenken. Wer beispielsweise nach dem Ende einer Beziehung nicht gleich einen neuen Partner/eine neue Partnerin findet, muß nun lernen, seine überschüssigen sexuellen Energien auf ein neues Betätigungsfeld zu richten – vielleicht irgendeine künstlerische Aktivität oder ein soziales Engagement. Eine Mutter, deren Kinder allmählich erwachsen wer-

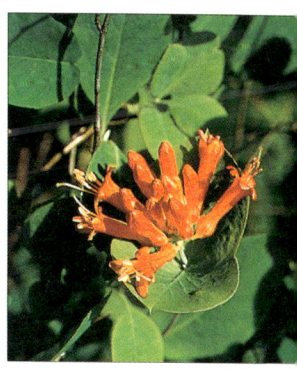
Orange Honeysuckle

literatur

Sabina Pettitt: „Energy Medicine – Pacific Flower and Sea Essences", erhältlich bei Pacific Essences

den und auf eigenen Füßen stehen wollen, kann die Zeit und Kraft, die sie bisher in ihre Mutterrolle investierte, nun für andere Hobbys oder Aufgaben nutzen – was an sich sehr positiv ist, nur muß sie solche sinnvollen Beschäftigungen eben auch finden, statt in Frustration zu versinken, sich überflüssig vorzukommen oder der Vergangenheit nachzutrauern. Orange Honeysuckle erleichtert solche schwierigen Übergänge und Wendepunkte im Leben und hilft beim Umkanalisieren der Energien. Auf physischer Ebene regt sie die Verdauung an und wirkt gegen Verdauungsstörungen aller Art.

7 Candystick
(Allotropa virgata)

Diese Essenz lindert alle Traumata, die im Zusammenhang mit Geburt und Sexualität entstehen können. Frauen, die eine Fehlgeburt erlitten haben, hilft Candystick, mit dieser frustrierenden Erfahrung fertig zu werden und trotzdem den Lebensmut nicht zu verlieren. Nach einer Abtreibung erleichtert Candystick es der Frau, zu ihrer Entscheidung zu stehen und Schuldgefühle und Selbstvorwürfe zu überwinden. Nach chirurgischen Eingriffen im Bereich der Geschlechtsorgane – z. B. einer Totaloperation oder einer Brustamputation – hilft diese Essenz Frauen, den damit verbundenen Schock ohne psychische Störungen oder Schädigung ihres Selbstwertgefühls zu überstehen.

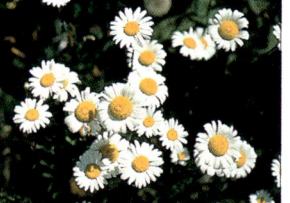

Ox-Eye Daisy

8 Ox-Eye Daisy
(Chrysanthemum leucanthemum, Margerite)

Oft konzentrieren wir uns zu sehr auf einen Punkt – ein ganz bestimmtes Ziel oder Problem – und sind daher unfähig, die größeren Zusammenhänge zu erkennen und neue, kreative Lösungsansätze zu finden. Manchmal sind es auch Ängste, die uns so sehr blockieren, daß wir den klaren Blick für die Realität verlieren und konfus reagieren. In solchen Situationen hilft Ox-Eye Daisy. Auch auf die physische Ebene übertragen, verbessert diese Essenz das Sehvermögen.

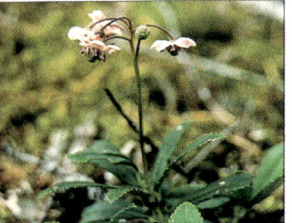

Pipsissewa

9 Pipsissewa
(Chimaphila umbellata)

Oft erschweren wir uns Entscheidungen unnötig, indem wir uns zu viele Sorgen machen und immer wieder das Wenn und Aber abwägen. Manchmal haben diese Ängste uns so total im Griff, daß wir überhaupt nicht fähig sind, eine Entscheidung zu treffen. Oder wir fassen einen Entschluß und bereuen ihn hinterher wieder, weil die Dinge nicht so gelaufen sind, wie wir es uns vorgestellt hatten, und quälen uns mit Frustration und Selbstvorwürfen. Das ist nur Zeit- und Energieverschwendung; da sich die Entscheidung (meistens) nicht wieder rückgängig machen läßt, sollten wir uns statt dessen lieber darauf konzentrieren, aus unserer neuen Situation das Beste zu machen oder ganz neue Lösungen zu finden. Diese Blütenessenz hilft bei allen Konflikten und Problemen, die im Umfeld von Entscheidungen entstehen können.

10 Salmonberry (Rubus spectabilis)

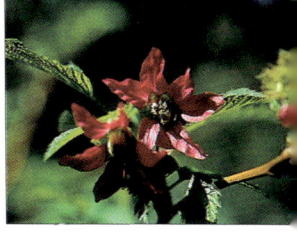

Salmonberry

Die Essenz aus den Blüten dieses mit unseren Brombeer- und Himbeersträuchern verwandten Gewächses wirkt auf unsere Körperhaltung – auf Knochen, Muskeln und Wirbelsäule – und hilft bei der Korrektur von Fehlstellungen aller Art. Bei vielen Erkrankungen des rheumatischen Formenkreises spielen auch psychische Faktoren eine große Rolle; so können z. B. Nervosität und Angespanntheit zu Muskelverspannungen führen, Depressionen und ein geringes Selbstwertgefühl schlagen sich auf physischer Ebene häufig in einer „hängenden" Körperhaltung mit vornübergebeugten Schultern und gekrümmter Wirbelsäule nieder usw.

Hier setzt die Salmonberry-Essenz an. Indem sie die psychischen Probleme – unsere negativen Denkmuster und Fehlverhalten – korrigiert, werden auch die damit zusammenhängenden physischen Symptome automatisch gelindert oder gar völlig geheilt.

11 Forsythia (Forsythia suspensa, Forsythienart)

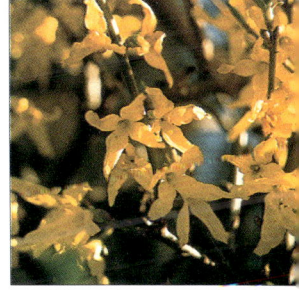

Forsythia

Die Essenz aus den leuchtendgelben Forsythienblüten – die im zeitigen Frühjahr vor den Blättern erscheinen und damit einen Neubeginn symbolisieren (die gelbe Farbe bedeutet neue Hoffnung) – hilft bei der Heilung von Suchtproblemen aller Art: Alkoholismus, Drogensucht, Rauchen, Medikamentenmißbrauch, Eßstörungen usw. Aber auch andere tiefverwurzelte negative Denk- und Verhaltensmuster, die uns in unserer Weiterentwicklung hemmen, lassen sich mit Hilfe dieser Essenz überwinden.

12 Purple Magnolia (Magnolia soulangeana, Magnolienart)

Diese Essenz verbessert die sexuelle Beziehung zum Partner und steigert ganz allgemein unsere sinnliche Wahrnehmungs- und Erlebnisfähigkeit. Der Geruch der Erde nach einem warmen Sommerregen, die leuchtenden Farben einer Frühlingslandschaft, das Prickeln des Meerwassers auf unserer Haut – all das können wir plötzlich wieder viel intensiver wahrnehmen und genießen. Denn nur allzuoft sind wir zu „kopflastig" und nehmen vor lauter Alltagsstreß nichts anderes mehr wahr als die vielen unerledigten Arbeiten auf unserem Schreibtisch oder all die Probleme, die auf eine Lösung warten.

13 Periwinkle (Vinca major, Großes Immergrün)

Diese Pflanze kommt mit sehr wenig Sonne aus und gedeiht am besten im Schatten oder Halbschatten. Entsprechend hilft die Essenz aus ihren Blüten uns Menschen, das Licht in unserem eigenen Inneren zu erkennen und neue Hoffnung zu schöpfen: Sie lindert Depressionen. Besonders gut eignet sie sich zur Behandlung von Winterdepressionen, die bei manchen Menschen durch die zu geringe Sonnenlichteinwirkung im Winter auftreten und sich in Niedergeschlagenheit und Antriebslosigkeit äußern. Die Periwinkle-Essenz wird auch zur Verbesserung der Gedächtnisleistung eingesetzt und eignet sich außerdem sehr gut zur Begleitung von Traumarbeit oder einer Reinkarnationstherapie.

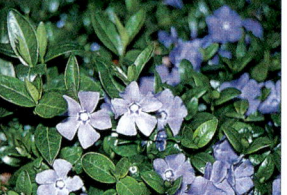

Periwinkle

14 Polyanthus (Garden Polyanthus)

Die Essenz aus den bunten Blüten dieser Gartenpflanze, die das Auge mitten im Winter erfreuen, soll uns daran erinnern, dankbar für alles zu sein, was wir haben und nur allzu oft als Selbstverständlichkeit betrachten. Oft sind wir unzufrieden über irgend etwas, was in unserem Leben fehlt oder was wir nicht erreicht haben, und vergessen dabei all die positiven Dinge, die uns umgeben: Statt einer gescheiterten Beziehung nachzutrauern und deshalb vielleicht gar am Sinn seines Lebens zu zweifeln – was nichts nützt, sondern nur noch mehr Kummer macht und außerdem kostbare Energien verschwendet –, könnte man sich doch auch einmal all die positiven Aspekte seines Lebens ins Gedächtnis rufen, die man oft gar nicht mehr wahrnimmt, weil sie einem so selbstverständlich geworden sind: Geld, Gesundheit, eine befriedigende berufliche Tätigkeit usw.

Polyanthus

Polyanthus ermahnt uns, im Jetzt und Hier zu leben, statt der Vergangenheit nachzuhängen oder uns auf irgendein ersehntes Ziel in ferner Zukunft zu konzentrieren, von dem wir letzten Endes nicht wissen können, ob wir es überhaupt erreichen werden. Außerdem wirkt diese Essenz gegen mangelndes Selbstwertgefühl – wenn man bewußt oder unbewußt das Gefühl hat, Glück, Reichtum und Erfüllung gar nicht zu verdienen.

15 Snowdrop
(Galanthus nivalis, Schneeglöckchen)

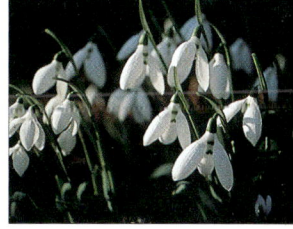

Snowdrop

Diese Pflanze trotzt selbst dem härtesten Frost und öffnet ihre leuchtendweißen Blüten bereits im zeitigen Frühjahr, wenn es noch kalt ist und der Boden unter einer dicken Schneedecke liegt. Eine ähnliche Botschaft hat die Essenz ihrer Blüten für uns: Sie erinnert uns daran, daß wir in der Lage sind, freudig und mit ungebrochenem Lebensmut selbst die größten Schwierigkeiten und Krisen unseres Lebens zu überstehen. Nichts kann uns daran hindern, uns mit Begeisterung auf dieses Leben einzulassen und auch der schwierigsten Situation noch eine „Sonnenseite" abzugewinnen. Die Snowdrop-Essenz beseitigt die Angst, die uns lähmt und daran hindert, aktiv zur Bewältigung unserer Probleme beizutragen. Auf der physischen Ebene hilft sie gegen alle Krankheiten und Beschwerden, die mit einer Einschränkung unserer Bewegungsfreiheit zu tun haben – multiple Sklerose, Arthritis, Polio oder Lähmungen durch einen Schlaganfall.

16 Viburnum
(Viburnum carlesii, Korea-Schneeball)

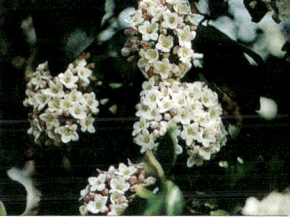

Viburnum

Die Essenz aus den rosaweißen, herrlich duftenden, kugelförmigen Blüten dieses Strauchs stärkt unsere Intuition und unsere medialen Fähigkeiten und ist daher eine große Hilfe beim Meditieren, Channeln oder anderen Aktivitäten, die eine Haltung innerer Entspanntheit und eine Erweiterung unseres normalen Alltagsbewußtseins erfordern. Viburnum öffnet uns für die Einstimmung auf die Natur und schenkt uns ein tiefes Gefühl des Einsseins mit dem ganzen Kosmos. Wenn man die Essenz vor dem Einschlafen nimmt, kann man damit seine Träume beeinflussen. Die Träume werden dann Botschaften und Lösungsmöglichkeiten beinhalten, die man für die Bewältigung seines Alltagslebens und seiner momentanen Konflikte und Probleme nutzbar machen kann.

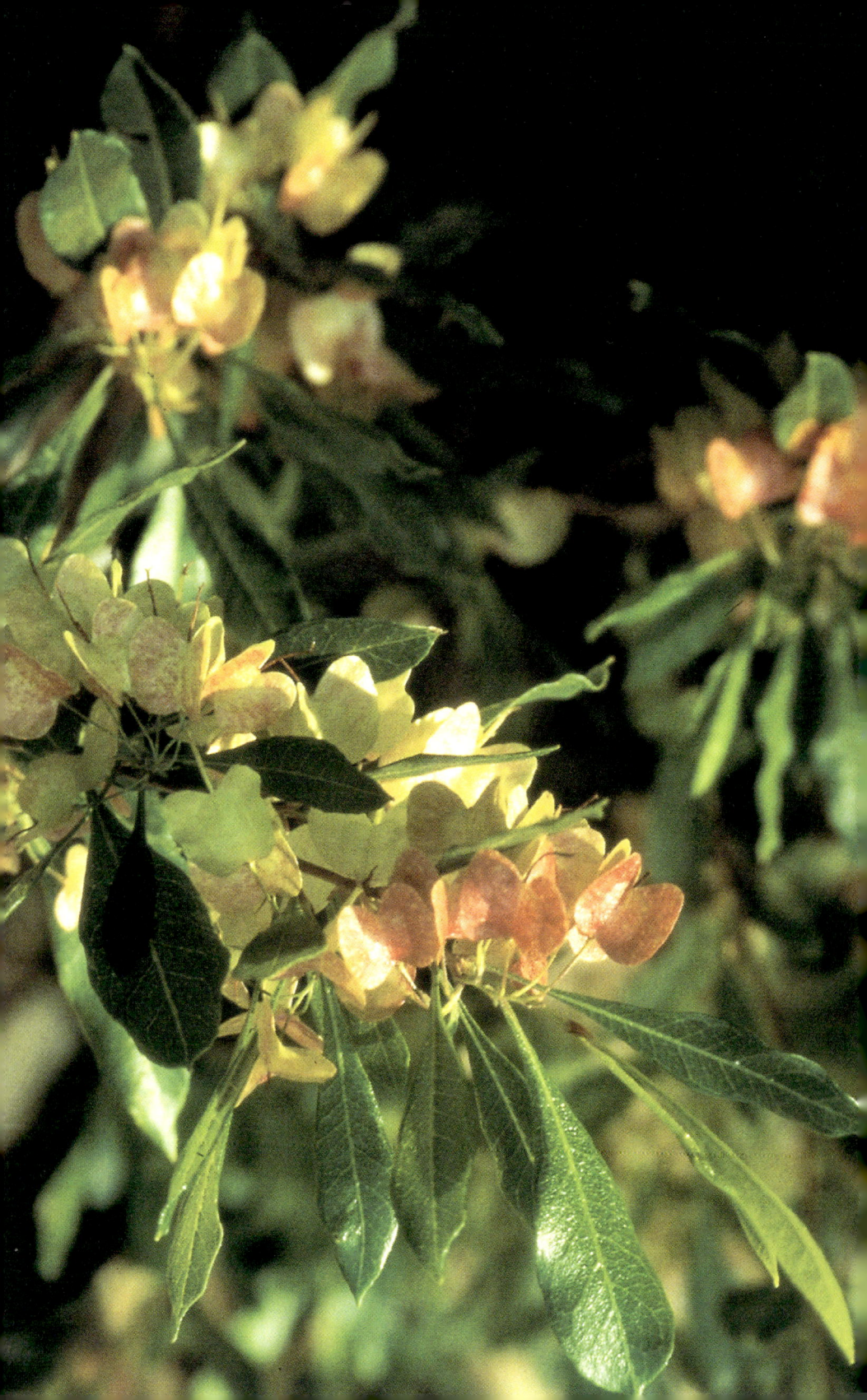

Aloha
Blütenessenzen aus der exotischen Landschaft Hawaiis

Seit Mitte der achtziger Jahre bereitet die Engländerin Penny Medeiros auf der vulkanisch aktiven hawaiianischen Hauptinsel, Big Island, Blütenessenzen aus den dort wachsenden tropischen Pflanzen zu. 1984 hatte sie das Buch „Heilung durch die Schwingung der Blütenessenzen" von Gurudas, dem Begründer der Pegasus-Essenzenlinie, gelesen. Das inspirierte sie dazu, selbst Blütenheilmittel herzustellen.

Schon die alten Hawaiianer glaubten, daß es auf Hawaii eine besonders starke Lebenskraft gebe, die alle Inseln und die Pflanzen, die dort wachsen, durchdringt. Sie nannten diese Energie – die sich auch in der vulkanischen Aktivität zeigt – „mana" (spirituelle Kraft). Durch diese intensive Lebensenergie werden nach Ansicht von Penny Medeiros die energetischen Eigenschaften der Blüten und ihrer Essenzen verstärkt. Viele ihrer Blütenessenzen tragen dazu bei, karmische Probleme aus früheren Leben zu bearbeiten und aufzulösen.

info/bezugsquellen

Aloha Flower Essences
Penny Medeiros
P. O. Box 2319
Kealakekua, Hawaii 96750
USA
Tel. u. Fax: 0 01/8 08/3 28 25 29

Lebensfreundliche Produkte
Herbert Thelesklaf
Sonnenstr. 1
83339 Chieming
Tel.: 0 86 64/10 01
Fax: 0 86 64/10 65

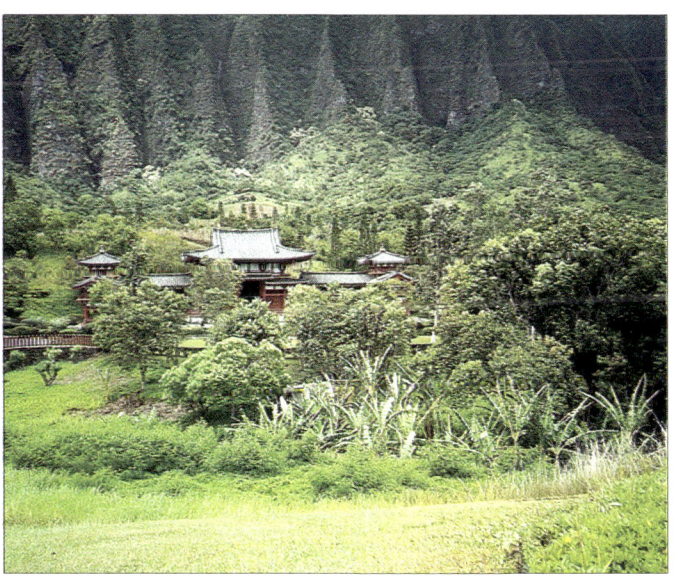

◄ *Abbildung:*
In der tropischen Landschaft Hawaiis ist die Lebenskraft besonders stark.

◄◄ *Abbildung:*
Die A'ali'i-Essenz (S. 206) hilft bei der Aufarbeitung gestörter zwischenmenschlicher Beziehunge, die auf frühere Leben zurückgehen.

Die Tropenblütenessenzen

1   A'ali'i
(Dodonaea eriocarpa)

Manchmal verhalten wir uns einem anderen Menschen gegenüber lieblos oder haben eine Abneigung gegen ihn, ohne daß es einen plausiblen Grund dafür gäbe. Solche gestörten Beziehungen sind häufig auf ein früheres Leben zurückzuführen, in dem wir schon einmal mit diesem Menschen zu tun hatten. Da die Konflikte damals nicht aufgearbeitet wurden, begegnen wir ihm jetzt wieder. A'ali'i wirkt auf das Herzzentrum und trägt dazu bei, solche Beziehungen zu harmonisieren und zu heilen.

2   Amazon Swordplant
(Echinodorus tenellus)

Diese Essenz hilft Menschen, die aufgrund von Erlebnissen in früheren Existenzen dazu neigen, ihre Gefühle zu verleugnen oder zu unterdrücken. Deshalb scheitern ihre Partnerbeziehungen im jetzigen Leben immer wieder. Amazon Swordplant macht die emotionalen Blockaden bewußt und trägt zu ihrer Beseitigung bei.

Amazon Swordplant

3   Awapuhi-melemele
(Yellow ginger, Hedychium flavum)

Diese Essenz hilft bei der Auflösung von Traumata aus früheren Leben. Deshalb eignet sie sich gut zur Unterstützung einer Reinkarnationstherapie.

4   Noho-Malie
(Be still, Thevetia peruviana)

Wenn man in einer früheren Existenz gewalttätigen Handlungen ausgesetzt war, äußert sich das häufig auch in diesem Leben noch in unerklärlichen Angstzuständen und Alpträumen. Die Noho-Malie-Essenz läßt solche Menschen innerlich zur Ruhe kommen.

5   La'au'aila
(Castor bean, Ricinus communis, Rizinus)

Diese Essenz ist vor allem bei Frauen wirksam, die unter tiefsitzenden, unerklärlichen Ängsten und Neurosen leiden. Das kann die Angst vor Ansteckung sein oder die Furcht vor irgendwelchen Tieren. Meist reagiert man dabei unverhältnismäßig stark auf Dinge, die eigentlich – realistisch betrachtet – gar nicht so bedrohlich sind. Auch solche Ängste haben

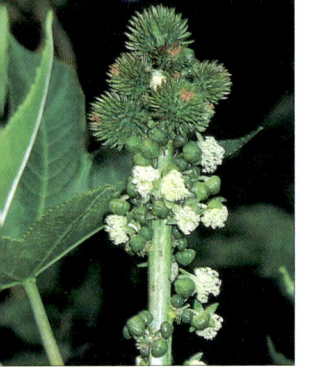

La'au'aila

ihren Ursprung häufig in traumatischen Ereignissen früherer Leben.

literatur

Penny Medeiros: „Aloha –
Hawaiische Tropen-Blüten-
essenzen", Laredo Verlag,
Chieming, 1997

6 Jade vine (Macrobotrys)

Die Essenz aus den eigenartigen, leuchtend blaugrünen Blütendolden dieses Gewächses öffnet das Herzzentrum bei Menschen, die sich anderen gegenüber verschließen und nicht zu intensiven, liebevollen Beziehungen fähig sind. Häufig sind sie ziemlich „kopflastig", und Macht ist ihnen wichtiger als Liebe. Auch das ist oft auf den Einfluß früherer Leben zurückzuführen: Vielleicht hat dieser Mensch in seinen früheren Existenzen zu ichbezogen gelebt, so daß sein Herzzentrum sich allmählich immer mehr verschloß.

7 Naupaka-kahakai (Scaevola sericea)

Habgier und rücksichtsloses Streben nach Macht verfestigen sich häufig im Laufe vieler irdischer Leben in einem Menschen. Die Essenz aus den weißen Blüten dieses Strauchs ist für Menschen geeignet, die in vielen vorangegangenen Existenzen nur für irdischen Glanz, Reichtum, Macht und Ansehen gelebt haben. Sie weckt die Stimme des Gewissens und läßt solche Menschen den eigentlichen Sinn ihres Lebens erkennen und nach Höherem streben.

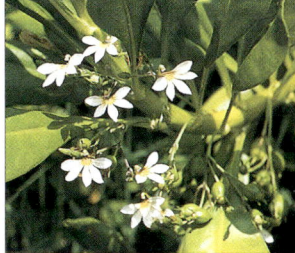

Naupaka-kahakai

8 Lani ali'i allamanda (Allamanda cathartica)

Die ideale Essenz für alle Menschen, die in ihrem Leben eine führende Position innehaben: Sie fördert und stärkt Führungseigenschaften und wappnet uns gegen die Versuchung, unsere Macht zu egoistischen oder negativen Zwecken zu mißbrauchen. Sie hat eine sehr starke, tiefreichende Wirkung und trägt sogar dazu bei, karmische Belastungen aufzulösen, die auf Machtmißbrauch in früheren Existenzen zurückgehen.

9 Niu (Coconut, Cocos nucifera, Kokospalme)

Diese Essenz weckt oder stärkt den Mutterinstinkt und eignet sich daher gut für Frauen, die sich noch nicht richtig in ihre Mutterrolle hineinfinden können oder eine Abneigung dagegen haben, ihr Kind zu stillen. Menschen, die wegen ihrer homosexuellen Neigungen unsicher, verwirrt oder unglücklich sind, schenkt sie innere Klarheit und hilft ihnen, ihre sexuelle Identität zu finden.

Diese Essenz kann mit Papaya kombiniert werden, die ebenfalls zur Klärung der sexuellen Identität beiträgt.

Daß in lateinamerikanischen Ländern, wo das „Macho-Syndrom" weit verbreitet ist, besonders viele Bananen wachsen, ist ein weiterer Beweis dafür, daß Heilmittel häufig dort vorkommen, wo sie am nötigsten gebraucht werden.

10 Mai'a
(Banana, Musa, Banane)

Die Essenz für Machos und Männer mit ungewöhnlichen sexuellen Neigungen, Perversionen usw. Sie verbessert die sexuelle Beziehung zu Frauen und hilft, Sex und Liebe in harmonischen Einklang zu bringen. Bei Männern mit zu starkem Sexualtrieb dämpft sie diesen, bei zu schwacher sexueller Energie wirkt sie anregend und stärkend.

11 Coffee
(Coffea arabica, Kaffeestrauch)

Der Kaffeestrauch wird auf der Hawaii-Insel Big Island angebaut. Die Essenz aus seinen weißen Blüten hilft Menschen, ihre Sucht nach Koffein zu überwinden. Wenn man sie einnimmt, hat man kein Bedürfnis mehr nach der stimulierenden Wirkung des Kaffees und kann sich auf andere, gesündere Möglichkeiten konzentrieren, geistig und körperlich wach zu bleiben – beispielsweise regelmäßige Bewegung, genügend Schlaf und Erholung, eine gesunde Ernährung usw. Die Umstellung kann allerdings eine Zeitlang dauern.

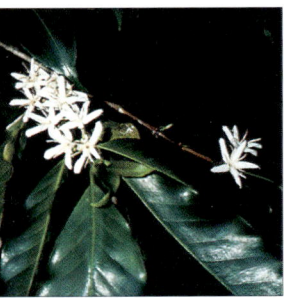

Coffee

12 Naio
(Myoporum sandwicense)

Wenn man Übergewicht hat und gern abnehmen würde, aber nicht die Willensstärke dazu besitzt, hilft die Essenz aus den weißen Blüten dieses hawaiianischen Baums, die Eßsucht zu überwinden. Der Wille wird gestärkt.

13 Panini-awa'awa
(Aloe)

Die Essenz aus den Blüten dieser Heilpflanze, deren Saft zur Hauptpflege und zur Behandlung kleinerer Verletzungen und Hautkrankheiten eingesetzt wird, trägt dazu bei, die schädlichen Wirkungen von Drogenkonsum zu heilen.

14 Mamane
(Sophora chrysophylla)

Die Essenz aus diesen leuchtendgelben Blütendolden bringt Menschen, die in die Fallstricke einer dubiosen Sekte oder spirituellen Gemeinschaft geraten sind, geistige Klarheit und die Kraft, sich daraus zu befreien. Oft fühlt man sich zu solchen Organisationen hingezogen, weil man keinen Sinn und keine Erfüllung in seinem persönlichen Leben sieht oder eine Art „Ersatz-Religion" sucht. Gerade solchen Menschen hilft die Mamane-Blütenessenz; sie zeigt den Weg zu wahrer Erfüllung.

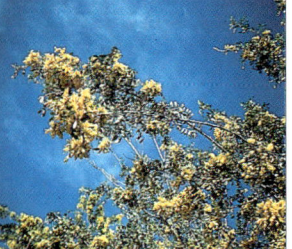

Mamane

15 Chinese Violet
(Asystasia gangetica)

Aus den rosa-violetten Blüten des Chinesischen Veilchens wurde eine Essenz zubereitet, die hilft, familiäre Beziehungen zu harmonisieren, wenn man sich aufgrund von Unterschieden im religiösen Glaubenssystem voneinander entfremdet hat. Besonders wirksam ist sie, wenn ein Familienmitglied unter den Einfluß einer Sekte geraten ist und dort womöglich einer Gehirnwäsche unterzogen wurde, so daß es den Kontakt zur Familie jetzt ablehnt.

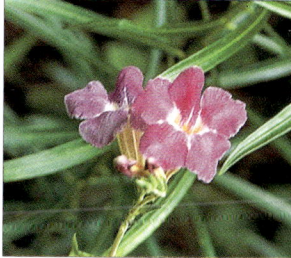
Chinese Violet

16 Macadamia
(Macadamia integrifolia)

Die Essenz ist für Menschen – vor allem Jugendliche – bestimmt, die zu kriminellen Handlungen neigen, was wie viele andere Dinge seine Ursache in früheren Leben haben kann oder ganz einfach in einer unbewußten Rebellion gegen die Eltern oder gegen jegliche Autorität. Unter dem Einfluß der Macadamia-Blütenessenz erkennen sie die Sinnlosigkeit solcher negativer Verhaltensmuster und sehen ein, daß es besser ist, ihre Energie für konstruktive Zwecke einzusetzen.

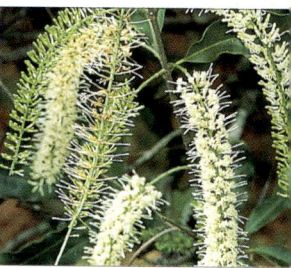
Macadamia

17 Milo
(Thespesia populnea)

Wenn jemand aus irgendeinem Grund für längere Zeit seiner Freiheit beraubt war – z. B. nach einem Gefängnis-, Sanatorien- oder Krankenhausaufenthalt –, hilft diese Essenz, den Weg zurück in die Aktivitäten des Alltags zu finden, wieder selbständig leben und denken zu können. Milo hebt auch das Selbstwertgefühl, das beispielsweise nach einer Gefängnisstrafe oder einem Aufenthalt in einer Nervenklinik häufig ziemlich angeschlagen ist.

18 Marica iris
(Neomarica)

Diese Essenz eignet sich für alle Menschen, die in heilenden Berufen tätig sind, ihre Sensibilität für die Probleme und Bedürfnisse ihrer Patienten zu erhöhen und ihnen heilende Energie zu vermitteln. Sie kann auch heilende Fähigkeiten aktivieren, die man in einem früheren Leben vielleicht einmal besessen hat. Häufig findet man dann ganz neue, kreative Lösungsansätze.

bezugsquellen

Chrüter Drogerie Egger
Unterstadt 28
CH-8200 Schaffhausen
Tel.: 00 41/52/6 24 50 30
Fax: 00 41/52/6 24 64 57

Institut für Blütenessenzen
Gabriele Mulle
Grünmarkt 16
A-4400 Steyr
Tel. u. Fax.
00 43/72 52/4 18 22

St.-Berthold-Apotheke
Wimmer & Co. KG
St.-Berthold-Allee 23
4451 Garsten
Tel.: 0 72 52/53 13 10
Fax: 0 72 52/53 13 16

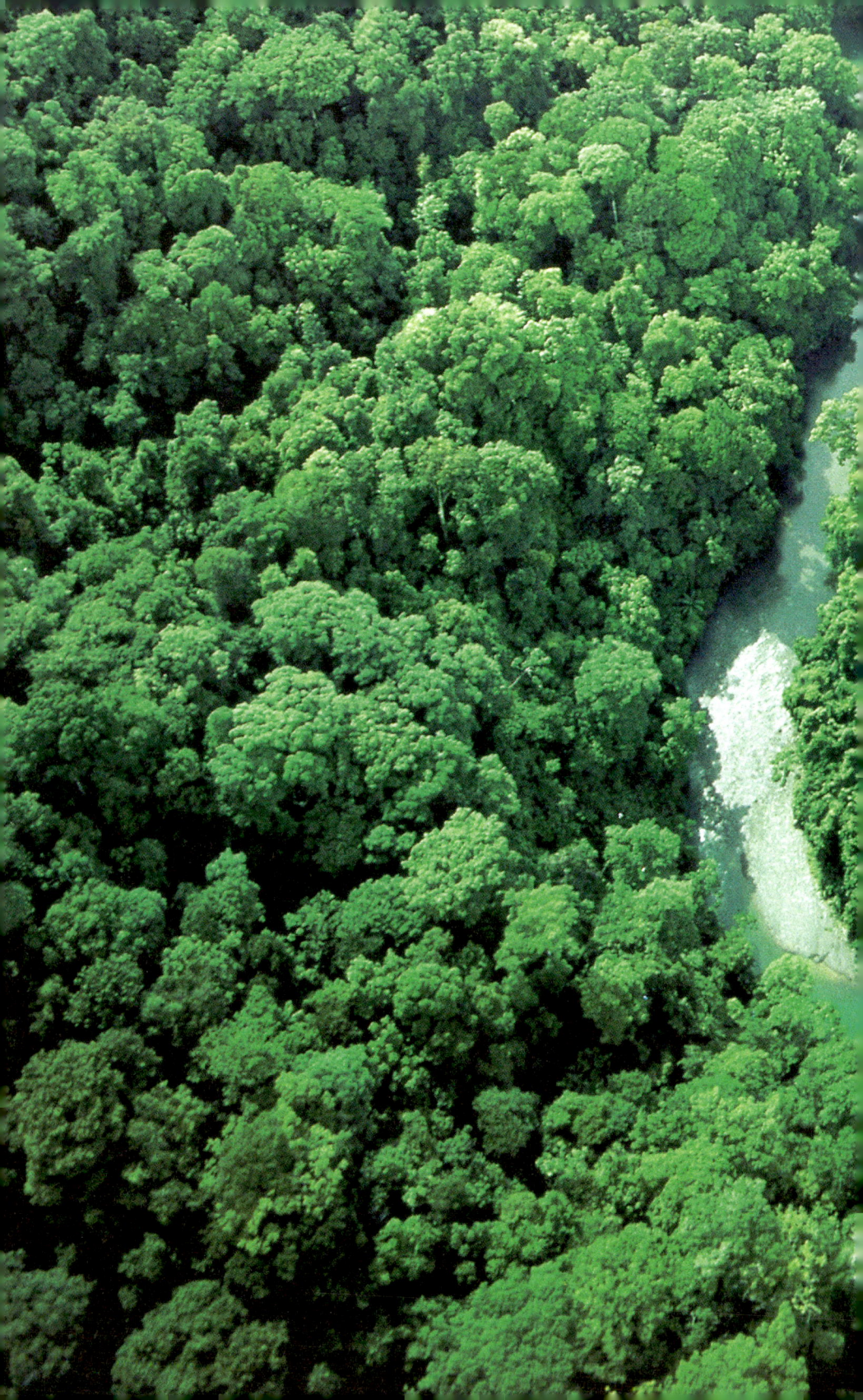

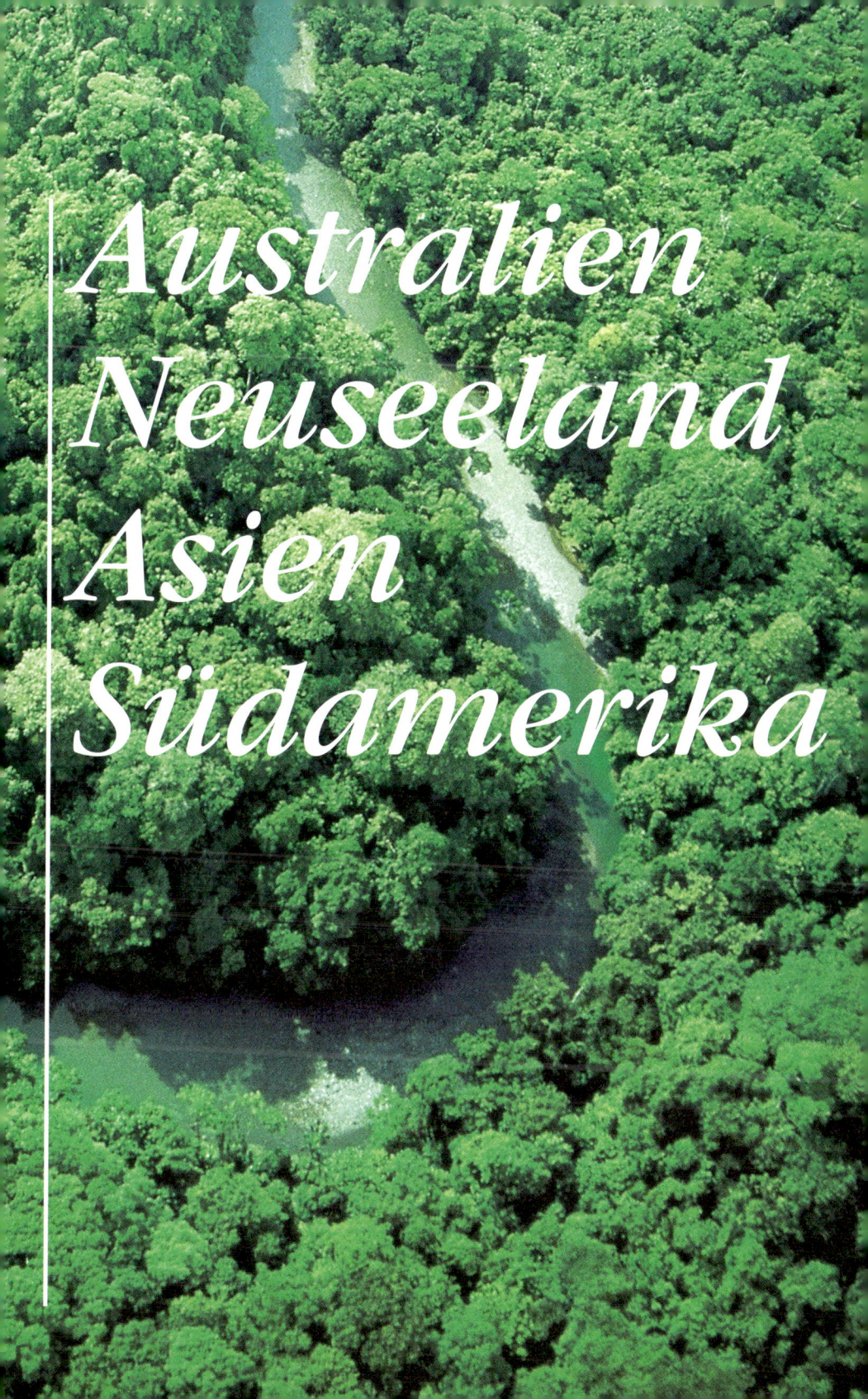

Australien
Neuseeland
Asien
Südamerika

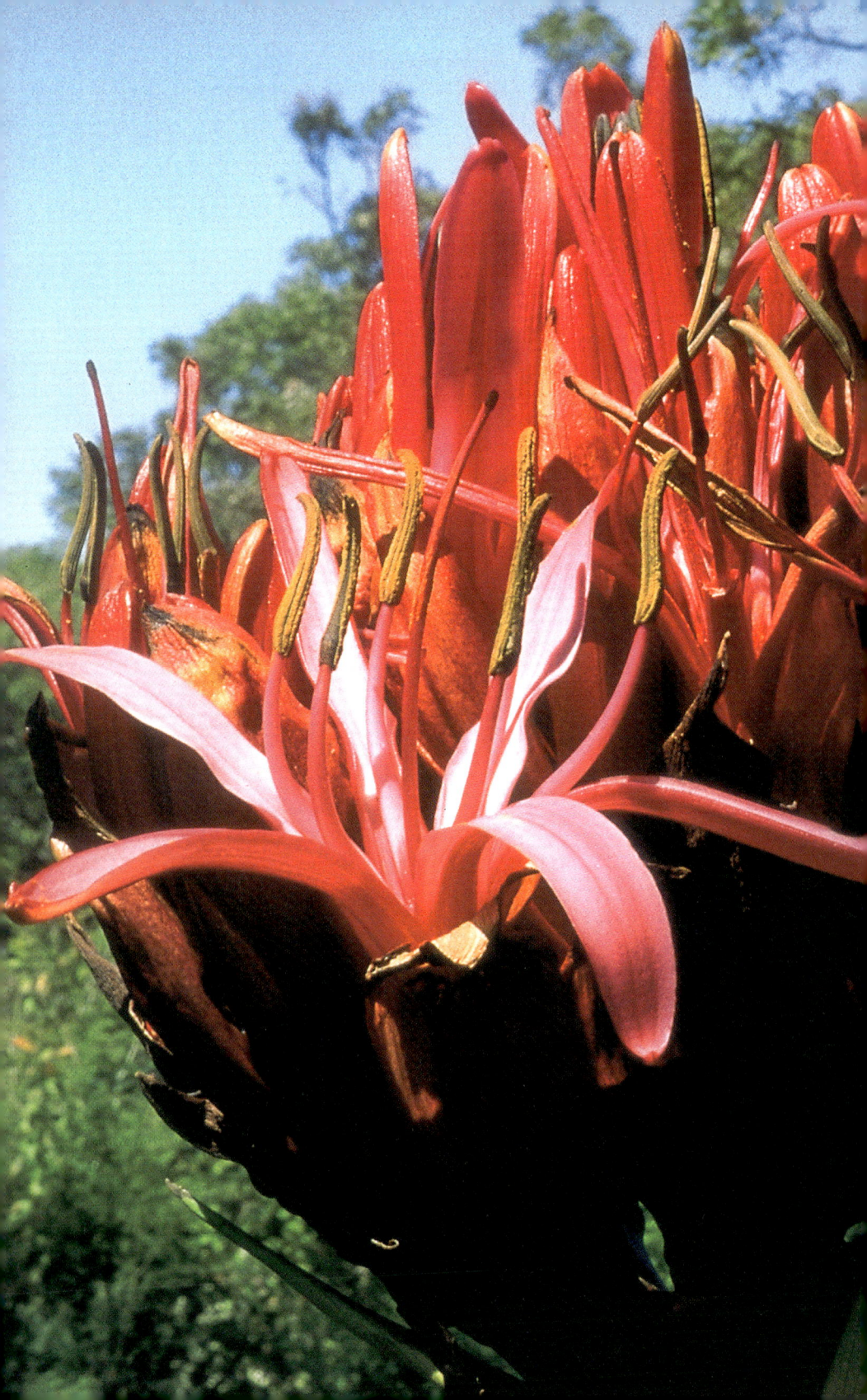

Australische Buschblüten:
Die innere Weisheit des ältesten Kontinents

Der Begründer der Buschblüten-Therapie, Ian White, wuchs im austra-lischen Busch auf. Seine Großmutter war eine Kräuterfrau, und als Kind begleitete er sie oft auf ihren langen Wanderungen durch den Busch zum Sammeln heilkräftiger Pflanzen. White studierte Psychologie und Naturheilkunde und arbeitete dann zunächst zehn Jahre lang mit eng-lischen Blütenessenzen. Doch immer öfter kam ihm der Gedanke, daß doch eigentlich auch in den australischen Pflanzen große Heilkräfte stecken müßten. Schließlich ist Australien geologisch gesehen der älteste Kontinent der Erde; also, dachte er, müßten die Pflanzen, die diesen Kontinent bewohnen, doch eine uralte, heilende Weisheit in sich bergen.

Von den australischen Ureinwohnern wurden diese Pflanzen intuitiv schon immer zu Heilzwecken eingesetzt: Sie aßen einfach die Blüten (einschließlich der „Essenzen" in Form von Tautropfen) oder die ganze Pflanze. Wenn die Pflanzen ungenießbar waren, setzten sie sich inmit-ten einer Gruppe dieser Pflanzen nieder, um auf diese Weise ihre hei-lenden Schwingungen in sich aufzunehmen.

Doch erst Anfang der achtziger Jahre begann Ian White eigene Blü-tenessenzen aus australischen Pflanzen zu entwickeln. Das auslösende Ereignis war die Krebserkrankung eines Freundes. Um ihn zu unter-stützen und ihm heilende Energie zu senden, gründete White mit eini-gen Freunden und Bekannten einen Meditationskreis. Dabei tauchte immer wieder das Bild einer bestimmten Pflanze vor dem geistigen Auge der Meditierenden auf. Das gab den Anstoß für die Suche nach heilkräftigen australischen Blüten, auf der Ian White zusammen mit seiner Frau Kristin fast den ganzen australischen Kontinent bereiste. Dabei ließ er sich ganz von seiner Intuition leiten: Stets tauchte im Zustand der Meditation das Bild der betreffenden Pflanze vor seinem inneren Auge auf, häufig auch noch der Ort, wo er sie finden konnte. Und der Erfolg gab ihm recht: Als er seine Patienten damit behandelte, stellte er fest, daß diese Essenzen schneller und intensiver wirkten als die Mittel, die er ihnen bisher verordnet hatte. Auch beim Auffinden der geeigneten Essenzen für einen bestimmten Patienten verläßt er sich hauptsächlich auf seine Intuition, setzt aber auch Techniken der Nume-rologie und den kinesiologischen Muskeltest ein.

Bis jetzt gibt es 62 Buschblüten- und Forschungsessenzen. Einige sind in ihrem Wirkungsspektrum den Bach-Blütenessenzen recht ähnlich,

„Die Natur bietet den Men-schen jedesmal Hilfen an, wenn es darum geht, sich weiterzuentwickeln."

Ian White

info

Australian Bush Flower Essences
Ian White
8a Oaks Avenue
Dee Why, NSW 2099
Australia
Tel.: 00 61/2/99 72 10 33
Fax: 00 61/2/99 72 11 02
E-Mail:
info@ausflowers.com.au
Internet:
www.ausflowers.com.au

◄ *Abbildung:*
Die Forschungsessenz
Gymea Lily fördert Demut
und Bescheidenheit.

Bezugsquellen

Lebensfreundliche Produkte
Herbert Thelesklaf
Sonnenstr. 1
83339 Chieming
Tel.: 0 86 64/10 01
Fax: 0 86 64/10 65

LF Naturprodukte
Hans Finck
Treenering 105
Postfach 22
24851 Eggebek
Tel.: 0 46 09/15 26
Fax: 0 46 09/15 35

Institut für Blütenessenzen
Gabriele Mulle
Grünmarkt 16
A-4400 Steyr
Tel. u. Fax:
00 43/72 52/4 18 22

St.-Berthold-Apotheke
St.-Berthold-Allee 23
A-4451 Garsten
Tel.: 00 43/72 52/53 13 10
Fax: 00 43/72 52/53 13 16

Chrüter Drogerie Egger
Unterstadt 28
CH-8200 Schaffhausen
Tel.: 00 41/52/6 24 50 30
Fax: 00 41/52/6 24 64 57

Milagra GmbH
Postfach 747
CH-2540 Grenchen
Gratisnummern:
Deutschland: 01 30 81 41 39
Österreich: 06 60 81 95
Schweiz: 08 00 55 75 00

literatur

Ian White: „Australische
Bush Blütenessenzen",
Laredo Verlag, Chieming,
1996

doch gibt es gegenüber dem Bachschen System einige wesentliche Neuerungen, die gerade in unserer modernen Welt von besonderer Bedeutung sind. In den letzten 60 Jahren haben sich so viele Veränderungen in unserem Leben ergeben, daß wir gezwungen waren, radikal umzudenken. Unsere Welt ist schnellebiger geworden; innerhalb von ein paar Stunden können wir von einem Kontinent zum anderen reisen, Informationen aus fernen Ländern erreichen uns in Sekundenschnelle. Wir werden stärker mit fremden Völkern und Kulturen konfrontiert als die Menschen früherer Zeiten. Aber auch ganz neue, ungeahnte Bedrohungen – Umweltzerstörung, Strahlenbelastung, Atomkriege – sind vor uns aufgetaucht; in diesem Jahrhundert hat es bereits zwei Weltkriege gegeben, und der anfangs so faszinierende technische Fortschritt droht uns allmählich zu überrollen. Die Buschblütenessenzen helfen uns, mit diesen neuen Entwicklungen innerlich Schritt zu halten, unser Bewußtsein zu verändern und Neues rascher zu integrieren. Diese Blütenessenzen mit „neuen" Inhalten werden hier ausführlich vorgestellt, während wir jene Essenzen, die den Bachblüten in ihrer Wirkung ähneln, größtenteils weggelassen haben.

Die Hauptfunktion seiner Blütenessenzen sieht Ian White darin, daß sie uns helfen, die Verbindung zu unserem Höheren Selbst aufzubauen – jenem intuitiven Zentrum, das genau weiß, welcher Weg für uns der richtige ist. Eine Krankheit oder eine psychische Krise ist nichts anderes als ein Ausdruck des emotionalen Ungleichgewichts, das eintritt, wenn wir den Kontakt zu unserem Höheren Selbst verlieren und von unserem wahren Lebensweg abkommen. Also sind sie – ebenso wie Schicksalsschläge – im Grunde nichts Bedrohliches, sondern eher eine Art Korrektiv. Die Buschblütenessenzen wirken als Katalysatoren, die uns helfen, Sinn und Ziel unseres Lebens – unseren höheren Lebensplan – zu begreifen und uns auf diese Weise selbst zu heilen.

Ian White empfiehlt, jeweils morgens beim Aufstehen und abends vor dem Zubettgehen sieben Tropfen unter die Zunge zu geben oder schluckweise in Wasser zu trinken. Normalerweise reicht eine Einnahmedauer von zwei Wochen, um ein bestimmtes Thema zu bearbeiten; bei tiefreichenden, hartnäckigen Konflikten kann man diese Zeit aber auch um weitere zwei Wochen verlängern. Nach Möglichkeit sollte man die Buschblütenessenzen nicht mischen, sondern einzeln einnehmen. Nur wenn man verschiedene Blütenessenzen ausgewählt hat, die alle am gleichen Thema arbeiten, kann man die Essenzen auch miteinander vermischen. Es sollten aber nicht mehr als vier oder fünf sein; lediglich in Krisensituationen kann es vorkommen, daß man Blütenkombinationen aus bis zu sieben Einzelessenzen benötigt.

Ian White hat auch einige fertige Mischungen von Blütenessenzen zur Bearbeitung bestimmter Themen zusammengestellt. Diese Kombinationsmittel werden im Anschluß an die Beschreibung der Blütenessenzen kurz besprochen.

Die Blütenessenzen

1 **Bauhinia**
(Lysiphyllum cunninghamii)

Diese Essenz hilft, wenn wir eine Scheu davor haben, neue Menschen und Ideen auf uns zukommen zu lassen. In unserem Zeitalter des technologischen Fortschritts und der Informationsflut müssen wir bereit sein, Neues an uns heranzulassen und schnell zu integrieren. Das gilt insbesondere für fremde Kulturen und neues, unbekanntes Ideengut. Die Bauhinia hilft, uns innerlich zu öffnen, damit wir andere Menschen so annehmen können, wie sie sind, und ganz allgemein mit jeder Art von Veränderung besser klarkommen.

Affirmation:
„Ich lasse neue Menschen und Erfahrungen freudig an mich heran."

2 **Bluebell**
(Wahlenbergia species)

Diese purpurn- bis blaublühende Blume, die zur Familie der Glockenblumen gehört, öffnet das Herz. Sie überwindet Blockaden bei Menschen, die ihre eigenen Gefühle schon seit langem unterdrückt oder sich von ihnen abgeschnitten haben. Die Essenz hilft auch gegen Geiz und das krankhafte Bedürfnis, seinen Besitz zu bewahren, und eignet sich daher hervorragend für Kinder, die nicht teilen wollen.

3 **Bottlebrush**
(Callistemon linearis)

Dieser Strauch, dessen Blüten tatsächlich wie kleine Flaschenbürsten aussehen, gibt – ähnlich wie die Bachsche Walnut-Essenz – Kraft, Durchhaltevermögen und die nötige Flexibilität für alle Übergangsphasen im Leben, z. B. Schwangerschaft, Wechseljahre und Tod. Sie erleichtert das Sterben und hilft Schwangeren, eine enge, liebevolle Beziehung zu ihrem ungeborenen Kind auf- und negative Gefühle abzubauen.

Affirmation:
„Ich durchschreite die Veränderungen des Lebens leicht und mühelos."

fallbeispiel

Eine Patientin Ian Whites hatte Schwierigkeiten, ihre Lebensweise und ihre Eßgewohnheiten zu ändern. Nachdem sie ein paar Wochen lang die Bauhinia-Essenz eingenommen hatte, fiel ihr nicht nur das viel leichter, sondern sie hatte auch weniger Probleme damit, den Gebrauch von Fax- und Lasergerät zu erlernen, was in ihrem Beruf als Graphikerin für sie sehr wichtig war. Und plötzlich störten sie auch die unregelmäßigen Arbeitszeiten ihres Mannes nicht mehr so sehr!

Welche Essenzen für welches Problem?

❏   Fühlen Sie sich häufig gekränkt oder zurückgewiesen?   ⇨ **11**

❏   Leiden Sie manchmal unter mangelndem Selbstwertgefühl
oder an Schuldkomplexen?   ⇨ **36**

❏   Haben Sie das Gefühl, nicht so attraktiv zu sein, wie Sie
es gerne wären?   ⇨ **7**

❏   Haben Sie Angst vor dem Älterwerden?   ⇨ **13** **17**

❏   Haben Sie manchmal das Gefühl, sich gar nicht mehr
richtig freuen und heiter und unbeschwert sein zu können?
Neigen Sie dazu, sich zu viele Sorgen zu machen?   ⇨ **6** **13** **37**

❏   Wirft man Ihnen manchmal vor, daß Sie eine übertriebene
Angst um Ihren Besitz haben oder gar geizig sind?   ⇨ **2**

❏   Haben Sie hin und wieder das ungute Gefühl, daß Sie
im Umgang mit anderen Menschen unbeholfen oder gar
taktlos wirken?   ⇨ **12** **36**

❏   Haben Sie Schwierigkeiten, Menschen anderer Rassen
und Kulturen zu akzeptieren?   ⇨ **1** **20**

❏   Fällt es Ihnen manchmal schwer, Ihren Prinzipien treu
zu bleiben, wenn eine Gruppe Druck auf Sie ausübt und
Sie in eine andere Richtung zu drängen versucht?   ⇨ **23**

❏   Haben Sie den Eindruck, daß die Beziehung zu Ihrem
Partner/Ihrer Partnerin nicht mehr so interessant oder
leidenschaftlich ist wie früher?   ⇨ **4** **41** **42**

❏   Haben Sie Schwierigkeiten, feste Bindungen einzugehen?   ⇨ **27** **41**

❏   Wirft man Ihnen manchmal vor, Sie seien ein „echter Macho"?   ⇨ **29** **41**

❏   Haben Sie sich in jemand anders verliebt, obwohl Sie
mit Ihrem jetzigen Partner/Ihrer jetzigen Partnerin bisher
eigentlich recht glücklich waren?   ⇨ **4** **27** **41** **42**

❏   Haben Sie (vielleicht aufgrund früherer negativer Erlebnisse)
Angst vor Berührungen oder sexuellen Kontakten?   ⇨ **8** **9** **29** **42**

❏   Haben Sie das Gefühl, daß sich in Ihrer Familie bestimmte
Verhaltens- und Beziehungsmuster schon seit Generationen
wiederholen?   ⇨ **31**

❑ Haben Sie manchmal den Eindruck, daß Sie als Vater nicht genügend Zeit für Ihre Kinder haben oder daß Ihre Beziehung zu den Kindern nicht eng und liebevoll genug ist? ➪ 18

❑ Haben Sie das traurige Gefühl, daß in Ihrer Familie eigentlich jeder seinen eigenen Weg geht? Würden Sie sich einen stärkeren Familienzusammenhalt wünschen? ➪ 4

❑ Befinden Sie sich gerade in einer Übergangsphase Ihres Lebens, oder stehen Sie vor einer wichtigen Entscheidung? ➪ 3 16 35

❑ Hatten Sie in Ihrer Vergangenheit ein traumatisches oder schmerzliches Erlebnis, oder haben Sie eine sehr schwere Zeit durchgemacht? ➪ 9 22 24 33

❑ Mangelt es Ihnen an Ausdauer und Durchhaltevermögen? ➪ 17 27

❑ Fällt es Ihnen schwer, sich auf neue Menschen oder Situationen einzustellen? ➪ 1

❑ Machen Sie oft den Fehler, sich mehr aufzuladen, als Sie eigentlich verkraften können? ➪ 15

❑ Reisen Sie häufig? ➪ 38

❑ Bedeutet Wissen Ihnen sehr viel? Haben Sie das Bedürfnis, viel zu lernen und sich immer wieder mit neuen Wissensgebieten zu befassen? ➪ 10 16 35

❑ Stehen Sie gerade vor einer Prüfung, oder müssen Sie aus irgendwelchen anderen Gründen momentan sehr viel Wissen in sich aufnehmen? ➪ 16 35

❑ Möchten Sie Ihre schöpferischen Fähigkeiten weiterentwickeln, oder stecken Sie als Künstler gerade in einer kreativen Krise? ➪ 26 35 43

❑ Beschäftigen Sie sich gerade mit Meditation, der Entwicklung medialer Fähigkeiten, Channeling usw., oder haben Sie dies vor? ➪ 5 30 39

❑ Haben Sie einen schwerkranken Menschen oder Sterbenden zu betreuen? ➪ 3 5 40

❑ Leiden Sie am prämenstruellen Syndrom oder anderen Menstruationsbeschwerden? ➪ 17 19

❑ Leiden Sie als Frau an einer Unfruchtbarkeit, für die bisher noch keine physischen Ursachen gefunden werden konnten? ➪ 19 26

❏ Sind Sie schwanger?   ➪ `3` `28`

❏ Leiden Sie unter Hautproblemen (zum Beispiel Akne, Ekzeme, Herpes, Psoriasis)?   ➪ `21`

❏ Fühlen Sie sich oft müde und erschöpft?   ➪ `15` `37`

❏ Leiden Sie unter Reisekrankheit?   ➪ `38`

❏ Haben Sie in der letzten Zeit eine Verbrennung erlitten, oder waren Sie schädlichen Strahlen (Sonnenbrand, Röntgenuntersuchung, Strahlentherapie bei Krebs usw.) ausgesetzt?   ➪ `14` `34`

❏ Haben Sie Probleme mit Pilzen (z. B. Candida) oder sonstigen Mikroorganismen und Parasiten?   ➪ `21`

❏ Haben Sie Übergewicht, oder fühlen Sie sich körperlich aus irgendeinem anderen Grund unbeholfen und schwerfällig?   ➪ `15` `28`

❏ Haben Sie Magen- oder sonstige Verdauungsprobleme?   ➪ `6` `16`

4 Bush Gardenia (Gardenia megasperma)

Die verführerisch duftenden Blüten dieses Baumes, der in den tropischen Waldgebieten des Northern Territory wächst, helfen, wenn zwei Partner sich auseinandergelebt haben oder die Leidenschaft zwischen ihnen erloschen ist. Paare finden wieder zusammen; das Interesse am Partner erwacht – auch in sexueller Hinsicht – neu. Außerdem stärkt diese Essenz ganz allgemein die Familienbande.

5 Bush Iris (Patersonia longifolia)

Diese Blume hilft, uns für die Spiritualität und für neue Ebenen der Wahrnehmung zu öffnen. Deshalb eignet sich die Essenz gut zur Einnahme vor einem Meditationskurs oder wenn man sich gerade intensiv mit religiösen oder spirituellen Fragen und Praktiken beschäftigt. Wenn wir zu sehr in einer materialistischen Einstellung festgefahren sind – wenn Geld, Erfolg und Prestige das einzig Wichtige in unserem Leben zu sein scheinen –, trägt die Bush Iris dazu bei, das Gleichgewicht wiederherzustellen. Außerdem ist sie gut für Sterbende, die sich noch zu sehr ans Leben klammern.

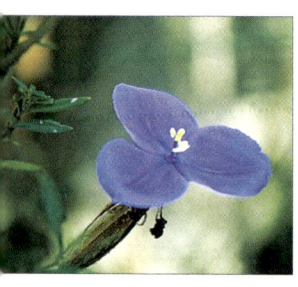

Bush Iris

6 Crowea
(Crowea saligna)

Die Crowea ist das geeignete Blütenmittel für alle Menschen, die sich ständig über irgend etwas Sorgen machen und deshalb häufig unter Magengeschwüren und anderen Magenproblemen leiden.

7 Five Corners
(Styphelia triflora)

Diese Essenz hat eine befreiende Wirkung auf alle Menschen – vor allem Frauen –, die an einem tiefsitzenden Minderwertigkeitskomplex leiden und sich selber nicht attraktiv finden. Meist geben sich solche Frauen übertrieben männlich oder kleiden sich möglichst unauffällig und verstecken ihren Körper hinter möglichst weiten Kleidungsstücken. Five Corners läßt sie innerlich aufblühen und ihre eigene Schönheit entdecken. Dadurch wird es für sie auch leichter, eine Partnerbeziehung einzugehen.

8 Flannel Flower
(Actinotus helianthi)

Die ganze Pflanze ist von feinen, weichen Härchen bedeckt. Diese Sanftheit und Weichheit läßt schon ihre Botschaft erahnen: Sie hilft Menschen, die Angst vor Berührungen und anderen physischen Kontakten haben, obwohl sie sich insgeheim nach Nähe sehnen. Außerdem fördert die Essenz ganz allgemein die Freude an der eigenen Körperlichkeit – beispielsweise an Tanz oder Sport.

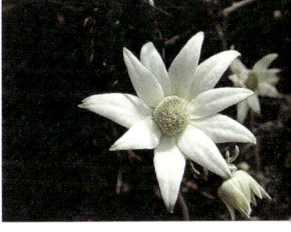

Flannel Flower

9 Fringed Violet
(Thysanotus tuberosus)

Diese Essenz wirkt ähnlich wie die Bachblüten-Essenz Star of Bethlehem. Sie trägt dazu bei, nach einem Schock oder einem traumatischen Erlebnis – z. B. dem Verlust eines geliebten Menschen, aber auch Vergewaltigung oder Mißhandlung – die Aura wieder aufzubauen. Ein paar Tropfen auf die Fontanelle eines neugeborenen Babys gegeben, helfen, seine noch offene Aura zu schließen.

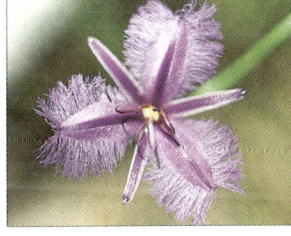

Fringed Violet

10 Hibbertia
(Hibbertia pendunculata)

Die gelben Blüten zeigen an, daß diese Essenz etwas mit dem menschlichen Intellekt zu tun hat. Sie ist wichtig für Menschen, die glauben, alle Probleme mit dem Kopf lösen zu können, und deshalb Unmengen von Informationen in sich hineinstopfen. Philosophien, Religionen und Denksysteme, Kurse über neue Wissensgebiete – sie verschlingen alles, doch es bleibt ein rein intellektuelles Wissen, das sie nicht weiterbringt. Im Grunde lernen sie nämlich nur deshalb so viel, um ihre Überlegenheit anderen Menschen gegenüber zu demonstrieren. Hibbertia hilft ihnen, Dogmatismus zu überwinden und erworbenes Wissen und eigene Erfahrung zu integrieren; denn ohne diese Erfahrung ist jedes Wissen nutzlos.

11 Illawara Flame Tree (Brachychiton acerifolius)

Illawara Flame Tree eignet sich auch für Kinder, die die Schule gewechselt und jetzt Schwierigkeiten haben, sich einen neuen Freundeskreis aufzubauen.

Diese Essenz ist genau das richtige für Menschen, die sich bei jeder Gelegenheit gleich zurückgestoßen oder übergangen fühlen und dann sehr gekränkt sind – auch wenn der Grund dafür nur in ihrer Einbildung existiert. Solche Menschen haben auch Schwierigkeiten, sich selbst zu akzeptieren und zu lieben, und sind daher häufig recht deprimiert.

12 Kangaroo Paw (Anigozanthus manglesii)

Diese Blume, deren Blüten tatsächlich wie die Pfoten eines Känguruhs aussehen, fördert Sensibilität, Freundlichkeit und Geschick im Umgang mit anderen Menschen. Daher eignet sie sich vor allem für Leute, die im Umgang mit anderen zu Unbeholfenheit oder Taktlosigkeit neigen und deshalb meist nicht sehr beliebt sind.

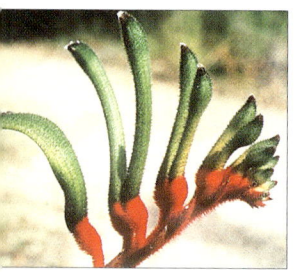

Kangaroo Paw

13 Little Flannel Flower (Actinotus minor)

Diese Essenz erweckt das Kind in uns wieder zum Leben, hilft uns, mehr Sorglosigkeit und Lebensfreude zu entwickeln. Besonders gut eignet sie sich daher für zu ernsthafte Kinder oder solche, die zuviel fernsehen, so daß schon in sehr jungen Jahren alles Negative und alle Katastrophen dieser Welt auf sie einstürmen. Sie hilft auch, in kleinen Kindern den Kontakt zu ihrem Geistführer herzustellen und ihre hellseherische Veranlagung – die während der Erziehung häufig unterdrückt wird – zu fördern.

Manche Menschen machen die Erfahrung, daß alte, schon Jahre zurückliegende Sonnenbrände nach Einnahme von Mulla Mulla plötzlich wieder auftreten und dann nach ein paar Tagen verschwinden.

14 Mulla Mulla (Ptilotus atripicifolius)

Diese Wüstenpflanze wächst in den heißesten Regionen Australiens, und auch ihre Essenz hat viel mit Hitze und Feuer zu tun: Sie trägt nämlich zur physischen und psychischen Erholung nach Verbrennungen bei und hilft auch, unseren Körper von schädlichen Strahlungen zu reinigen. Das ist gerade in unserer Zeit, in der wir aufgrund der Zerstörung der Ozonschicht immer stärker sonnenbrand- und hautkrebsgefährdet sind, sehr wichtig. Außerdem lindert sie (am besten in Kombination mit Fringed Violet) die negativen Nebenwirkungen einer Strahlentherapie.

15 Old Man Banksia
(Banksia serrata)

Die Essenz dieser Blüte eignet sich für Menschen, die übergewichtig, massig und schwerfällig sind, was oft auch mit einem großen Mangel an Energie oder gar chronischer Müdigkeit einhergeht. Oft sind diese Symptome auf eine Unterfunktion der Schilddrüse zurückzuführen. Solche Leute sind eher gefühlsmäßig orientiert und sehr hilfsbereit; häufig tun sie sehr viel für andere Familienmitglieder und bürden sich mehr auf, als sie eigentlich verkraften können. Sie versuchen ihre Müdigkeit vor den anderen zu verheimlichen. Oft kommt es dann irgendwann zu einem Herzinfarkt, Schlaganfall oder Nervenzusammenbruch. Die Old-Man-Banksia-Essenz schenkt ihnen Kraft, Energie und Enthusiasmus.

Der Old-Man-Banksia-Typ ist sehr natur- und erdverbunden. Er geht bei der Arbeit langsam, geduldig und gründlich vor und orientiert sich in erster Linie an seiner Intuition.

16 Paw Paw
(Carica papaya)

Diese Essenz stärkt unsere Intuition, den Kontakt zu unserem Höheren Selbst, und hilft daher in allen Situationen, in denen wir vor einer wichtigen Entscheidung stehen, den richtigen Weg zu finden – und zwar sehr schnell, denn diese Essenz wirkt rascher als andere. Sie erleichtert es uns, neue Informationen und Ideen in uns aufzunehmen, und eignet sich daher gut zur Einnahme in Prüfungszeiten oder vor einem Seminar, wenn eine Menge Wissensstoff in unserem Gehirn Platz finden muß. Auf physischer Ebene trägt Paw Paw zur besseren Verdauung und Verwertung von Nahrungsmitteln bei. Bei Verdauungsbeschwerden sollte man sie mit Crowea kombinieren.

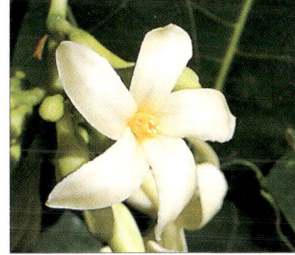

Paw Paw

17 Peach-flowered Tea-Tree
(Leptospermum squarrosum)

Dieser Strauch mit den vielen großen rosa Blüten hilft Menschen, die dazu neigen, sich mit großem Enthusiasmus in eine Aufgabe hineinzustürzen, aber dann nicht das Durchhaltevermögen haben, sie auch zu Ende zu führen. Sie langweilen sich schnell und fangen deshalb immer wieder etwas Neues an. Außerdem ist die Essenz gut für Hypochonder und Menschen, die unter starken Stimmungsschwankungen leiden. In Kom-

Diese Essenz wirkt ausgleichend auf die Bauchspeicheldrüse. In Kombination mit She Oak kann man sie zur Behandlung des prämenstruellen Syndroms einsetzen.

bination mit Dog Rose und Little Flannel Flower wirkt sie gegen die Angst vor dem Älterwerden.

18 Red Helmet Orchid (Corybas dilatatus)

Die Red-Helmet-Orchid-Essenz trägt auch dazu bei, daß wir uns unserem Planeten mehr verbunden fühlen und sorgsamer mit ihm umgehen – gerade in unserer Zeit der Umweltzerstörung ein wichtiger Aspekt.

Diese Orchidee wächst am Boden und besitzt nur ein einzelnes herzförmiges Blatt, das oberhalb der Blüte sitzt. Sie hilft Vätern, eine engere Beziehung zu ihren Kindern aufzubauen und sich mehr um sie zu kümmern, denn oft beansprucht sie ihr Beruf so stark, daß ihnen kaum Zeit für die Kinder bleibt. Umgekehrt ist die Essenz auch gut für Kinder und Erwachsene, die Probleme mit Autoritätspersonen haben. Bei Erwachsenen ist dies meist auf Kindheitserlebnisse – also beispielsweise eine negative Beziehung zum Vater – zurückzuführen.

19 She Oak (Casuarina glauca)

Bei Unfruchtbarkeit rät Ian White, She Oak vier Wochen lang einzunehmen – dann zwei Wochen Pause, dann nochmals vier Wochen. So läßt sich die beste Wirkung erzielen. Sollte nach einem halben Jahr immer noch keine Schwangerschaft eingetreten sein, empfiehlt sich die Kombination mit Flannel Flower.

Diese Essenz, die nur aus den weiblichen Blüten des Baumes hergestellt wird, wirkt gegen Unfruchtbarkeit, die auf psychische Ursachen zurückzuführen ist (mangelndes Selbstvertrauen, emotionale Blockaden usw.), und hat außerdem einen günstigen Einfluß auf die weibliche Hormonproduktion, vor allem bei unregelmäßigem Zyklus, krampfartigen Schmerzen bei der Menstruation und beim prämenstruellen Syndrom.

20 Slender Rice Flower (Pimelea linifolia)

Diese Essenz ist gerade in unserem Jahrhundert wichtig, in dem während zweier Weltkriege und vieler anderer kriegerischer Auseinandersetzungen insgesamt über 120 Millionen Menschen getötet wurden: Sie symbolisiert nämlich die Einheit der ganzen Menschheit und weckt Liebe, Toleranz und Verständnis. Somit ist sie genau die richtige Essenz gegen Rassenhaß und Vorurteile.

21 Spinifex (Triodia species)

Spinifex eignet sich auch sehr gut zur begleitenden Behandlung von Chlamydien. (Das sind Infektionen, die hauptsächlich durch Geschlechtsverkehr übertragen werden und bei Männern Penisausfluß und Hodenschwellungen, bei Frauen eine Eileiter-Entzündung auslösen und zu Unfruchtbarkeit führen können.)

Diese Grasart kommt hauptsächlich in den Wüsten und Halbwüsten Australiens vor. Sie reinigt uns von Pilzen, Parasiten, Mikroorganismen und giftigen Stoffwechselschlacken. Daher wirkt sie auch gut gegen Candida und Hautprobleme wie Akne, Herpes, Ekzeme und Psoriasis. Bei Schnittwunden kann man sie auch äußerlich anwenden: einfach sieben Tropfen in ein Glas Wasser geben, ein Tuch damit anfeuchten und auf die Wunde legen.

22 Sturt Desert Pea
(Clianthus formosus)

Diese Blume mit den leuchtendroten Blüten wirkt auf tief-sitzende, lange Zeit unterdrückte seelische Verletzungen, ja sogar auf Traumata aus früheren Leben, und löst Blockaden erstaunlich schnell. Viele Menschen können nach Einnahme dieser Essenz nach Jahren plötzlich zum erstenmal wieder weinen und ihre Gefühle zum Ausdruck bringen. Das ist dann meist schon der erste Schritt zur Überwindung der negativen Emotionen. Ian White fragt alle seine Patienten zuerst, ob es kurz vor Ausbruch ihrer Erkrankung irgendein besonderes seelisches Ereignis in ihrem Leben gegeben hat. Oft liegt hier die Wurzel ihrer körperlichen Krankheit. Dann weiß er, daß Sturt Desert Pea das richtige Mittel für sie ist.

23 Sturt Desert Rose
(Gossypium sturtianum)

Diese Essenz hilft Menschen, ihren eigenen Moralvorstellungen und Überzeugungen treu zu bleiben, selbst wenn das den Interessen ihrer Gruppe zuwiderläuft und diese daher Druck auf sie ausübt. Das können schwerwiegende moralische Entscheidungen, aber auch banalere Dinge wie Alkohol- oder Drogenkonsum bei einer Party sein, bei dem man eigentlich nicht mitmachen möchte. Nur um akzeptiert zu werden oder damit es keinen Streit gibt, sagt man aber dann doch häufig ja, obwohl es einem eigentlich innerlich widerstrebt. Sturt Desert Rose trägt dazu bei, in solchen Situationen den eigenen Willen zu stärken.

Diese Essenz hilft auch bei Schuldgefühlen und mangelndem Durchsetzungsvermögen – wenn man glaubt, sich ständig für irgend etwas entschuldigen zu müssen.

24 Sunshine Wattle
(Acacia terminalis)

Diese Essenz hilft Leuten, die in der Vergangenheit so viel Schweres durchmachen mußten, daß sie gar nicht mehr an eine schönere Zukunft glauben; für sie ist das Leben nur noch ein ewiger Kampf. Auch für Krisensituationen, aus denen man keinen Ausweg sieht – beispielsweise Geldsorgen –, ist Sunshine Wattle die geeignete Essenz. Sie verändert unsere Sichtweise, schenkt uns Optimismus und Lebensfreude zurück, und das ist häufig schon der erste Schritt zur Lösung des Problems.

25 Tall Yellow Top
(Senecio magnificus)

Die Essenz aus den leuchtendgelben Blütenköpfen dieser Pflanze, die zur Familie der Gänseblümchen gehört, wirkt wie

Balsam, wenn man sich isoliert und einsam und nirgends zu Hause fühlt: wenn man sich von seiner Familie, seinem Beruf oder seinem Volk entfremdet hat oder sich gar fremd auf diesem Planeten fühlt. Oft sind solche Gefühle der Isolation auf frühe Kindheitserlebnisse zurückzuführen: wenn Kinder unerwünscht waren oder zur Adoption freigegeben wurden.

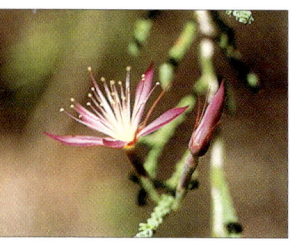

Turkey Bush

26 Turkey Bush (Calytrix exstipulata)

Bei Künstlern, die in eine schöpferische Krise geraten sind, stellt diese Essenz den Kontakt zur eigenen Kreativität und zum Höheren Selbst wieder her. Auch Menschen, die ihr kreatives Ausdrucksvermögen weiterentwickeln (z. B. ein Musikinstrument erlernen) möchten, sollten Turkey Bush nehmen. Die Essenz wirkt auch gegen Unfruchtbarkeit (eventuell in Kombination mit She Oak).

27 Wedding Bush (Ricinocarpus pinifolius)

Diese Essenz ist gut für bindungsscheue Menschen, die in persönlichen Bereichen und im Beruf festen Bindungen aus dem Weg gehen – oft aus Angst vor Verantwortung. Wedding Bush kann auch sehr hilfreich sein, wenn man sich nach einer langjährigen Beziehung plötzlich in jemand anderen verliebt: Sie hilft, wieder zum alten Partner zurückzufinden, falls diese Beziehung noch tragfähig ist. Sie schenkt Disziplin und Durchhaltevermögen, wenn man mit einer neuen Lebensweise begonnen hat.

28 Wild Potato Bush (Solanum quadriloculatum)

Das ist die geeignete Essenz für Menschen, denen ihr eigener Körper eine Last ist – sei es, weil sie übergewichtig, gelähmt oder durch eine Krankheit in ihrer Bewegungsfreiheit eingeschränkt sind. Wild Potato Bush hilft ihnen, die Frustration zu überwinden, die aus körperlichen Einschränkungen entsteht. Die Essenz eignet sich auch gut für werdende Mütter gegen Ende ihrer Schwangerschaft und für kleine Kinder, die gerade das Laufen oder andere physische Fähigkeiten erlernen, aber noch nicht genügend Kontrolle über ihren Körper haben.

29 Wisteria (Wisteria sinensis)

Diese Essenz hilft Frauen, die Probleme mit der Sexualität haben – vielleicht aufgrund von Verspannungen oder weil sie früher einmal vergewaltigt oder sexuell belästigt wurden (in diesem Fall sollte man Wisteria mit Fringed Violet kombinieren). Sie hilft auch bei Erkrankungen der Sexualorgane, die ihren Ursprung in sexuellen Problemen haben. Machohaften Männern kann Wisteria helfen, sanfter und verständnisvoller zu werden und auch den weiblichen Aspekt ihrer Persönlichkeit zu akzeptieren und stärker auszuleben.

Die Forschungsessenzen

Die Forschungsessenzen, die Ian White entwickelt hat, beziehen sich vor allem auf die spirituellen Aspekte unseres Daseins: die Entwicklung medialer Fähigkeiten, Channeling, den Kontakt zu unserem Höheren Selbst, die Reinigung unserer Aura von negativen Einflüssen usw.

30 Angelsword
(Lobelia gibbosa)

Diese Essenz führt uns zu unserer spirituellen Wahrheit hin. Sie verstärkt die Verbindung zu unserem Höheren Selbst und hilft uns, Botschaften von ihm zu empfangen. Die Richtigkeit gechannelter Informationen läßt sich mit Hilfe von Angelsword leichter beurteilen. Außerdem eröffnet uns diese Essenz den Zugang zu Fähigkeiten, die wir in früheren irdischen Existenzen erlernt oder entwickelt haben.

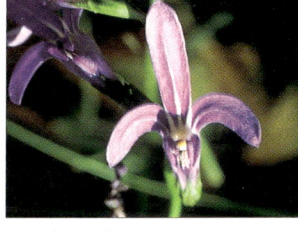

Angelsword

31 Boab
(Adansonia gregorii)

Mit Hilfe dieser Essenz können wir uns von negativen Denk-, Verhaltens- und Beziehungsmustern befreien, die wir ererbt haben. Häufig ist es so, daß Kinder die Fehler und Probleme ihrer Eltern in ihrem eigenen Leben wiederholen, weil bestimmte Muster von Generation zu Generation weitergegeben werden. Mit Boab können wir uns aus diesem Teufelskreis befreien.

Als Spray angewandt, kann Boab negative Denkmuster innerhalb einer Gruppe oder an einem bestimmten Ort beseitigen.

32 Green Spider Orchid
(Caladenia dilatata)

Diese Essenz fördert unsere spirituelle Weiterentwicklung und öffnet uns für Informationen aus höheren Bereichen, aber auch für den Empfang telepathischer Botschaften von anderen Personen. Für alle, die im telepathischen Bereich arbeiten oder sich mit Philosophie, Religion oder spirituellen Lehren und Praktiken befassen, ist sie eine wertvolle Unterstützung.

33 Red Suva Frangipani (Suneiria rubra)

Das ist die geeignete Essenz für alle Menschen, die gerade eine Trennung hinter sich haben oder denen ein geliebter Partner gestorben ist. Sie lindert den Schmerz und den Schock, den ein solches Erlebnis hervorruft.

Die Kombinationsmittel

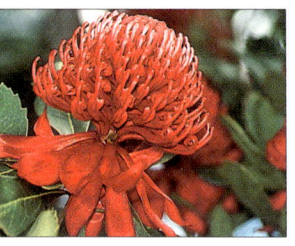

Waratah

34 Radiation Essence (Strahlungsessenz)

Diese Mischung aus Bush Fuchsia, Crowea, Fringed Violet, Mulla Mulla, Paw Paw und Waratah hilft gegen schädliche Strahlungen aller Art: Elektrosmog, Magnetfelder, UV-Strahlung oder die Strahlentherapie bei Krebspatienten. Auch bei einem Kernkraftwerk-Unfall ist sie eine große Hilfe. Sie macht Zellen widerstandsfähiger gegen die Strahlung und trägt dazu bei, daß sie sich hinterher besser davon erholen können.

35 Cognis Essence (Superlearning Essence, Erkenntnisessenz)

Aus Bush Fuchsia, Isopogon, Paw Paw und Sundew. Fördert die Konzentration bei geistigen und künstlerischen Tätigkeiten aller Art und öffnet uns für den Kontakt zu unserem Höheren Selbst, so daß wir Probleme leichter lösen können.

36 Confid Essence (Vertrauensessenz)

Aus Dog Rose, Five Corners, Southern Cross und Sturt Desert Rose. Hilft uns, Vertrauen und Selbstbewußtsein zu entwikkeln, Schuldkomplexe abzubauen und uns im Umgang mit anderen Menschen wohl zu fühlen.

37 Dynamis Essence (Vitality Essence, Dynamikessenz)

Aus Old Man Banksia, Macrocarpa, Crowea, Wild Potato Bush und Banksia Robur. Stimuliert die Drüsen im Körper, die unsere Energie regulieren, und schenkt uns auf diese Weise mehr Vitalität, Begeisterungsfähigkeit und Lebensfreude.

38 Travel Essence (Reiseessenz)

Aus Banksia Robur, Bottle Brush, Bush Fuchsia, Crowea, Fringed Violet, Macrocarpa, She Oak und Wild Potato Bush. Hilft bei allen Beschwerden, die mit dem Reisen zusammenhängen, z. B. Reisekrankheit, Jet-lag, aber auch Angst vor dem Fliegen. Man kommt fit und ausgeruht am Reiseziel an.

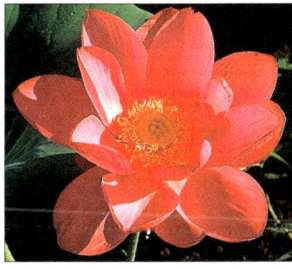

39 Meditation Essence (Meditationssessenz)

Aus Angelsword, Bush Fuchsia, Bush Iris, Fringed Violet und Red Lily. Erweckt Spiritualität, heilt die Aura und öffnet uns für den Kontakt mit unserem Höheren Selbst. Gut für alle, die sich mit religiösen oder spirituellen Praktiken beschäftigen.

Red Lily

40 Transition Essence (Übergangsessenz)

Aus Autumn Leaves, Bauhinia, Bottlebrush, Bush Iris und Lichen. Erleichtert das Sterben, nimmt die Angst vor dem Tod.

41 Relationship Essence (Beziehungsessenz)

Aus Bluebell, Boab, Bush Gardenia, Dagger Hakea, Flannel Flower, Mint Bush und Red Suva Frangipani. Fördert die Kommunikation und verbessert alle zwischenmenschlichen Beziehungen. Wirkt klärend bei Groll, Schmerz und Verwirrung und löst innere Blockaden und eingefahrene Denk- und Verhaltensmuster auf.

42 Sexuality Essence (Sexualitätsessenz)

Aus Billy Goat Plum, Bush Gardenia, Flannel Flower, Fringed Violet und Wisteria. Hilft Menschen, die sexuell mißhandelt wurden, wieder Freude an Sexualität und Berührung zu haben. Wirkt auch belebend, wenn in einer Beziehung die Leidenschaft erloschen ist.

43 Heartsong Essence (Herzenslied-Essenz)

Aus Bush Fuchsia, Turkey Bush, Red Grevillea, Crowea und Flannel Flower. Wirkt unterstützend beim Singen und Sprechen, löst Blockaden und fördert den kreativen Ausdruck in diesen Bereichen.

44 Emergency Essence (Notfallessenz)

Aus Fringed Violet, Grey Spider Flower, Sundew, Crowea und Waratah. Wird genauso eingesetzt wie die Bachschen Notfalltropfen.

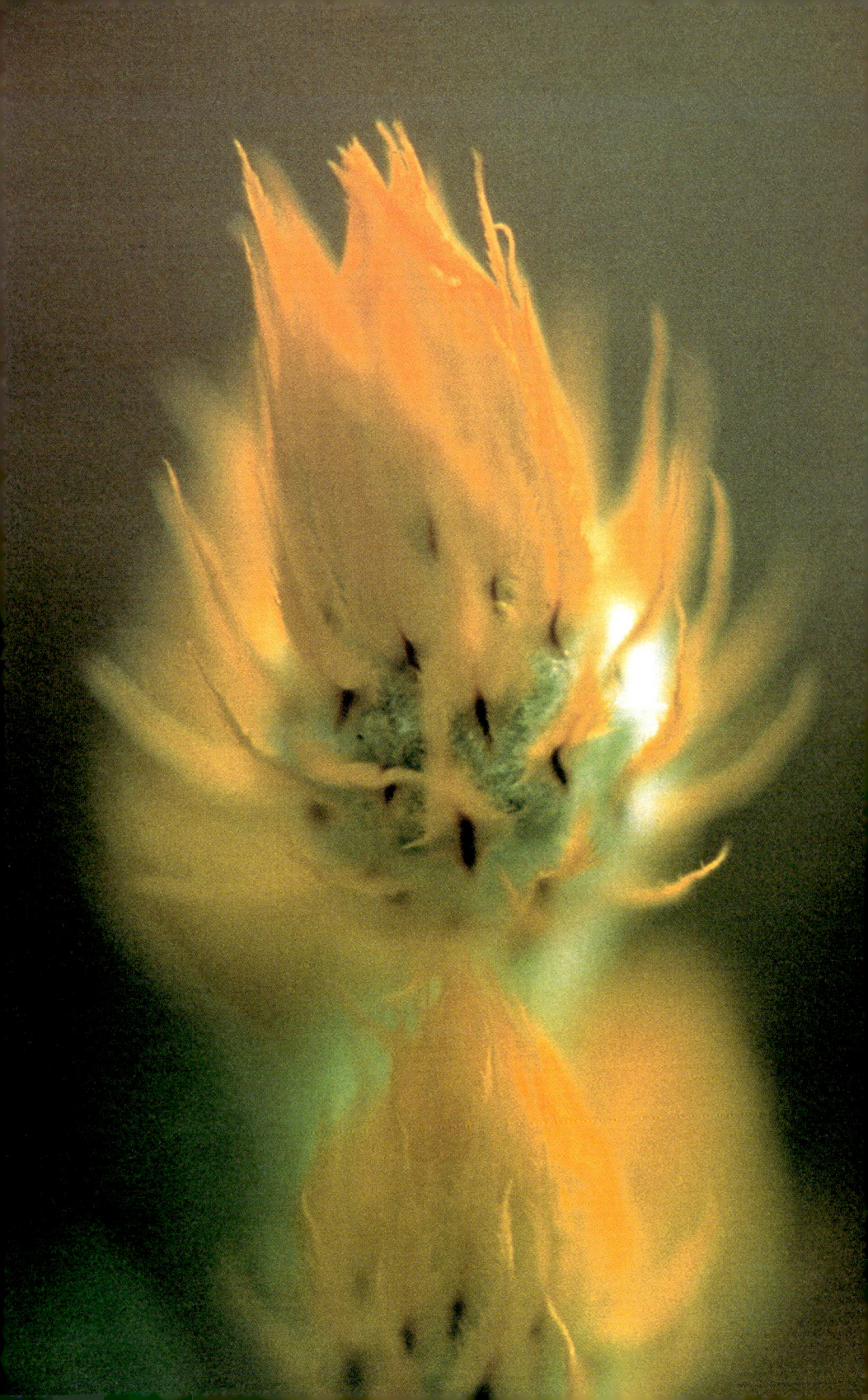

Living Essences of Australia:
Blütenessenzen für Massage, Akupunktur und Reflexzonentherapie

Mitte der siebziger Jahre begann Vasudeva Barnao mit der Erforschung seiner Blütenessenzen, die hauptsächlich aus Western Australia stammen – einem Staat, der für seine üppige Flora berühmt ist. Seit 1983 arbeitet Vasudeva mit seiner Frau Kadambii zusammen und leitet außer den Living Essences auch noch ein Lehrinstitut, die Australasian Flower Essence Academy, wo man sich innerhalb eines fünfjährigen Lehrgangs zum Blütenessenzen-Therapeuten ausbilden lassen kann.

Vasudeva und Kadambii Barnao kombinieren ihre Blütenessenzen-Therapie mit Massage, Chiropraktik, Akupunktur, Akupressur und Reflexzonentherapie und haben mit dieser Synergie erstaunlich gute Erfolge bei der Behandlung von Schmerzen, Streß und Muskelverspannungen erzielt. Der Heilungsprozeß wird deutlich beschleunigt, und gleichzeitig erleichtern die Blütenessenzen dem Therapeuten die Arbeit.

Vor der Massage oder chiropraktischen Behandlung werden die betreffenden Essenzen einfach auf die schmerzende oder verspannte Stelle aufgetragen, so daß sie tief ins Gewebe einziehen. Dann erfolgt die Behandlung, die dem Therapeuten jetzt viel leichter von der Hand geht, weil sich die Muskulatur des Patienten bereits entspannt hat.

Bei der Akupunktur werden die Nadeln zunächst in die Blütenessenz getaucht und dann an den Akupunkturpunkten eingestochen, oder die Akupunkturpunkte werden vor der Behandlung mit der Essenz eingerieben, um die Muskulatur zu lockern. Bei der Ohrakupunktur werden ein paar Tropfen der Essenz auf ein Wattestäbchen gegeben. Dann behandelt man den entsprechenden Akupunkturpunkt, indem man mit dem Wattestäbchen an jedem Ohr fünf Minuten lang in gleichmäßigen, rhythmischen Abständen Druck ausübt (wie das Aufsetzen eines I-Punktes). Im Laufe ihrer Arbeit haben Vasudeva und Kadambii Barnao zahlreiche „acu maps" – Karten mit Akupunkturpunkten, denen bestimmte Blütenessenzen zugeordnet sind – erstellt.

Auch in der Schulmedizin ist das Therapieverfahren der Barnaos längst anerkannt: Die beiden arbeiten mit neun Krankenhäusern in der Region von Perth (Western Australia) zusammen, und die Universität von Perth bietet sogar einen speziellen Studiengang zum Thema Blütenakupunktur an.

Bei ihrer Arbeit lernten Vasudeva und Kadambii Barnao viel von den australischen Ureinwohnern, die ihnen die uralten Geheimnisse ihrer Medizin anvertrauten.

bezugsquellen

LF Naturprodukte
Hans Finck
Treenering 105
Postfach 22
24851 Eggebek
Tel.: 0 46 09/15 26
Fax: 0 46 09/15 35

Institut für Blütenessenzen
Gabriele Mulle
Grünmarkt 16
A-4400 Steyr
Tel. u. Fax:
00 43/72 52/4 18 22

St.-Berthold-Apotheke
St.-Berthold-Allee 23
A-4451 Garsten
Tel.: 00 43/72 52/53 13 10
Fax: 00 43/72 52/53 13 16

◄ *Abbildung:*
Golden Waitsia hilft Perfektionisten, die dazu neigen, sich zu sehr in Details zu verlieren.

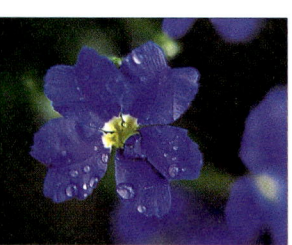

Dampiera

In der Akupunktur wird Dampiera zusammen mit Menzies Banksia vor der Behandlung auf die betreffenden Stellen aufgetragen, damit der Patient beim Einstechen der Nadeln keine Schmerzen hat und seine Muskeln sich nicht verkrampfen.

info

Living Essences of Australia
PO Box 355
Scarborough
Western Australia 6019
Australien
Tel.: 00 61/8/94 43 56 00
Fax: 00 61/8/94 43 56 10
Internet:
www.livingessences.com.au

(Ausführliches Infomaterial,
auch Akupunkturkarten und
Anleitungen zum Einsatz der
Living Essences in Kombination mit Massage, Chiropraktik und Akupressur)

Die Blütenessenzen

1 Dampiera

Diese Essenz hilft, uns zu entspannen und das Leben einfach seinen Lauf nehmen zu lassen, statt uns krampfhaft an irgendwelche Ziele und Vorstellungen zu klammern. Sie eignet sich vor allem für Zeiten des Kummers und der Veränderung; durch sie fällt es uns leichter, uns von der Vergangenheit zu lösen und allem Neuen, was auf uns zukommt, mit Freude und Optimismus entgegenzublicken. Auf der physischen Ebene wirkt Dampiera gegen Muskelverspannungen.

Akupunktur: Man trägt Dampiera vor der Behandlung zusammen mit Menzies Banksia auf die Akupunkturpunkte auf, damit der Patient beim Einstechen der Nadeln keine Schmerzen hat und seine Muskeln sich nicht verkrampfen.

Massage: Man trägt die Essenz auf die harten, verspannten Stellen oder entlang der Wirbelsäule auf und läßt sie eine Zeitlang einwirken; die Muskulatur lockert sich daraufhin allmählich. Das erleichtert die Massage, denn der Masseur muß nun nicht mehr so viel Druck ausüben.

Reflexzonentherapie: Dampiera wird auf den großen Zeh (der der Kopf- und Nackenregion entspricht) aufgetragen und wirkt in diesen Bereichen entspannend.

2 Hybrid Pink Fairy Orchid

Diese Essenz hilft hypersensiblen Menschen, die zuviel auf das Urteil anderer Leute geben. Werden sie gelobt und anerkannt, so schweben sie wie auf Wolken; kritisiert man sie, dann sind sie total am Boden zerstört. Wenn sie in der Öffentlichkeit auftreten und einen Vortrag oder eine Rede halten müssen, sind sie schon Tage vorher ganz krank vor Lampenfieber. Hybrid Pink Fairy Orchid hilft solchen Menschen, sich mehr von der Meinung ihrer Mitmenschen unabhängig zu machen und ihr eigenes Zentrum zu finden.

Akupunktur: Die Essenz kann bei Menschen, die hypersensibel auf die Meinung und das Verhalten anderer Leute reagieren, auch am Shenmen-Ohrakupunkturpunkt eingesetzt werden.

3 Macrozamia

Diese Essenz stellt das Gleichgewicht zwischen männlichen und weiblichen Energien (Yin und Yang) wieder her. Deshalb eignet sie sich für alle Menschen, die ein sexuelles Trauma erlitten oder irgendwelche anderen sexuellen Probleme haben. Auch bei hormonellen Störungen kann sie helfen.

Akupunktur: Bringt die sexuellen Energien und den Energiestrom durch die Geschlechtsorgane ins Gleichgewicht. Hilft gegen Schmerzen in der Gebärmutter, vor allem während der Menstruation.

Chiropraktik und Schmerzbekämpfung: Bei Schwellungen – beispielsweise aufgrund einer Verletzung oder Prellung – trägt man Menzies Banksia direkt auf die geschwollene Stelle auf und Macrozamia außen herum. In manchen Fällen schwillt ein geschwollenes Knie daraufhin binnen einer Viertelstunde ab. Macrozamia wirkt auch gegen menstruationsbedingte Kopfschmerzen (einfach auf Kopf und Nackenbereich auftragen).

4 Menzies Banksia

Ähnlich wie Dampiera hilft diese Essenz, sich dem Neuen zu öffnen und alten seelischen Schmerz loszulassen. Auch auf physischer Ebene wird sie gegen Schmerzen aller Art eingesetzt.

Akupressur, Chiropraktik, Massage: Menzies Banksia einfach vor der Behandlung auf die betreffenden Stellen auftragen und einwirken lassen. Die Essenz wirkt vor allem gegen Schmerzen, die durch die Angst vor dem Schmerz entstehen oder verstärkt werden: In der Erwartung, daß es gleich weh tun wird, verspannt man sich unwillkürlich schon im voraus. Das macht die Behandlung für den Patienten unangenehm und außerdem weniger effizient, da der Therapeut gegen eine verkrampfte Muskulatur ankämpfen muß (siehe auch Macrozamia).

Reflexzonentherapie: Menzies Banksia auf die ganze Fußsohle auftragen. Hilft gegen Schmerzen in den Füßen.

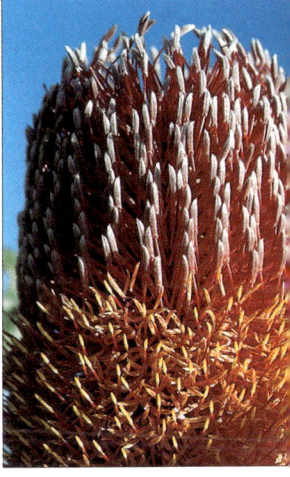

Menzies Banksia

5 Pink Fairy Orchid

Diese Essenz schenkt inneren Frieden und die Fähigkeit, inmitten von Streß und Hektik einfach abzuschalten. Sie eignet sich besonders für Menschen, die geräuschempfindlich sind oder sich durch Streß sehr leicht beeinträchtigen lassen.

Akupunktur: Wird bei Menschen, die Lärm und Hektik nicht vertragen können, auch am Shenmen-Ohrakupunkturpunkt eingesetzt, um Streß zu lindern.

6 Pink Fountain Triggerplant

Diese Essenz schenkt Lebenskraft und Dynamik und wirkt gegen geistige und physische Erschöpfung, z. B. nach einer Geburt, Operation oder Krankheit.

Akupunktur: Wirkt vitalisierend in der Rekonvaleszenz.

bezugsquellen

Milagra GmbH
Postfach 747
CH-2540 Grenchen
Gratisnummern:
Deutschland: 01 30 81 41 39
Österreich: 06 60 81 95
Schweiz: 08 00 55 75 00

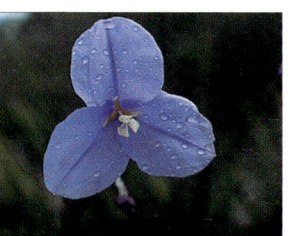

Purple Flag Flower

7 Purple Flag Flower

Diese Essenz lindert angestaute Spannungen im emotionalen wie im physischen Bereich und ist daher vor allem in Streßsituationen angezeigt.

Akupunktur: Einsatz am Shenmen-Ohrakupunkturpunkt schenkt Entspannung vor einer Massage.

Chiropraktik: Hilft gegen Kopfschmerzen und Muskelverspannungen. Direkt aus der Stock bottle auf die verspannten Muskeln auftragen; bringt fast sofortige Erleichterung.

8 Christmas Tree

Die Essenz für Menschen, die sich nicht richtig in eine Gruppe einfügen können und dazu neigen, sich vor Aufgaben und Verantwortungen zu „drücken". Man lernt, sich selbst als Teil eines größeren Ganzen zu empfinden und die damit verbundenen Verpflichtungen gern und freudig zu tragen.

9 Cowslip Orchid

Diese Essenz wirkt gegen übertriebenes Konkurrenzdenken und Streben nach Anerkennung. Statt immer überall der Beste sein zu wollen, lernt man, sich auch über die Erfolge anderer Menschen zu freuen, ohne sich deswegen minderwertig oder zurückgesetzt zu fühlen.

10 Fringed Mantis Orchid

Die Essenz für „Klatschtanten", die die Angelegenheiten anderer Leute mit übertriebener Neugier verfolgen und ihre Informationen dann weiterverbreiten, um sich wichtig zu machen.

11 Pale Sundew

Diese Essenz weckt in Menschen, die nur ihren eigenen Vorteil im Auge haben, rücksichtslos um ihre Machtposition kämpfen und andere manipulieren, die Stimme des Gewissens. Sie erkennen, was sie ihren Mitmenschen mit ihrem Verhalten antun, und lernen, weniger egozentrisch zu handeln.

12 Purple & Red Kangaroo Paw

Diese Blütenessenz hilft bei Beziehungsproblemen, wenn sich beide Partner immer nur gegenseitig die Schuld zuschieben, statt sich in den Standpunkt des anderen hineinzuversetzen und gemeinsam nach einer konstruktiven Lösung zu suchen. Die Essenz der Purple & Red Kangaroo Paw trägt zur objektiven Analyse des eigenen Verhaltens und der eigenen Fehler bei.

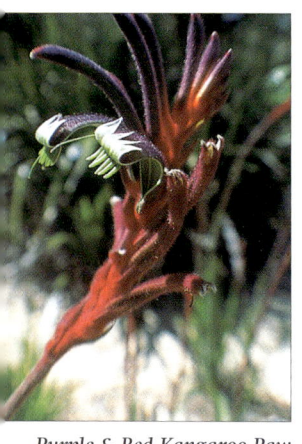

Purple & Red Kangaroo Paw

Red & Green Kangaroo Paw

13 Sind Sie ständig mit tausend Dingen beschäftigt und haben deshalb zuwenig Zeit für Ihren Partner oder Ihre Kinder, die Ihnen dadurch allmählich immer fremder werden? Diese Essenz erleichtert es Ihnen, sich wieder mehr Zeit für Ihre Lieben zu nehmen und die kleinen gemeinsamen Freuden des Alltags intensiv zu genießen.

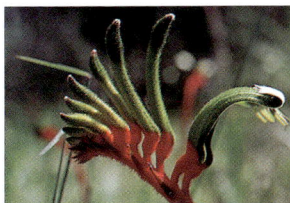

Red & Green Kangaroo Paw

Ribbon Pea

14 Hilft gegen Panik und Todesangst in Situationen, die äußerst bedrohlich sind: eine schwere Krankheit, eine bevorstehende Operation, der Tod eines nahen Angehörigen oder ein anderes traumatisches Erlebnis, bei dem man mit Tod und Sterben konfrontiert wurde. Ribbon Pea lindert die panische Todesangst und schenkt eine positive Lebenseinstellung – trotz des durchgestandenen Schreckens.

Snakebush

15 Menschen, die enttäuscht sind, weil ihre Liebe nicht erwidert wird oder weil der geliebte Partner sie verlassen hat, schenkt Snakebush die Kraft, sich trotz dieser Zurückweisung selber zu lieben und in dieser Liebe Erfüllung zu finden. Das bedeutet nicht, daß man anderen Menschen nun keine Gefühle mehr entgegenbringt; aber man lernt, sich selber zu genügen und emotional nicht mehr von einer Partnerbeziehung abhängig zu sein.

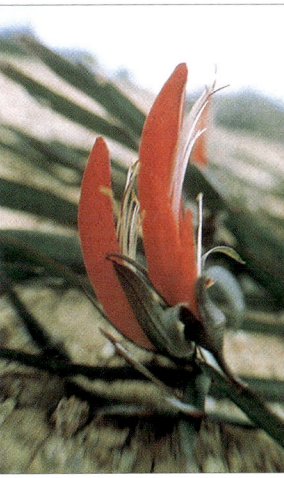

Ribbon Pea

Ursinia

16 Diese Essenz unterstützt die Arbeit und Interaktion in Gruppen, wo immer irgendwelche Probleme auftreten können: Mißverständnisse, Kommunikationsschwierigkeiten, egoistisches oder destruktives Verhalten einzelner Mitglieder, Mobbing und andere gruppendynamische Prozesse, die sich oft nur schwer in den Griff bekommen lassen. Diese Essenz schenkt Durchhaltevermögen und die Kraft, sich dadurch nicht entmutigen zu lassen – und sich trotz aller Schwierigkeiten seinen Idealismus zu bewahren.

White Spider Orchid

17 Das ist die Essenz für Menschen, die sich dem Dienst an anderen verschrieben haben und dabei auf Schritt und Tritt mit dem Elend dieser Welt konfrontiert werden: Ärzte, Pflegepersonal, Sozialhelfer usw. White Spider Orchid hilft, angesichts dieses großen Leidens nicht zu verzweifeln und sich trotzdem eine positive Lebenseinstellung zu bewahren.

Die von den Barnaos entwickelten „Microvita"-Cremes wirken gegen Streß, Schmerzen und Arthritis und sorgen für eine schöne, glatte Haut. Sie werden teils einmassiert, teils einfach nur aufgetragen.

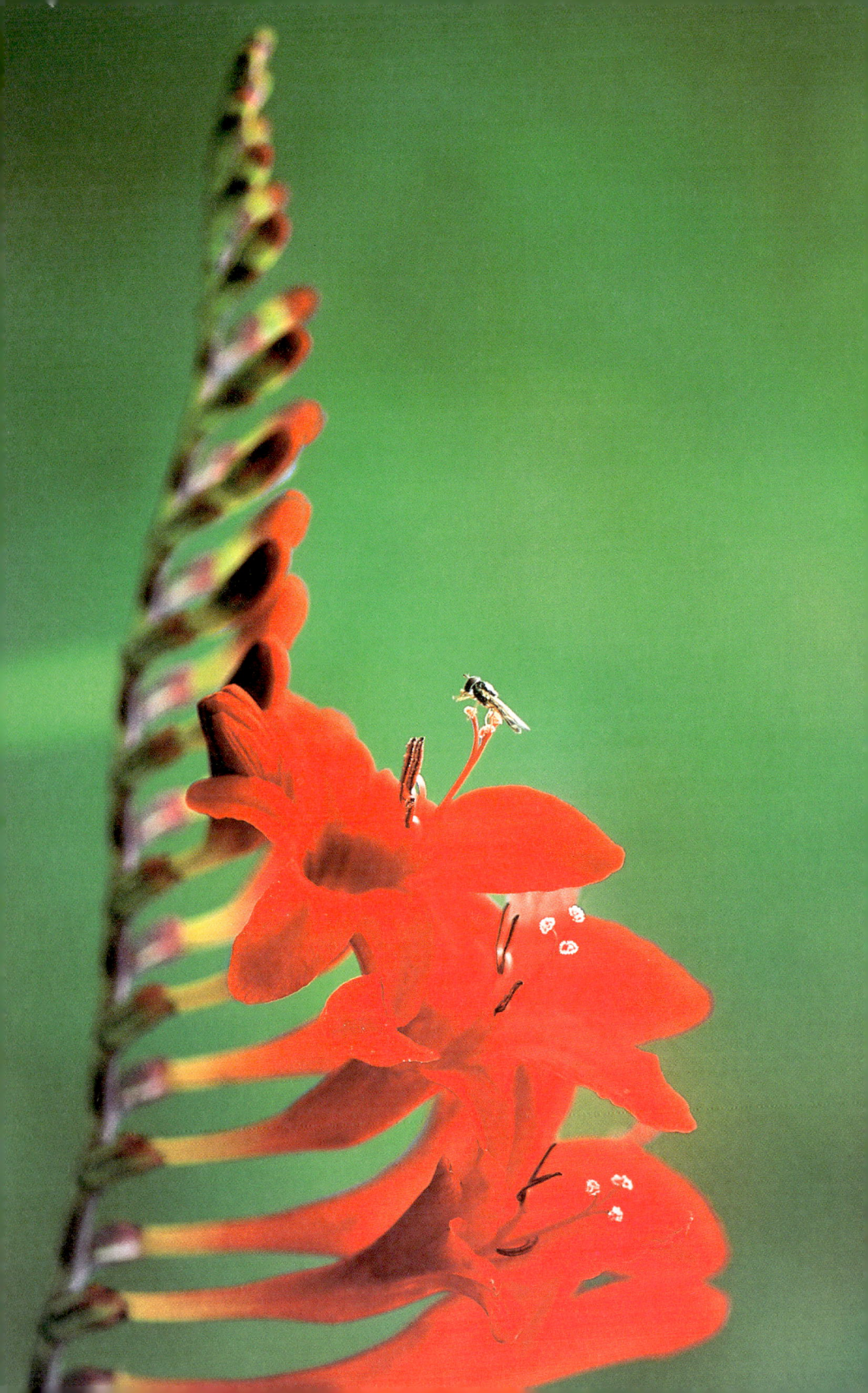

New Perception Flower Essences
Wege zu einem neuen Bewußtsein

Viele Therapeuten fanden durch eigenes Leiden den Weg zu den Blütenessenzen. So erging es auch Mary Garbely, der Begründerin der New Zealand New Perception Flower Essences. Im Alter von Anfang Vierzig wurde die Bibliothekarin, die in der Nähe von Auckland aufgewachsen war und schon von Kindheit an eine sehr enge Beziehung zur Landschaft und Natur Neuseelands hatte, mit einer niederschmetternden Diagnose konfrontiert: ankylosierende Spondylitis – eine unheilbare entzündliche Wirbelsäulenerkrankung, die sie, so prognostizierten die Ärzte, innerhalb von einem bis zwei Jahren für immer an den Rollstuhl fesseln würde.

Die alleinerziehende Mutter von vier Kindern weigerte sich, diese Prognose zu akzeptieren. Sie erinnerte sich an einen Artikel von Nora Weeks über Bachblüten und den Zusammenhang zwischen Ängsten und der Entstehung von Krankheiten, den sie vor einiger Zeit gelesen hatte, und begann sich selbst mit Bach-Blütenessenzen zu therapieren – mit großem Erfolg.

Später entwickelte Mary Garbely eigene neuseeländische Essenzen aus Pflanzen, die auf den Inseln entweder wild oder in Gärten wachsen. Ähnlich wie Dr. Bach ließ sie sich beim Auffinden der Pflanzen für ihre Essenzen ganz von ihrer Intuition leiten. Im Gegensatz zu ihm wendet sie bei der Bereitung ihrer Essenzen jedoch ausschließlich die Sonnenmethode an, da die Sonnenstrahlen in Neuseeland selbst im Winter intensiv genug sind, so daß die Blüten dort nicht gekocht zu werden brauchen.

Ähnlich wie Edward Bach ist Mary Garbely der Meinung, daß jeder Laie in der Lage sein sollte, sich mit möglichst einfachen Methoden selber mit Blütenessenzen zu therapieren. Unseren bewußten Verstand sollten wir bei der Auswahl der Essenzen nach Möglichkeit ausschalten, da er von unseren vergangenen Erfahrungen und Schlußfolgerungen geprägt ist und uns daher häufig auf Irrwege führt. Deshalb empfiehlt Mary Garbely eine intuitive Methode zur Auswahl der Essenzen: nämlich durch blindes Ziehen von bis zu sechs farbigen Fotokarten, die sie eigens zu diesem Zweck entwickelt hat.

Bis jetzt sind 72 New Perception Essences erhältlich, von denen wir zwölf besonders interessante ausgewählt haben, die wir hier ausführlich vorstellen möchten. Außerdem hat Mary Garbely ein Blütentherapie-

bezugsquellen

LF Naturprodukte
Hans Finck
Treenering 105
Postfach 22
24851 Eggebek
Tel.: 0 46 09/15 26
Fax: 0 46 09/15 35

Chrüter Drogerie Egger
Unterstadt 28
CH-8200 Schaffhausen
Tel.: 00 41/52/6 24 50 30
Fax: 00 41/52/6 24 64 57

info

NZ New Perception Flower Essences
P. O. Box 60-127
Titirangi, Auckland 1230
New Zealand
Tel./Fax: 00 64/9/8 17 77 75

◄ *Abbildung:*
Montbretia (S. 240) sollte man einnehmen, wenn man spürt, daß eine Erkrankung (z. B. Grippe) im Entstehen ist.

System zur Förderung der Entwicklung des ungeborenen Kindes im Mutterleib entwickelt, bei dem die werdende Mutter in jedem Schwangerschaftsmonat andere Blütenessenzen einnimmt, um bestimmte Aspekte der psychischen und physischen Entwicklung des Embryos günstig zu beeinflussen. Auch dieses System wird hier sehr ausführlich beschrieben.

Die Blütenessenzen

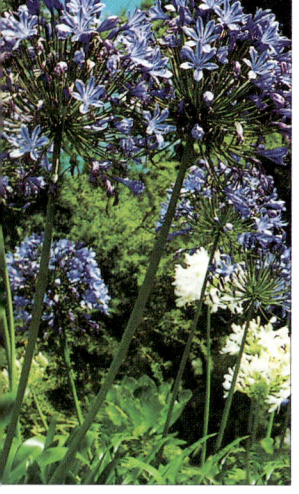

Agapanthus

 Agapanthus
(Agapanthus orientalis)

Diese Essenz befreit uns von negativen Empfindungen, Verhaltens- und Gedankenmustern, die wir bereits von Geburt an mitbringen: Das können archetypische Ängste sein wie z. B. eine krankhafte Furcht vor Schlangen, vor dem Feuer oder der Dunkelheit; negative Erlebnisse unserer Vorfahren, beispielsweise Farbiger, die in den USA oder Südafrika unter Rassendiskriminierung zu leiden hatten; aber auch negative Muster und Krankheiten, die wir von unseren Eltern, Großeltern und Urgroßeltern ererbt haben – Gewalttätigkeit, Alkoholismus, Asthma, Rheuma, entstellende Muttermale usw. Auch Gedanken und Empfindungen der werdenden Mutter bei der Empfängnis und während der Schwangerschaft prägen die Psyche des ungeborenen Kindes: etwa, wenn die Mutter das Kind nicht wollte oder lieber ein Kind des anderen Geschlechts gehabt hätte. Vergewaltigung und traumatische Erlebnisse während der Schwangerschaft haben eine ähnlich negative Auswirkung auf das Ungeborene. Agapanthus hilft Kindern, die in dieser Weise „erblich belastet" sind, solche Ängste und negativen Muster zu überwinden, ausgeglichener zu werden und eine positive Lebenseinstellung zu entwickeln.

Zur Unterstützung der Wirkung von Daisy sollten Sie ein Tagebuch führen, in dem Sie eine Zeitlang regelmäßig Ihre Gedanken und Gefühle aufzeichnen. Achten Sie dabei besonders auf häufig wiederkehrende Situationen, Denkmuster und Reaktionen. Analysieren Sie Ihr eigenes Verhalten: Warum reagiere ich so? Was empfinde ich dabei? Wie könnte ich es anders machen?

 Daisy
(Bellis perennis)

Diese Essenz bringt uns immer wiederkehrende Denk- und Verhaltensmuster zum Bewußtsein, die uns in unserem Leben hemmen und daran hindern, glücklich und erfolgreich zu sein. Oft haben wir in dieser Hinsicht nämlich einen „blinden Fleck": Wir verstehen einfach nicht, warum wir in finanziellen Dingen nie Erfolg haben, warum unsere Beziehungen scheitern, warum wir immer an den falschen Mann geraten usw. Daß wir durch unser eigenes Verhalten entscheidend zu diesen Fehlschlägen beitragen, sehen wir nicht und finden daher auch keinen Ausweg aus diesem Teufelskreis negativer

Erfahrungen, die sich ständig zu wiederholen scheinen. Daisy schenkt uns die selbstkritische Einsicht, die uns befähigt, solche Verhaltensmuster zu erkennen und zu analysieren, denn erst dann können wir sie ändern oder zumindest neue Lösungsstrategien entwickeln, wenn wir wieder einmal mit dem alten Problem konfrontiert werden. Meistens geht es bei diesen „Lektionen", mit denen uns das Leben immer wieder konfrontiert – so lange, bis wir sie gelernt haben –, um Partnerbeziehungen, finanzielle und berufliche Dinge oder unsere Gesundheit.

literatur

Mary Garbely: „A New Perception – Flower Essences of New Zealand. A Users Manual", New Zealand New Perception Flower Essences (im deutschsprachigen Raum erhältlich bei: Chrüter Drogerie Egger)

3 Fivefinger
(Pate Patete; Schefflera digitata)

Die Essenz gegen Klaustrophobie und krankhafte Furcht vor Insekten und Spinnen. Wenn man Angst vor geschlossenen Räumen hat oder sich im übertragenen, emotionalen Sinn (z. B. in einer Partnerschaft) eingeengt fühlt, schenkt Schefflera Erleichterung. Sie hilft, das Gefühl der Panik zu überwinden und die Situation, vor der man Angst hat, realistisch zu betrachten und zu analysieren: In einem steckengebliebenen Fahrstuhl eingesperrt zu sein ist keine Katastrophe, denn es gibt ja einen Alarmknopf, und in spätestens einer Stunde hat mich der Hausmeister aus meiner mißlichen Lage befreit. Die Spinne dort drüben an der Wand tut mir nichts, sondern hat genausoviel Angst vor mir wie ich vor ihr; außerdem ist sie nützlich, weil sie schädliche Insekten vertilgt, usw.

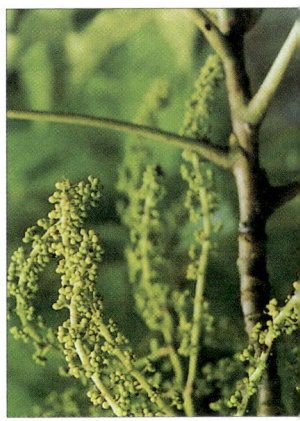

Fivefinger

4 Erigeron Mexican Daisy (Erigeron karvin skianus) &
Whau (Entelea arborescens)

Oft sind wir in unserer heutigen hektischen Zeit so von unserer Arbeit und anderen Verpflichtungen in Anspruch genommen, daß wir unseren Körper nur noch als eine Art Werkzeug betrachten, das zu „funktionieren" hat. Wenn er uns seinen Dienst einmal verweigert, weil er eben doch nicht nur eine Maschine ist, sondern ein lebender Organismus, und weil wir ihn außerdem oft genug vernachlässigen und überfordern, reagieren wir ungeduldig und ohne großes Verständnis. Entweder wir ignorieren die Krankheit einfach und arbeiten trotzdem weiter; oder wir „werfen" rasch ein paar Tabletten ein, um möglichst schnell wieder fit zu sein, ohne nach den Ursachen des Problems zu forschen oder unserem Körper genügend Zeit zu geben, sich wieder richtig zu regenerieren. Diese Essenz lehrt uns, Geduld und Mitgefühl mit dem eigenen Körper zu haben und auf seine Bedürfnisse zu achten. Sie stärkt Immunsystem und Selbstheilungskräfte.

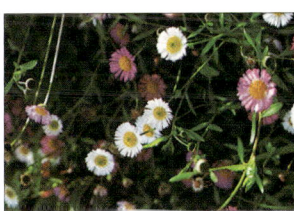

Erigeron Mexican Daisy

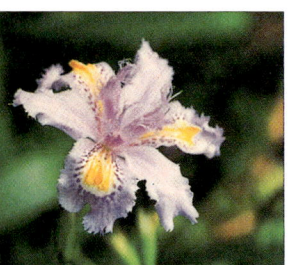

Iris

5 Iris
(Iris japonica)

Für diejenigen, die immer alles im Griff haben wollen und einen zwanghaften Drang verspüren, sich selbst um das kleinste Detail zu kümmern. Solche Menschen können nicht „loslassen" und einfach darauf vertrauen, daß das, was sie sich vorgenommen haben, schon gelingen wird – auch wenn sie nicht alles genau vorausplanen und durchorganisieren. Iris hilft Menschen, denen ihr eigener analytischer Verstand im Weg ist, auf die Weisheit ihrer Intuition zu vertrauen.

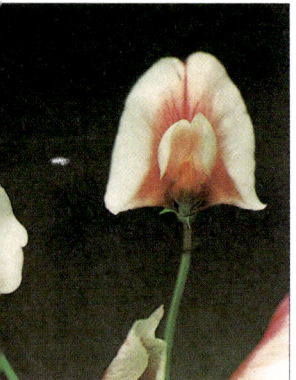

Everlasting Pea

6 Everlasting Pea
(Lathyrus sylvestris)

Man braucht nicht unbedingt medial begabt zu sein, um mit höheren Wesen – Meistern, Engeln, Weisen oder dem eigenen Höheren Selbst – in Verbindung zu treten. Nach dem Motto aus Goethes Faust „Wer immer strebend sich bemüht …" können alle Suchenden, die sich mit Engagement und großer Selbstdisziplin um höhere Erkenntnisse und geistig-seelische Weiterentwicklung bemühen, Kontakt zu den höheren Ebenen aufnehmen und von der Weisheit und liebevollen Unterstützung dieser Wesen profitieren. Die Everlasting Pea-Blütenessenz fördert diese Verbindung und schenkt den Menschen außerdem Energie und Durchhaltevermögen auf ihrem spirituellen Weg.

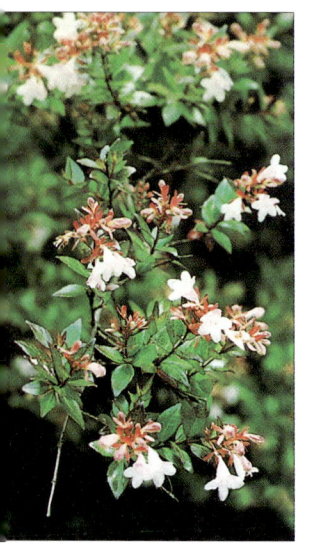

Abelia

7 Abelia
(Abelia x grandiflora)

Diese Essenz hilft bei der Koordination der rechten und linken Gehirnhälfte. Leider wird die rechte Hirnhemisphäre in unserem rationalistisch orientierten Zeitalter allzuoft vernachlässigt: Schon in der Schule lernen wir, logisch zu denken, alles rational zu analysieren und in bestimmte Schubladen einzuordnen. Die Folge: Kreativität, Intuition und das Denken in Bildern – die Domäne der rechten Hirnhemisphäre – verkümmern. Doch auch eine einseitige Überbetonung der rechten Gehirnhälfte ist von Übel. Denn dann gewinnt das Irrationale in uns, die Phantasie die Oberhand: Wir träumen am hellichten Tag, lassen uns von irrationalen Ängsten terrorisieren oder bauen „Luftschlösser" ohne jede realistische Grundlage. Ideal wäre es, beide Hirnhälften gleichermaßen einzusetzen. Diese Essenz (und die nebenstehende Übung) hilft uns dabei. Sie eignet sich auch zur Behandlung von Menschen, deren Gehirn geschädigt ist, z. B. geistig behinderten Kindern oder Schlaganfallpatienten.

Kreatives Visualisieren

Daß kreatives Visualisieren uns dem Erfolg und der Erreichung unserer Ziele näherbringt, ist mittlerweile schon lange bekannt. Mary Garbely rät, rechte und linke Gehirnhälfte bei der Verfolgung von Zielen auf folgende Art und Weise miteinander zu kombinieren:

✳ *Formulieren Sie Ihr Ziel, und überlegen Sie, mit welcher Methode es sich am besten erreichen läßt.*

✳ *Falls es sinnvoll ist, unterteilen Sie diese Methode anschließend noch in mehrere Teilschritte, die nacheinander realisiert werden müssen: Erstens ... zweitens ... drittens ... Das ist der logische, rationale, „linkshirnige" Teil Ihrer Strategie. Er sollte ganz am Anfang stehen.*

✳ *Schreiben Sie Ihr Ziel und Ihre Methode ruhig nieder; die schriftliche Formulierung zwingt zur klaren Analyse und wird Sie in Ihrer Entschlossenheit bestärken:*

....

....

....

....

....

....

....

✳ *Und nun visualisieren Sie Ihr Ziel: Malen Sie sich aus, wie es sein wird, wenn Sie es erreicht haben – und zwar in allen Details und in den leuchtendsten Farben.*

✳ *Stellen Sie sich auch vor, was Sie empfinden, wie stolz und glücklich Sie sein werden.*

✳ *Sehen Sie dieses geistige Bild so oft und so lebhaft wie möglich vor sich: abends vor dem Einschlafen, morgens beim Aufstehen, während der Mittagspause, im Verkehrsstau auf der Fahrt zur Arbeit (statt sich zu ärgern, daß es wieder einmal nur im Schritttempo vorangeht) usw.*

✳ *Das Bild wird Sie motivieren, und Sie werden Ihr Ziel dadurch viel leichter erreichen.*

Die Blütenessenz Abelia hilft, rechte und linke Gehirnhälfte zu koordinieren. Unterstützend dazu können Sie diese Übung machen. Sie zeigt Ihnen, wie man beide Hirnhemisphären optimal einsetzt.

Montbretia

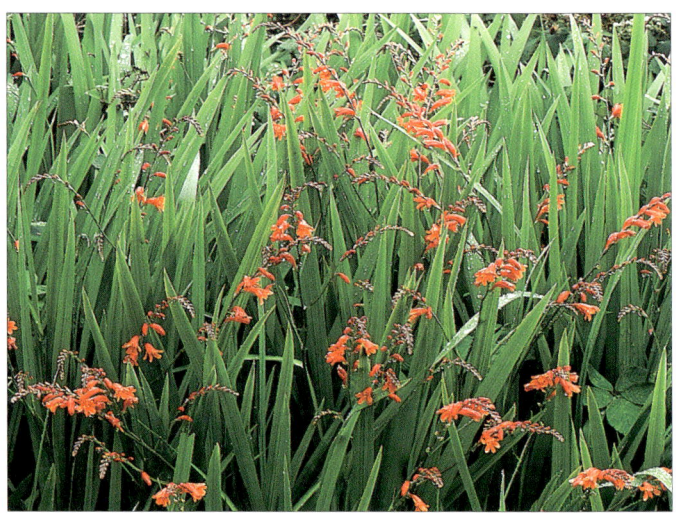

8 Montbretia
(Crocosmia x crocosmii flora)

Diese Essenz stärkt das Immunsystem und sollte daher stets eingenommen werden, wenn eine Krankheit – beispielsweise ein grippaler Infekt oder irgendeine andere Infektion – im Entstehen ist. Am ersten Tag sollte man drei Tropfen davon in ein Glas Wasser geben und ständig in kleinen Schlucken davon trinken. Dann nimmt man eine Woche lang dreimal am Tag drei Tropfen ein. Auf der psychischen Ebene hilft Montbretia gegen Empfindungen der Hilf- und Hoffnungslosigkeit und gegen das Gefühl, immer das Opfer zu sein.

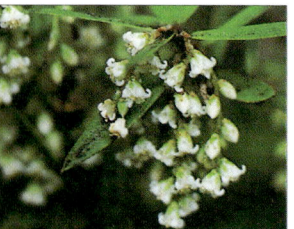

Mingimingi

9 Mingimingi
(Cyathodes juniperina oder Cyathodes fasciculata)

Diese Essenz hilft, Glück und Harmonie in der Familie wiederherzustellen, zum Beispiel, wenn die Ehe zerrüttet ist, Rivalität zwischen Geschwistern herrscht, die Eltern zuwenig Zeit für die Kinder haben oder wenn es ständig Streit gibt. Mingimingi trägt auch dazu bei, in Familien mit Stief- oder Adoptivkindern den Zusammenhalt zu fördern und Konflikte zu lösen, die aus dieser Situation erwachsen.

10 Viola (white)
(Viola species)

Das ist die Essenz für Menschen, die an ihrem eigenen Wert für die Umwelt zweifeln – beispielsweise ältere Leute, die auf die Pflege ihrer Kinder oder anderer Angehöriger angewiesen sind und das Gefühl haben, für ihre Mitmenschen nur noch eine Last zu sein. Ihnen schenkt Viola das Gefühl, daß sie unendlich viel zu geben haben und deshalb auch das Recht besitzen, etwas zu empfangen. Grundsätzlich ist diese Essenz für alle Menschen geeignet, denen es schwerfällt, etwas von anderen anzunehmen – sei es Hilfe, ein Geschenk oder einfach nur ein Kompliment.

11 NZ Native Daphne (Pimelea longifolia)

Diese Essenz sollte von einer ganzen Gruppe von Menschen eingenommen werden, um die Zusammenarbeit zu verbessern und das Gelingen gemeinsamer Projekte zu fördern. Sie hilft bei der Planung und Organisation und schenkt die notwendige Phantasie und Kreativität zur Entwicklung neuer Arbeitstechniken. Überall, wo Innovation angestrebt wird – sei es in Betrieben, politischen Organisationen, wohltätigen Institutionen usw. –, erleichtert NZ Native Daphne den kreativen Durchbruch und fördert den Teamgeist.

12 Kohekohe (Dysoxylum spectabile)

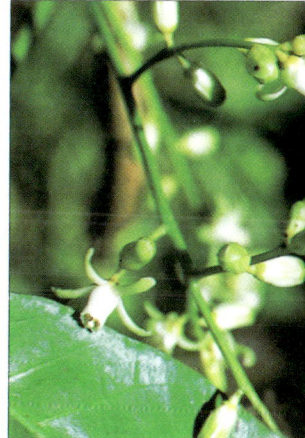

Kohekohe

Diese Essenz stärkt das Gefühl der Einheit mit der Natur und weckt in uns einen Sinn für die Verantwortung, die wir unserer Umwelt und unserem Planeten gegenüber haben. Bloße idealistische Liebe zur Natur genügt nicht; sie muß gepaart sein mit Tatkraft und einem ausgeprägten Sinn fürs Praktische, denn mit Gefühlen allein können wir den bedrohten Tieren und Pflanzen nicht helfen. Diese Essenz zeigt jedem einzelnen realistische, praktikable Wege auf, wie er etwas für das Überleben unseres gefährdeten Planeten tun kann. Sie schenkt uns auch den Mut, gegen Mißstände zu protestieren, statt uns – aus Trägheit oder Konformismus – stillschweigend damit abzufinden. Außerdem hilft sie bei der Planung, Organisation und Durchführung von Natur- und Umweltschutzprojekten aller Art.

Blütenessenzen für werdende Mütter zur Förderung der Entwicklung des Embryos

Emotionale Erschütterungen und negative Gedanken während der Schwangerschaft beeinträchtigen das ungeborene Kind in seiner psychischen Entwicklung. Deshalb ist seelische

Ausgeglichenheit für die werdende Mutter besonders wichtig, und sie sollte darauf achten, alle Probleme und seelischen Störungen sofort mit Blütenessenzen zu behandeln. Außerdem sollten in jeder Phase der Schwangerschaft bestimmte Essenzen eingenommen werden, um die Entwicklung des Embryos zu fördern und zu unterstützen:

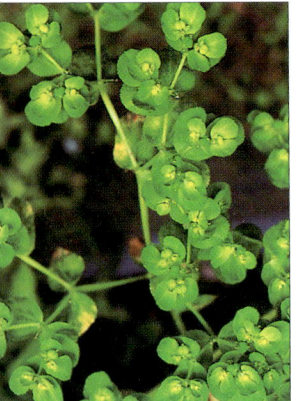

Euphorbia

* 0.–1. Monat:
  Falls irgendwelche erblichen oder sonstigen Belastungen (Alkoholismus, negative Gedanken und Empfindungen der Mutter, unerwünschte Schwangerschaft usw.) vorliegen, sollte **Agapanthus** genommen werden (ausführliche Beschreibung siehe oben).

* 1.–2. Monat:
  In dieser Schwangerschaftsphase ist es wichtig für das Baby, zu spüren, daß man es so akzeptiert, wie es ist – als Jungen oder als Mädchen. Deshalb sollte man sich kein Kind eines bestimmten Geschlechts wünschen und sich sowohl einen Jungen- als auch einen Mädchennamen für das Kind überlegen. Die Essenz **Euphorbia** hilft dem Ungeborenen, ein gesundes Selbstwertgefühl zu entwickeln.

* 2.–3. Monat:
  In dieser Zeit entwickelt sich das Gehirn und das zentrale Nervensystem des Embryos. Jetzt ist eine gleichmäßige Entwicklung und gute Koordination der linken und rechten Gehirnhälfte wichtig. Dabei hilft **Abelia** (ausführliche Beschreibung siehe oben). Zusätzlich sollte die Mutter die Essenz **Oak** einnehmen; sie schenkt Durchhaltevermögen und ein ausgewogenes Gleichgewicht zwischen Körper und Seele.

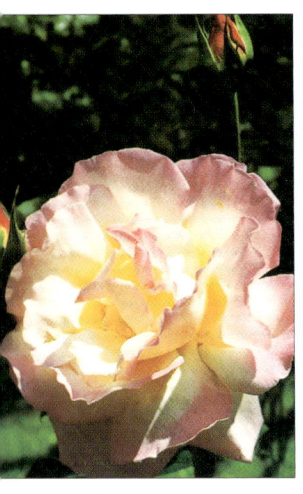

Peace Rose

* 3.–4. Monat:
  Jetzt entwickeln sich die Drüsen und das Hormonsystem. Auch hier ist Ausgewogenheit wichtig – das Kind sollte weder zu korpulent noch zu dünn werden, weder hyperaktiv noch zu passiv. In dieser Entwicklungsphase ist die Essenz **Peace Rose** angezeigt. Sie hat eine ausgleichende, stabilisierende Wirkung.

* 4.–5. Monat:
  In dieser Zeit entwickeln sich Gehör und Bauchspeicheldrüse. Das Kind bereitet sich jetzt auf seine Geburtsposition vor. Seelische Erschütterungen der Mutter

sind in dieser Zeit besonders verhängnisvoll, da sie sich auf die Position des Babys auswirken und zu Komplikationen bei der Geburt führen können. **Dandelion** und **Valerian** helfen, Streß zu bekämpfen. **French Marigold** unterstützt die Entwicklung des Gehörs und einer guten Kommunikatonsfähigkeit beim ungeborenen Kind.

✳ 5.–6. Monat:
Das ist die Zeit, in der sich das Verdauungssystem entwickelt und in der sich auch entscheidet, ob das Kind eine schöne, reine Haut bekommt. In dieser Schwangerschaftsphase können Gesundheitsprobleme wie Asthma, Ekzeme oder Verdauungsstörungen beim Kind entstehen. **Papaya, Peace Rose** und **Evening Primrose** sorgen für eine gesunde Entwicklung.

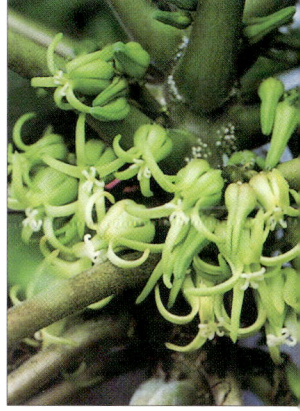
Papaya

✳ 6.–8. Monat:
Jetzt bildet sich allmählich die Mentalität des Babys heraus. Wer sich ein fröhliches, liebevolles, unkompliziertes Kind mit positiver Lebenseinstellung wünscht, sollte diese Entwicklung jetzt mit **Peace Rose, Agapanthus** und **Himalayan Blue Clover** unterstützen.

✳ 9. Monat:
Mutter und Kind brauchen jetzt ein starkes Immunsystem; die Essenz **White Rata Vine** kann hier unterstützend wirken. Nehmen Sie außerdem Autumn Crocus (wirkt als Katalysator bei der Geburt) und **Blessings Mix** (damit sich das Kind nach der physischen Trennung von der Mutter durch den Geburtsvorgang nicht einsam und verlassen fühlt).

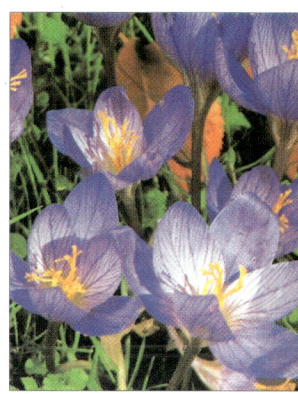
Autumn Crocus

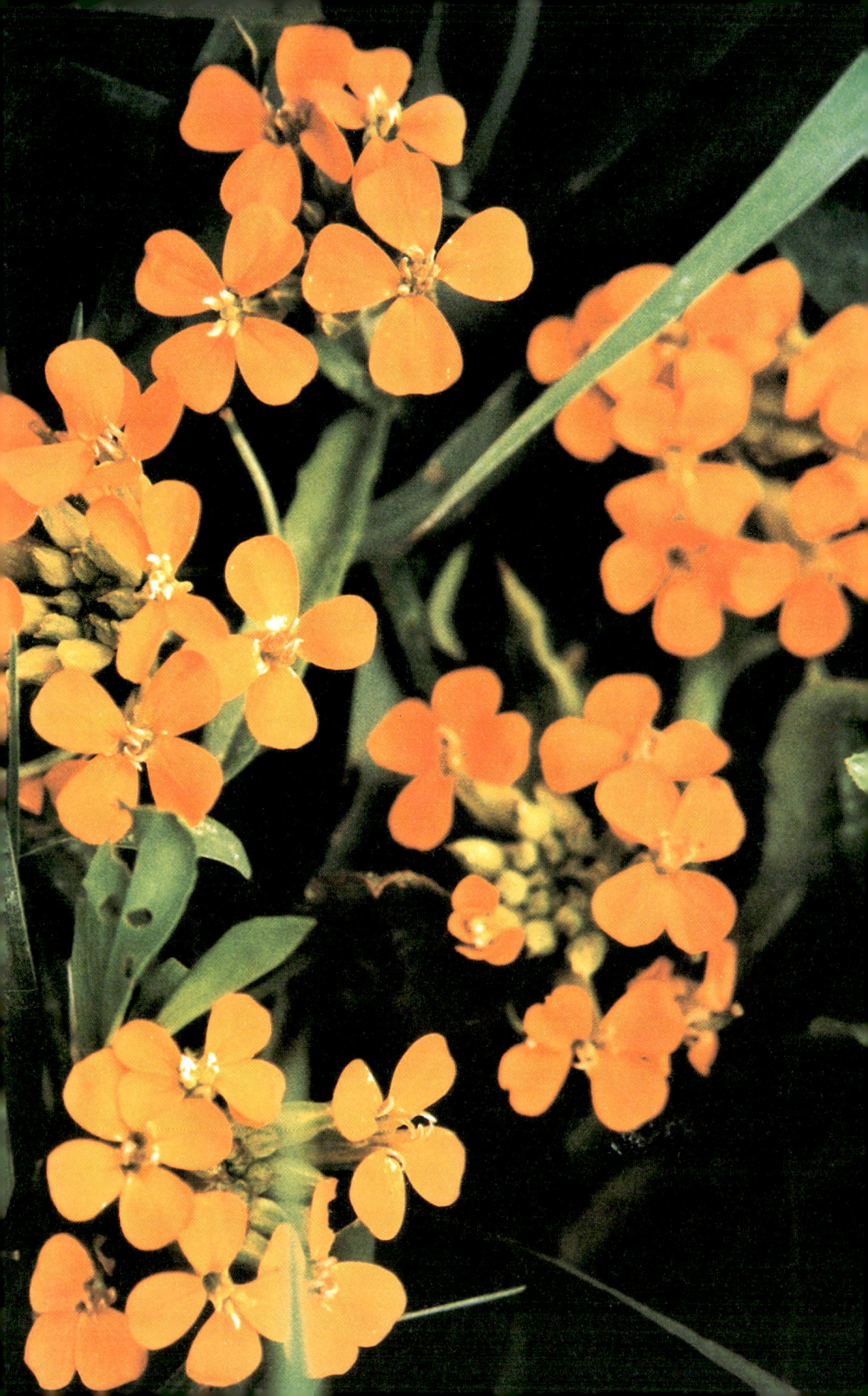

Himalayan Flower Enhancers
Blütenessenzen
für die Chakren

Die Himalayan Flower Essences wurden von dem Landschaftsgärtner Tanmaya entwickelt, der seine australische Heimat verließ, um in Indien ein einfaches, zurückgezogenes Leben der Meditation und spirituellen Suche zu führen. Nachdem er vier Monate lang in einem einsamen Tal im Himalaya gelebt hatte, begannen die Blumen zu ihm zu sprechen. Er sammelte Blüten, aß sie und lauschte dann in sich hinein, um festzustellen, was für eine Wirkung sie auf ihn hatten.

Die Pflanzen, aus denen Tanmaya seine Essenzen bereitet, wachsen in ungefähr 3000 Meter Höhe im Himalaya – in einer sauberen Umgebung von atemberaubender landschaftlicher Schönheit, die als jüngstes Gebirge der Welt außerdem eine besonders intensive Energie besitzt. Viele buddhistische Weise haben hier Erleuchtung erlangt. So sollen auch die Blütenessenzen dazu beitragen, den „schlafenden Buddha" im Menschen zum Leben zu erwecken.

Tanmaya bezeichnet seine Essenzen als „Flower Enhancers" (was soviel wie Blüten-Verstärker heißt), weil sie nicht irgendwelche Leiden oder Beschwerden heilen, sondern umgekehrt das Positive in uns verstärken. Sie öffnen die Chakren des Menschen, versorgen sie mit Energie und lösen Blockaden auf.

Chakren sind nach hinduistischer und buddhistischer Lehre Energiezentren, die als Vermittler zwischen dem Körper und den feinstofflicheren Energien fungieren und die Lebensenergie, die in unseren Körper gelangt, sammeln und verteilen – also gewissermaßen „Kraftorte" unseres Körpers. Das Wort Chakra stammt aus dem Sanskrit und bedeutet „Rad" oder „Energiewirbel". Man kann sich die Chakren als eine Art Wirbel vorstellen, an denen Energie von außen aufgenommen und nach außen abgegeben wird.

Insgesamt gibt es 13 Chakren; die sieben wichtigsten sind am Hauptenergiekanal des Körpers entlang der Wirbelsäule angeordnet. Sie alle haben Entsprechungen auf körperlicher Ebene: Ihnen sind bestimmte Organe und Drüsen zugeordnet, die sie beeinflussen, und somit auch gewisse Krankheitsbilder. Doch jedem Chakra entsprechen auch bestimmte seelisch-geistige Prinzipien und emotionale Zustände.

Es gibt verschiedene Möglichkeiten, die Flower Enhancers einzusetzen: Man kann sie sich unter die Zunge tropfen wie andere Blütenessenzen auch; oder man setzt sie dem Badewasser zu, gibt sie in Haut-

info/bezugsquellen

Himalayan Flower Enhancers
P. O. Box 43
Central Tilba, NSW 2546
Australien
Tel. u. Fax: 00 61/04 47 37/1 31

LF Naturprodukte
Hans Finck
Treenering 105
Postfach 22
24851 Eggebek
Tel.: 0 46 09/15 26
Fax: 0 46 09/15 35

Milagra GmbH
Postfach 747
CH-2540 Grenchen
Gratisnummern:
Deutschland: 01 30 81 41 39
Österreich: 06 60 81 95
Schweiz: 08 00 55 75 00

◀ *Abbildung:*
Die Blütenessenz Well Being (im Bild Erysimum Melicentae, S. 247) wirkt auf das Sexual-Chakra.

*Tanmaya hat Blüten-
essenzen für alle sieben
Chakren entwickelt.*

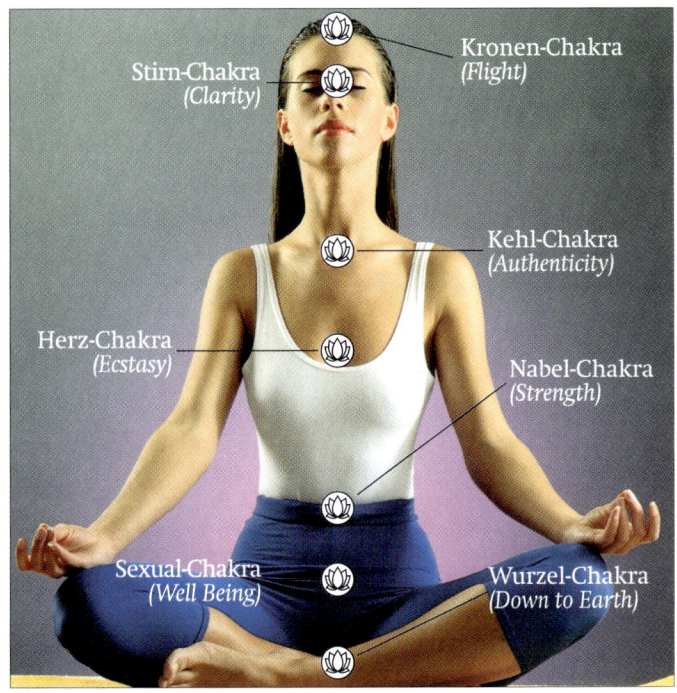

Stirn-Chakra
(Clarity)

Kronen-Chakra
(Flight)

Kehl-Chakra
(Authenticity)

Herz-Chakra
(Ecstasy)

Nabel-Chakra
(Strength)

Sexual-Chakra
(Well Being)

Wurzel-Chakra
(Down to Earth)

*cremes oder Massageöl. Man kann aber auch die Region des jeweils
zugehörigen Chakras damit einreiben. Um die Essenz in seiner ganzen
Aura zu verteilen, gibt man ein paar Tropfen davon auf die linke Hand,
reibt die Hände aneinander, hebt sie langsam über den Kopf und
bewegt sie dann mehrmals von oben nach unten am Körper entlang –
vorne, hinten und an den Seiten. Zum Schluß verharren beide Hände
über dem Chakra, dem die jeweilige Essenz zugeordnet ist.*

Die Chakra-Essenzen

Tanmaya hat sieben Blütenessenzen entwickelt, die den sieben wichtigsten Chakren zugeordnet sind.

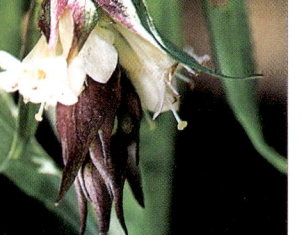

Down to Earth

1 **Down to Earth
(Sex Centre)**

Diese Essenz ist dem Wurzel-Chakra zugeordnet, das am unteren Ende der Wirbelsäule (zwischen Geschlechtsorgan und
Anus) liegt. Dieses Chakra stellt unsere Verbindung zur Erde
und zu unseren praktischen körperlichen Bedürfnissen dar;
als Thema und Aufgabe ist ihm die Bewältigung des Alltags-

lebens – das Überleben – zugeordnet. Dementsprechend erdet uns die Down-to-Earth-Essenz; sie verstärkt unsere Lebensenergie, unsere sexuellen Energien und ganz allgemein die Verbindung zur Erde. Diese Essenz hilft bei sexuellen Schwierigkeiten aller Art (beispielsweise einem zu schwach ausgeprägten Sexualtrieb), außerdem bei Problemen mit der materiellen Existenz, aber auch bei Antriebslosigkeit, Ängsten und Streß.

2 Well Being (Hara)

Die Essenz „Well Being" ist dem Sexual-Chakra im Bereich der Geschlechtsorgane zugeordnet. Hier geht es um unsere Gefühle: Diese Essenz hilft uns, unterdrückten Zorn, das Geburtstrauma, die Angst vor dem Tod und andere emotionale Ungleichgewichte aufzulösen. Sie zentriert uns und regt unsere Kreativität an. Außerdem gibt sie uns Zugang zur Kraft und Energie der unteren Chakren.

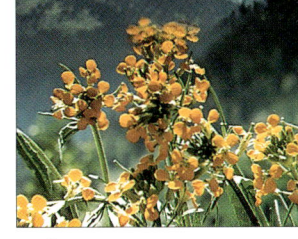

Well Being

3 Strength (Solarplexus)

Diese Essenz ist dem Nabel-Chakra (Solarplexus) zugeordnet. Hier steht unsere Identität, unsere Individualität, unser Selbstwertgefühl im Mittelpunkt: wer wir sind und wie wir uns in der Außenwelt manifestieren. Diese Essenz stärkt unser Selbstbewußtsein und Durchsetzungsvermögen und hilft, Unsicherheit und Selbstzweifel zu überwinden und unsere eigene Richtung im Leben zu finden. Sie befreit uns von Depressionen und dem Gefühl der Hoffnungslosigkeit. Außerdem fördert sie Aufrichtigkeit und Integrität und hilft, unsere angeborene Kreativität zu entfalten. Sie trägt auch dazu bei, Denk- und Verhaltensmuster aufzulösen, die in unserer Kindheit entstanden sind.

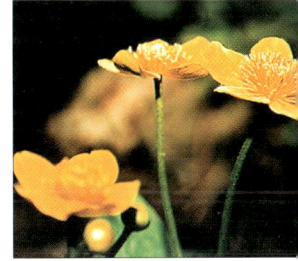

Strength

4 Ecstasy (Heart)

Diese Essenz entspricht unserem Herz-Chakra – dem Zentrum der Liebe und des Mitgefühls. Sie verstärkt die Fähigkeit zu selbstloser, überpersönlicher Liebe, die uns mit dem Universum verbindet und zum Dienst an der Menschheit inspiriert. Sie wirkt gegen negative Empfindungen wie Bitterkeit, Eifersucht, Mißtrauen, Kritiksucht, Reizbarkeit und das Gefühl, nicht geliebt zu werden. Tanmaya rät, jede der Chakra-Essenzen mit „Ecstasy" zu kombinieren, um die Verbindung zum Herzen herzustellen bzw. aufrechtzuerhalten.

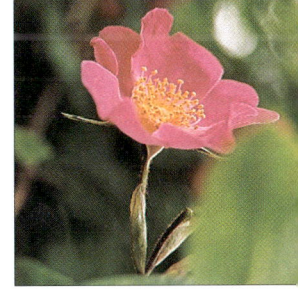

Ecstasy

Die Beschreibung der Wirkungen der einzelnen Essenzen ist bewußt sehr allgemein gehalten. Tanmaya hat die Erfahrung gemacht, daß die Essenzen bei jedem Menschen ein wenig anders wirken – je nach seiner Persönlichkeitsstruktur und seinen momentanen Bedürfnissen. Daher sollte jeder die Essenzen selbst ausprobieren und seine eigenen Erfahrungen damit machen.

Die folgenden beiden Übungen hat Tanmaya entwickelt, um die Wirkung der einzelnen Essenzen zu verstärken:

Chakra-Meditation

✳ *Tropfen Sie sich die Essenz, die Sie ausgewählt haben, unter die Zunge, oder verreiben Sie sie im Bereich des betreffenden Chakras.*

✳ *Dann schließen Sie die Augen, und konzentrieren Sie sich auf dieses Chakra und auf das Ziel, das Sie mit Hilfe dieser Essenz erreichen wollen. Visualieren Sie dieses Ziel.*

✳ *Stellen Sie sich vor, wie sich im Bereich des betreffenden Chakras von Atemzug zu Atemzug langsam eine Blüte entfaltet – Blatt für Blatt – und ihren Duft in Ihrem ganzen Körper verbreitet.*

Eine Reise durch den Körper

✳ *Nehmen Sie nacheinander alle sieben Chakra-Essenzen ein, und zwar jede Essenz zwei Wochen lang. Beginnen Sie beim Wurzel-Chakra und der ihm zugeordneten Essenz („Down to Earth"), und „arbeiten" Sie sich dann bis zum Scheitel-Chakra hoch.*

✳ *Konzentrieren Sie sich während der zwei Wochen jeweils ganz besonders auf dieses eine Chakra und die der Essenz zugeordneten seelisch-geistigen Prinzipien.*

✳ *Formulieren Sie ein Ziel, das Sie mit Hilfe dieser Essenz erreichen wollen.*

✳ *Halten Sie es schriftlich fest (am besten in Form einer Affirmation), und denken Sie morgens beim Aufwachen als erstes und abends beim Einschlafen als letztes daran.*

5 Authenticity
(Throat)

Dieser Flower Enhancer entspricht unserem Kehl-Chakra, in dem es um persönlichen Ausdruck, um Sprechen und Kommunikation geht. „Authenticity" hilft bei Kommunikationsproblemen – zum Beispiel, wenn man zu schüchtern ist oder Angst hat, offen und ehrlich seine Meinung zu sagen. Die Essenz lindert Lampenfieber und die verbale und künstlerische Ausdrucksfähigkeit; deshalb eignet sie sich besonders gut für Schauspieler, Sänger, Redner usw.

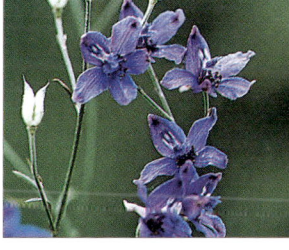

Authenticity

6 Clarity
(Third Eye)

Diese Essenz ist unserem Stirn-Chakra zugeordnet, das auch als „Drittes Auge" bezeichnet wird und zwischen den Augenbrauen liegt. Das Dritte Auge ist nach hinduistischer Auffassung der Sitz der Seele. Es repräsentiert unsere Intuition (den „sechsten Sinn"), steht für Konzentration und Bewußtheit. Die Essenz „Clarity" stärkt Intelligenz, Konzentration und klares Denken, aber auch die Intuition und die Fähigkeit zu Meditation und außersinnlicher Wahrnehmung. Außerdem hilft sie gegen Kopfschmerzen.

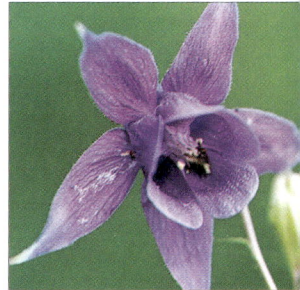

Clarity

7 Flight
(Crown)

Das Kronen- oder Scheitel-Chakra ist das einzige Chakra, das sich außerhalb unseres Körpers (über dem Kopf) befindet. Es ist nicht mehr mit der materiellen Welt verbunden, sondern höheren Bereichen zugeordnet: dem universellen Bewußtsein, der Erleuchtung. Dementsprechend verstärkt die Blütenessenz „Flight" unser Gefühl der Einheit mit dem ganzen Universum und den Kontakt zu unserem Höheren Selbst. Sie hilft, wenn man sich einsam und isoliert fühlt und keinen Sinn im Leben sieht.

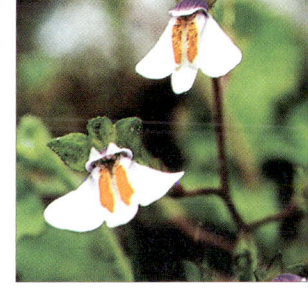

Flight

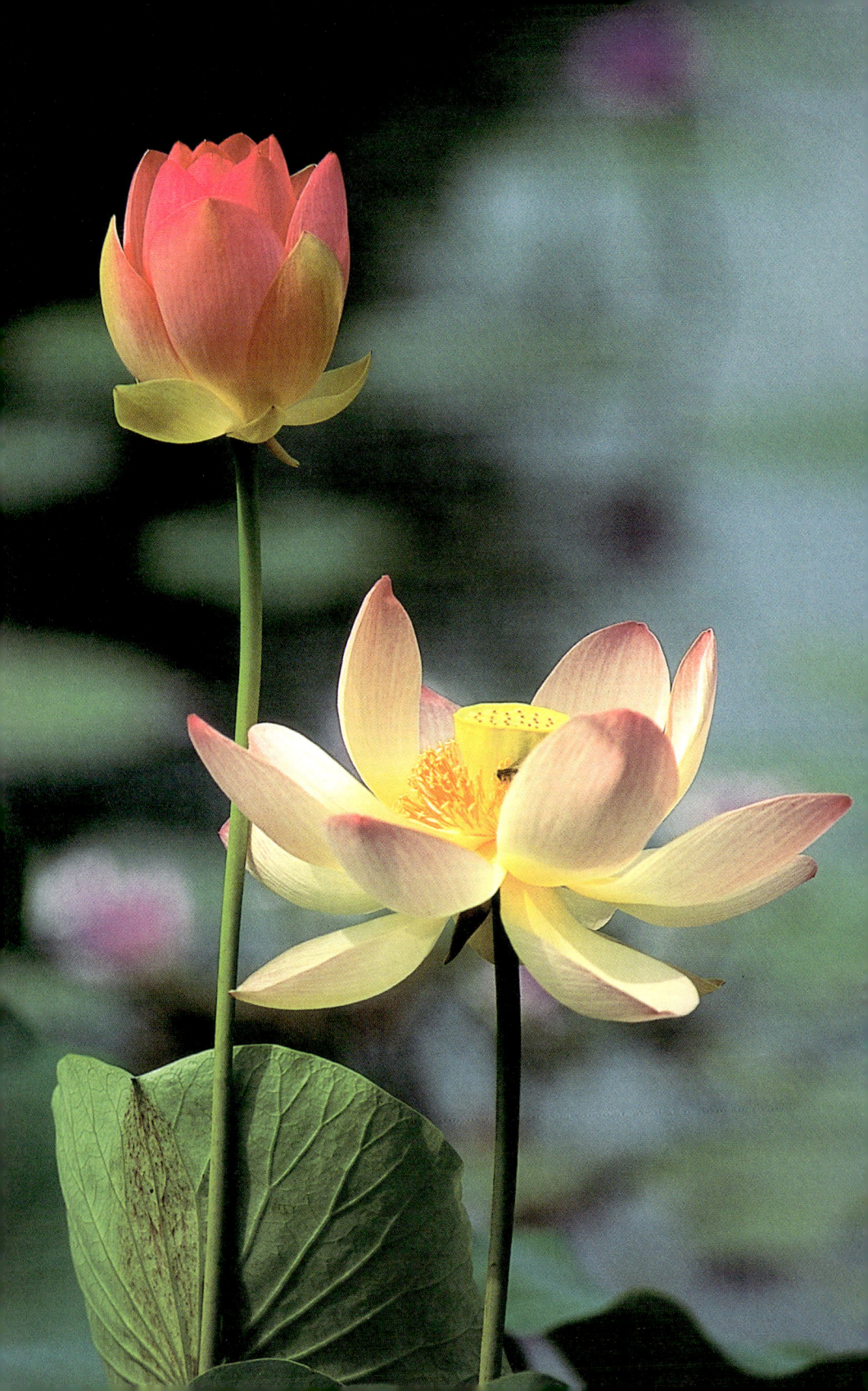

Aum Himalaya Sanjeevini Essences
Blütenessenzen
für ein besseres Leben

Das Ehepaar Dr. Atul und Rupa Shah studierte Medizin an der Universität von Bombay, wandte sich dann aber zunehmend alternativen Heilmethoden zu. Zunächst arbeiteten die beiden in ihrer Praxis mit Bach-Blüten, dann mit anderen Blütenessenzen aus aller Welt, und schließlich begannen sie selbst Essenzen herzustellen.

In Indien werden Pflanzen traditionell mit verschiedenen Gottheiten in Verbindung gebracht und spielen bei den religiösen Zeremonien eine wichtige Rolle. Atul und Rupa Shah nähern sich den Pflanzen, die sie für ihre Blütenessenzen verwenden, mit großer Ehrfurcht und verletzen sie bei der Herstellung nicht, sondern führen die Blüten in einen Glaskolben ein und lassen anschließend Wasser von der Gangesquelle darüber fließen. Zum Schluß wird diese Uressenz mit Alkohol oder Essig haltbar gemacht. Außer Blütenessenzen stellen Atul und Rupa Shah auch Edelsteinessenzen und Aura-Sprays her – eine Mischung verschiedener Essenzen und ätherischer Öle, mit denen man seine Aura reinigen und stärken, sich vor Viren und Insekten schützen kann usw.

Insgesamt gibt es bis jetzt 51 Blütenessenzen und 47 Essenzenmischungen, von denen wir die wichtigsten hier vorstellen möchten.

bezugsquellen

LF Naturprodukte
Hans Finck
Treenering 105
Postfach 22
24851 Eggebek
Tel.: 0 46 09/15 26
Fax: 0 46 09/15 35

Institut für Blütenessenzen
Gabriele Mulle
Grünmarkt 16
A-4400 Steyr
Tel. u. Fax:
00 43/72 52/4 18 22

Chrüter Drogerie Egger
Unterstadt 28
CH-8200 Schaffhausen
Tel.: 00 41/52/6 24 50 30
Fax: 00 41/52/6 24 64 57

Milagra GmbH
Postfach 747
CH-2540 Grenchen
Gratisnummern:
Deutschland: 01 30 81 41 39
Österreich: 06 60 81 95
Schweiz: 08 00 55 75 00

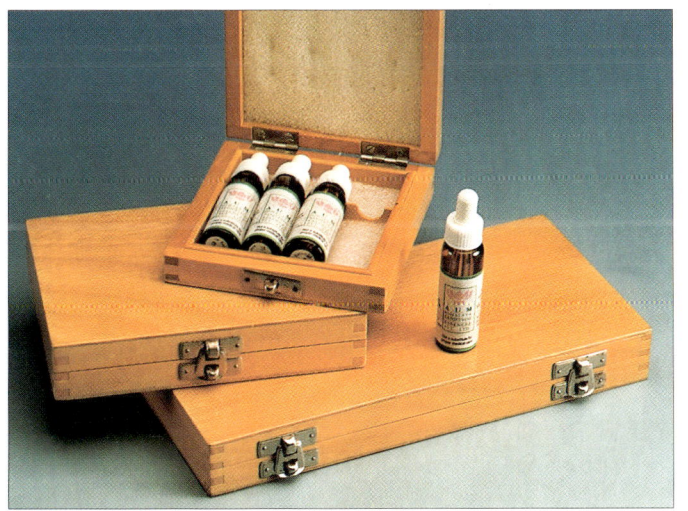

◄◄ *Abbildung:*
Lotus (S. 255) fördert die spirituelle Entwicklung und eignet sich gut als Meditationshilfe.

Die Blütenessenzen

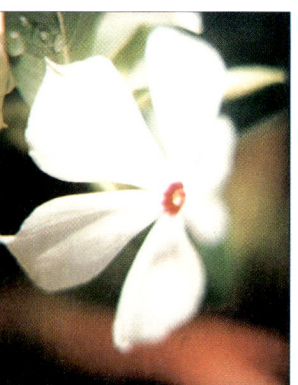

Old Maid (white)

1 **Old Maid (white; Vinca alba) und Prickly Poppy (Argmone mexicana)**

Für Männer, die Frauen nur als Sexualobjekte betrachten und festen Bindungen und Verantwortung aus dem Weg gehen. In der Sexualität nehmen solche Männer keine Rücksicht auf die Bedürfnisse der Frau, sondern denken nur an die Befriedigung ihrer eigenen Lust. Über die rein sexuelle Betätigung geht ihr Interesse an einer Frau selten hinaus. Häufig gehen solche Männer Beziehungen zu mehreren Partnerinnen gleichzeitig ein, suchen immer nur kurzlebige Liebesabenteuer. Diese Essenz zeigt ihnen den Weg zu einer echten Beziehung, die von Liebe, Verantwortung und gegenseitiger Rücksichtnahme geprägt ist. Sie machen die Erfahrung, daß Sexualität in einer solchen Beziehung größere Erfüllung schenkt.

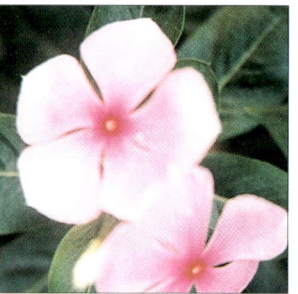

Old Maid (pink)

2 **Old Maid (pink) (Vinca alba)**

Diese Essenz stammt von der gleichen Pflanze wie Old Maid (white); nur die Blütenfarbe ist anders. In gewisser Weise ist Old Maid (pink) das Gegenstück zu Old Maid (white), denn sie bewirkt bei Frauen das gleiche, was die Essenz aus den weißen Blüten bei Männern bewirkt: Frauen, die ihre Partner sehr häufig wechseln und denen es nur auf Selbstbestätigung und sexuelle Befriedigung, aber nicht auf Liebe ankommt, erleben durch diese Essenz eine innere Wandlung. Old Maid (pink) zeigt ihnen den Weg zu echter Liebe.

3 **Pill-bearing Spurge (Euphorbia plentissima)**

Neigen Sie zu Unfällen, oder haben Sie das Gefühl, gerade in einer „Pechsträhne" zu stecken, die Sie sich nicht erklären können? Dann ist diese Essenz genau das richtige für Sie. Sie beschützt Sie in dieser schwierigen Phase, trägt dazu bei, daß Ihnen alles wieder leichter von der Hand geht, und hilft auch, Mißgeschicke mit einer positiveren Einstellung zu ertragen.

4 **Curry Leaf (Murraya Koeigii Spreng)**

Diese Essenz trägt zur Heilung von Magengeschwüren und Sodbrennen (zuviel Magensäure) bei, vor allem, wenn diese Magenprobleme durch falsche Ernährung und Lebensweise – Streß, Alkohol, zuviel Fleisch – mitverursacht wurden. Curry Leaf lindert nicht nur den Streß, der zur Entstehung der

info

Aum Himalaya Sanjeevini
Essences Pvt. Ltd.
15 E Jay Bharat Society
3rd Road, Khar (West)
Bombay 400 052, Indien
Tel.: 00 91 22/6 48 68 19
od. 6 04 75 29
Fax: 00 91 22/6 05 09 75
E-Mail:
rupaatul@bom3.vsnl.net.in

(Früher liefen diese Essenzen
unter der Bezeichnung
„Aditi Himalaya Essences".)

Krankheit beigetragen hat, sondern weckt im Patienten auch den Sinn für eine gesunde, ausgewogene Ernährungsweise.

5 Drumstick
(Moringa oleifera)

Diese Essenz heilt Bronchitis und hilft auch bei der Raucherentwöhnung, indem sie das Bedürfnis nach Nikotin reduziert. Auf psychischer Ebene heilt sie Empfindungen des Grolls und der Bitterkeit und schenkt eine positivere Lebenseinstellung.

6 Office Flower
(Portulacea grandiflora)

Die Essenz für „Schreibtischtäter", die den ganzen Tag am Computer sitzen und in ihrem Büro oder Arbeitszimmer dem Elektrosmog verschiedenster elektrischer Geräte ausgesetzt sind. Office Flower lindert Streß, Nervosität und Hautprobleme, zu denen eine solche Lebensweise häufig führt.

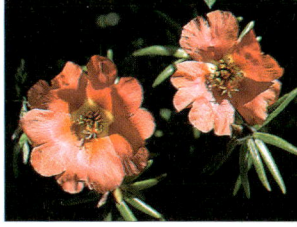

Office Flower

7 Day Blooming Jessamine
(Cestrum diurnum)

Behinderten oder Menschen, die an einer schweren, schmerzhaften Krankheit leiden, schenkt diese Essenz Erleichterung, indem sie Ängste und Schmerzen lindert und ihnen hilft, ihr Leiden zu akzeptieren.

8 Teakwood Flower
(Tectona grandis)

Diese Essenz verbessert bei älteren Menschen die Konzentrationsfähigkeit und das Gedächtnis und hält ihren Geist wach, so daß sie wieder mehr Anteil am Leben nehmen. Hilft gegen Senilität, Alzheimer-Krankheit, Altersstarrsinn und allgemein gegen das Nachlassen der geistigen Fähigkeiten im Alter.

9 Temple
(Plumeria rubra)

Die Essenz aus den leuchtend orangefarbenen Blüten dieser Pflanze gibt Atheisten den religiösen Glauben und das Gottvertrauen zurück. Für Menschen, die die Beschäftigung mit religiösen Dingen früher abgelehnt haben, ihr Leben aber nun ändern möchten.

10 Red Silk Cotton (Salmalia malbarica) und
Yellow Silk Cotton (Bombax ceiba)

Diese Essenz eignet sich für Menschen, die sich sehr für Religion und für spirituelle Dinge interessieren. Leider ist in diesem Bereich die Gefahr groß, durch Machtstreben in die Irre geleitet zu werden. Der selbsternannte Sektenguru, der seinen Anhängern strikte Lebensregeln auferlegt oder sie finanziell ausbeutet, gehört ebenso in diese Kategorie wie der Hellseher, der andere Menschen nur blenden und beeindrucken will, und sämtliche Formen von religiösem Dogmatismus und Fanatismus. Red und Yellow Silk Cotton befreien unser spirituelles Streben von eigennützigen Motiven und helfen uns, unser Leben bescheiden, demütig und mit wahrer Menschenliebe in den Dienst eines höheren Zwecks zu stellen.

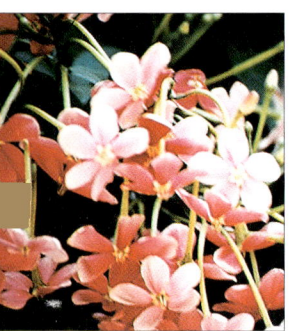

Rangoon Creeper

11 Rangoon Creeper (Madhumalti, Quisqualis indica)

Für Menschen, die in die Fänge einer zweifelhaften religiösen oder esoterischen Sekte geraten sind, die einem Guru hörig sind und nicht die Kraft oder den Mut haben, sich aus dieser Abhängigkeit zu befreien. Rangoon Creeper stärkt den Willen und das gesunde Urteilsvermögen und erleichtert den Ausstieg aus der Sekte.

12 White Coral (Erythrina variegatis orientalis)

Die Blütenessenz gegen religiösen Dogmatismus. Menschen, die in ihren religiösen Anschauungen zu engstirnig sind oder Sekten mit übertrieben strengen Moralmaßstäben angehören – für die es nur Gut und Böse gibt, aber keine Zwischentöne –, vermittelt diese Essenz einen weiteren Horizont und eine flexiblere, differenziertere Weltsicht.

13 Nilgiry Longy (St. John's Lily, Cape Lily, Crinum latifolium)

Eine Essenz für Lehrer und Professoren, die zu streng mit ihren Schülern bzw. Studenten sind. Sie vermittelt ihnen eine tolerantere Einstellung und positivere, kreativere Lehrmethoden, so daß den Schülern das Lernen mehr Freude macht und sie dadurch automatisch auch bessere Ergebnisse erzielen.

14 Malabar Nut Flower (Adhatoda vasica nees)

Diese Essenz holt alle Snobs, die sich anderen Menschen aufgrund ihrer Nationalität, ihrer sozialen Klasse oder ihres Berufs überlegen fühlen, „auf den Teppich zurück". Sie wirkt gegen Arroganz, Vorurteile und Rassismus und fördert Toleranz, Verständnis und Liebe – auch gegenüber Angehörigen anderer Nationen und Glaubensrichtungen.

15 Indian Mulberry (Morus alba)

Eine Gruppen-Essenz, die von mehreren Menschen gleichzeitig eingenommen werden sollte. Sie fördert die Versöhnung von Gruppen, die im Konflikt miteinander stehen oder Vorurteile gegeneinander haben, und eignet sich daher gut zur Schlichtung sozialer und ethnischer Konflikte und kriegerischer Auseinandersetzungen aller Art.

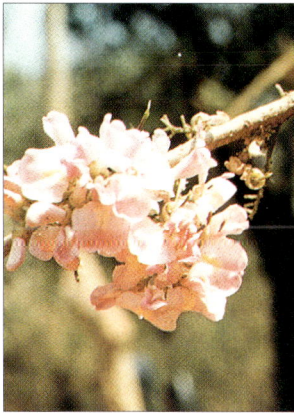

16 Spotted Gliciridia (Gliciridia maculata)

Die Essenz für Diktatoren, die andere Menschen unterdrücken, weil sie nicht die gleiche politische Meinung haben wie sie. Sie bringt Erleuchtung, Weisheit und Liebe in die Herzen solcher despotischer politischer Führer.

Spotted Gliciridia

17 Vilayati Amli

Diese Essenz verbessert zwischenmenschliche Beziehungen, die durch Neid und Mißgunst vergiftet sind – vor allem im engeren Freundes- oder Familienkreis. Meist steckt hinter dem Neid nichts weiter als Unsicherheit und ein verkappter Minderwertigkeitskomplex: Man ärgert sich über den Erfolg der Ehefrau, des Bruders oder der Schwester, weil man das Gefühl hat, daß die eigenen Leistungen dem Vergleich damit nicht standhalten. Vilayati Amli schenkt uns die Fähigkeit, uns aufrichtig über den Erfolg anderer Menschen zu freuen und sie zu unterstützen und zu fördern, ohne uns dabei selber minderwertig vorzukommen.

18 Lotos (Nelumbo nucifera)

Die Lotosblume ist im Buddhismus ein Symbol der Erleuchtung. Sie verbindet die Elemente Erde, Wasser und Luft; denn sie wurzelt im Teichboden, ihre Stiele streben durch das Wasser aufwärts, und die leuchtend rosafarbenen Blüten entfalten sich der Sonne entgegen. Viele Blütenessenzen-Hersteller haben Lotos-Essenzen im Programm, und immer hat diese Essenz etwas mit Spiritualität und Erleuchung zu tun. In der buddhistischen Tradition entspricht der Lotos dem Scheitel- oder Kronenchakra, das auch als „tausendblättrige Lotosblume" bezeichnet wird, über dem Scheitelpunkt unseres Kopfes – also außerhalb unseres grobstofflichen Körpers – liegt und für eine höhere Realitätsebene steht. Lotos fördert und beschleunigt die spirituelle Entwicklung und eignet sich daher gut als Meditationshilfe (vor der Meditation sieben Tropfen

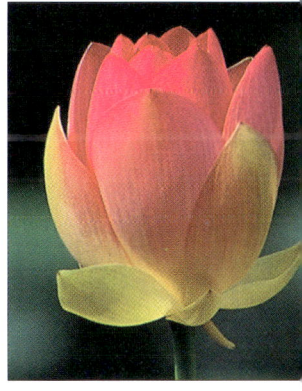

Lotos

Lotos – die „Erleuchtungs-Essenz" – fördert die spirituelle Entwicklung.

einnehmen). Sie bringt alle Chakren in ein harmonisches Gleichgewicht, fördert Heilungsprozesse auf allen Ebenen – physisch ebenso wie psychisch – und unterstützt in Blütenessenzen-Kombinationen die heilende Wirkung anderer Essenzen. Außerdem ist sie eine ausgezeichnete Hilfe für Therapeuten: Wenn sie sie selbst einnehmen, stärkt sie ihre Intuition und erleichtert ihnen auf diese Weise die Diagnose. Außerdem eignet sie sich auch gut als Einstieg für eine Therapie, wenn sich der behandelnde Therapeut nicht sicher ist, was seinem Patienten eigentlich fehlt und welche Blütenessenzen er braucht. Lotos vermittelt ein klareres Bild und zeigt dem Therapeuten, welchen Weg er einschlagen muß.

Essenzenkombinationen

19 Depression Remedy

Diese Mischung hilft gegen Depressionen – gleichgültig, ob man die Ursachen für das Stimmungstief kennt oder nicht. Sie schenkt neuen Optimismus, eine positive Lebenseinstellung und die Fähigkeit, sich auch an kleinen Dingen zu freuen.

20 Negative Thoughts Remedy

Für Menschen, die zuviel grübeln, deren negative Gedanken immer wieder um ein bestimmtes Thema kreisen, wurde diese Kombination geschaffen. Sie führt aus dem Teufelskreis des fruchtlosen Grübelns heraus und inspiriert zu neuen, konstruktiven Gedanken.

21 Jealousy Remedy

Übertriebene Eifersucht kann das Leben für einen selber und für den Partner zur Qual machen. Diese Blütenessenzen-Kombination öffnet das Herzchakra und schenkt wahre Liebe ohne Besitzgier.

22 Sleep Remedy

Wirkt gegen Schlafstörungen aller Art; verhilft zu einem natürlichen, regelmäßigen Schlaf-Wach-Rhythmus.

23 Fearfulness/Nervousness Remedy

Gut gegen Ängste aller Art, rationale ebenso wie irrationale – Angst vor der Dunkelheit, vor dem Alleinsein, vor Krankheiten, vor einem Arztbesuch oder einem Vorstellungsgespräch usw.

Fear of Examinations Remedy

24 Die Blütenessenzen-Kombination gegen Prüfungsangst. Baut Nervosität ab, stärkt Konzentrationsvermögen und Selbstvertrauen.

Stress/Tension Remedy

25 Stärkt das Nervensystem und wirkt gegen Streß, Nervosität und alle physischen Beschwerden, die damit zusammenhängen, z. B. Muskelverspannungen, Kopfschmerzen.

Urban Stress Remedy

26 Eine Blütenessenzen-Kombination für die vielen Menschen, die im Streß und der Hektik unserer modernen Großstädte leben – ein Leben nach der Uhr, im künstlichen Licht eines Großraumbüros oder in der Trostlosigkeit eines anonymen Hochhauskomplexes, wobei man nur allzuleicht den Kontakt zur Erde und zur Natur verliert. „Urban Stress Remedy" kann die Probleme, die sich aus einer solchen Lebensweise ergeben, zwar natürlich nicht lösen, hilft aber, sie leichter zu ertragen.

Environmental Stress Remedy

27 Diese Essenzenkombination hilft gegen Umweltbelastungen aller Art: Strahlen, Elektrosmog usw.

Travel Aid Remedy

28 Zeit-, Nahrungsumstellung und schlechte hygienische Verhältnisse am Urlaubsort lassen das Reisen – zumindest in den ersten Tagen – oft eher zur Qual als zum Genuß werden. Diese Essenzen-Kombination stabilisiert die Abwehrkräfte und hilft gegen reisebedingte Beschwerden aller Art.

Jet-Lag Remedy

29 Hilft, nach Flugreisen die Auswirkungen des Jet-lags rascher und leichter zu überwinden. Gut für Geschäftsleute, die aus beruflichen Gründen häufig weite Reisen unternehmen müssen und für die es ganz besonders wichtig ist, sich rasch an die Zeitumstellung zu gewöhnen und am Ankunftsort fit und ausgeruht zu sein.

Menschen, die geschäftlich viel auf Reisen sind, sollten immer ein Fläschchen der „Travel Aid Remedy" und der „Jet-Lag Remedy" dabeihaben.

Sunstroke Remedy

30 Wirkt vorbeugend gegen Sonnenstich und lindert die negativen Auswirkungen, wenn man sich zu lange der Sonne ausgesetzt hat (ersetzt aber natürlich nicht die ärztliche Behandlung).

Burns Remedy

31 Trägt zur Heilung von Verbrennungen bei (aber nie auf die offene Wunde streichen, sondern stets nur einnehmen).

Pre-Menstrual Tension Remedy

32 Hilft gegen psychische und physische Menstruations-beschwerden aller Art.

Menopause Remedy

33 Wirkt gegen Wechseljahrsbeschwerden wie Depressionen, fliegende Hitzen usw.

Smooth Birthing Remedy

34 Sorgt für eine leichte, komplikationslose, möglichst schmerzfreie Geburt.

Hyperactive Child Remedy

35 Die ärztliche Behandlung hyperaktiver Kinder ist nach wie vor schwierig, da die Ursachen für die Hyperaktivität nicht immer leicht zu entdecken sind. Diese Essenz kann begleitend zur ärztlichen oder psychotherapeutischen Behandlung eingesetzt werden.

Bedwetting Remedy

36 Für Bettnässer, wenn die Ursache nicht im physischen, sondern im psychischen Bereich liegt (unbewußte Ängste usw.). Dementsprechend löst diese Essenzenkombination nicht nur das Problem des Bettnässens, sondern bewirkt auch eine positive Persönlichkeitsveränderung beim Kind.

Acne Remedy

37 Diese Essenzenkombination hilft nicht nur gegen das physische Entstelltsein durch Akne, sondern setzt auch bei der Psyche an und beseitigt seelische Probleme, die mit zu den Hautproblemen beigetragen haben.

Weakness/Fatigue Remedy

38 Hilft gegen physische und psychische Erschöpfung und schenkt neue Energie in Situationen, in denen man unter großem Druck steht. Weckt auch die Einsicht, daß man sich hin und wieder etwas Ruhe zur Regeneration gönnen muß.

Fasting Assistance Remedy

39 Diese Kombination sollte man während des Fastens regelmäßig einnehmen. Sie schenkt Durchhaltevermögen und trägt dazu bei, daß man das Fasten nicht als Entbehrung, sondern als innere Reinigung und Bereicherung empfindet.

40 Anti-Addiction Remedy
Diese Essenzenkombination hilft bei der Befreiung von einer Sucht und eignet sich daher gut zur Begleitung eines Raucherentwöhnungsprogramms, einer Alkohol- oder Drogen-Entziehungskur.

41 Memory Aid Remedy
Trägt zur Verbesserung der Gedächtnisleistung bei.

42 Backache Remedy
Entspannt die Muskulatur und lindert Rückenschmerzen, vor allem, wenn sie bereits chronisch geworden sind.

43 Sinus/Colds Remedy
Diese Essenzenmischung hilft gegen Erkältungen und Nasennebenhöhlenentzündung.

44 Heart Tonic Remedy
Stärkt das Herz und macht es widerstandsfähiger gegen Herz-Kreislauf-Erkrankungen aller Art (ersetzt aber natürlich keine Medikamente).

45 Hyperacidity Remedy
Diese Blütenessenzen-Kombination hilft gegen Sodbrennen aufgrund von überschüssiger Magensäure, vor allem, wenn die Übersäuerung streßbedingt ist. Ist sie hingegen durch falsche Ernährung oder zuviel Alkohol oder Nikotin bedingt, so kann Hyperacidity Remedy höchstens unterstützend wirken, und man sollte parallel dazu unbedingt an eine Ernährungsumstellung denken.

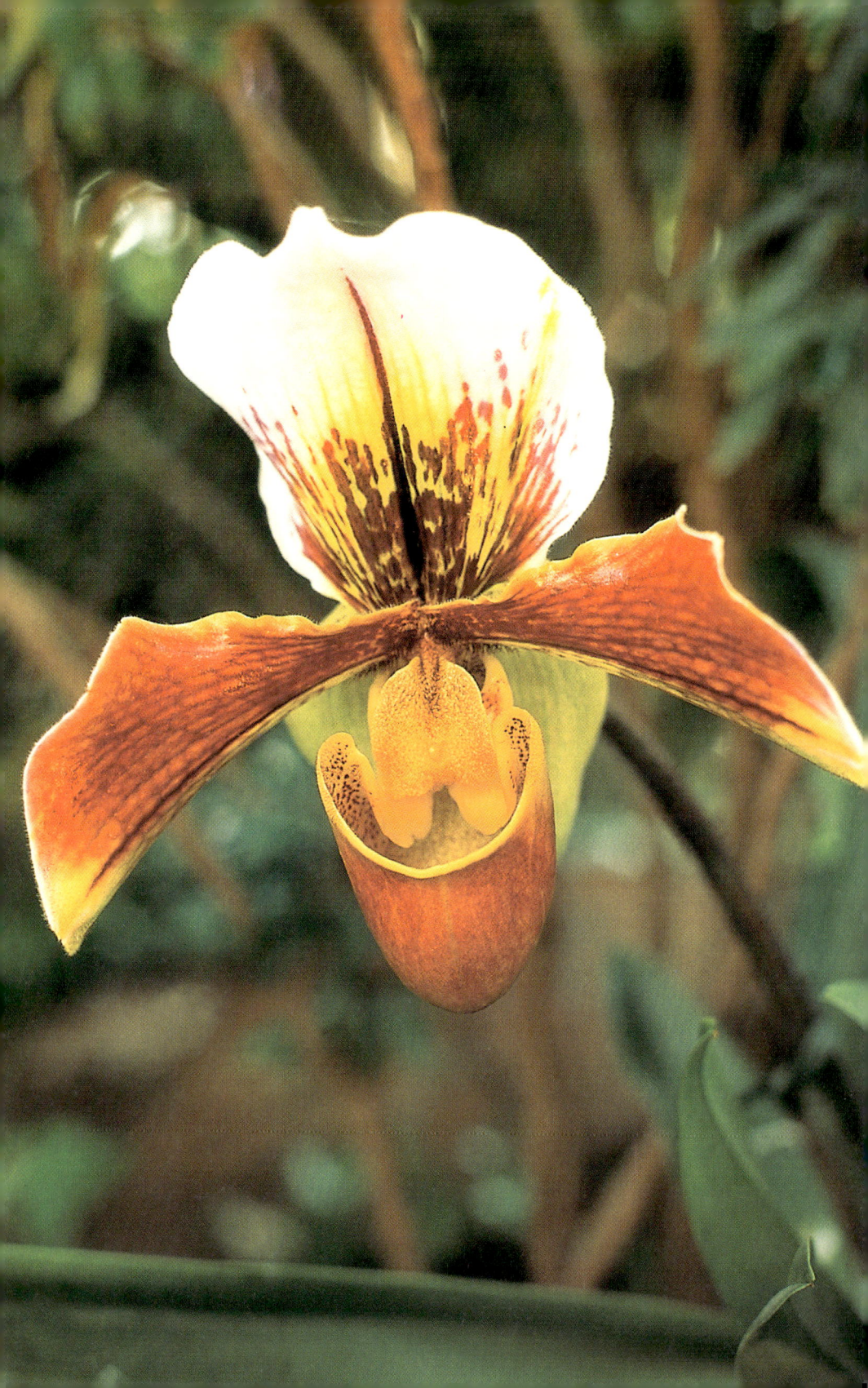

Korte Phi Essenzen
Spirituelle Energie aus dem Regenwald

Der Therapeut Andreas Korte hat aus Orchideen des Amazonasgebiets eine Reihe von Blütenessenzen hergestellt, die er ständig durch neue Forschungsessenzen (auch aus dem Bereich der Pilze, Kakteen und Sukkulenten) erweitert. Für ihn ist das Amazonasgebiet die „grüne Lunge" der Welt, von der unser Überleben abhängt, denn die tropischen Regenwälder versorgen uns mit Sauerstoff und halten unser Klima intakt. Gleichzeitig sieht er in der Amazonasregion mit ihrer dichtgedrängten Fülle verschiedenster Pflanzen- und Tierarten und Mineralien (darunter auch so hochentwickelte wie Delphine, Orchideen und Edelsteine) das Energiezentrum unserer Erde.

Für die Indianer, die hier leben, ist der Kontakt mit der Natur ein selbstverständlicher Bestandteil ihres täglichen Lebens; ihre Medizinmänner benutzten schon immer Steine und Pflanzen zu Heilzwecken. Heilung geht für sie eng mit der Wiederherstellung des seelisch-emotionalen Gleichgewichts einher; das eine ist ohne das andere nicht möglich.

Die europäischen Orchideen sind mit ihren Wurzeln in der Erde verankert und wirken daher direkt auf den menschlichen Körper: Sie sprechen unsere sieben Körperchakras an. Die Amazonas-Orchideen hingegen sind aufgrund der dort herrschenden Lichtverhältnisse gezwungen, epiphytisch in den Kronen der Bäume zu leben, mit denen sie durch Haftwurzeln verbunden sind. Da sie keinen direkten Kontakt mehr zur Erde haben, wirken sie auch nicht unmittelbar auf den physischen Körper des Menschen, sondern auf die fünf höheren Chakras auf und oberhalb unserer Schädeldecke. Diese Energienzentren verbinden uns mit unserem Höheren Selbst, dem göttlichen Bewußtsein und unseren noch unbewußten kreativen Fähigkeiten. Deshalb bringen uns die von Korte entdeckten Amazonas-Orchideenessenzen in Kontakt mit dem Kosmos und fördern vor allem unsere spirituelle Weiterentwicklung.

Für die Herstellung seiner Blütenessenzen hat Andreas Korte eine äußerst schonende Methode entwickelt, bei der die Blüten nicht gepflückt, die Pflanzen also nicht verletzt werden: Er füllt eine Kristallgeode mit reinem Quellwasser, legt sie in das Energiefeld der Blüten und beläßt sie ein paar Stunden lang dort. Er hat festgestellt, daß diese Essenzen eine stärkere Wirkung haben als die nach herkömmlicher Methode hergestellten, da die Pflanzen auf diese Weise kein Verletzungs-Trauma erleiden und ihre volle Energie an die Essenz abgeben können.

◀ Abbildung:
Die Psycho Orchid (Paphiopedilum insigne, S. 264) hilft bei der Identitätsfindung.

literatur

Andreas Korte/Antje und
Helmut Hofmann: „Orchi-
deen, Edelsteine und ihre
heilenden Energien", Verlag
Hermann Bauer, Freiburg
1995 (Dazu ist ein Set mit
Farbkarten der Orchideen
und Edelsteine erhältlich.)

info

Datenabfrage auch im
Internet möglich:
www.floweracademy.com

*Die Amazonas-Orchideen sind
für Andreas Korte die höchste
Entwicklungsstufe der pflanz-
lichen Evolution. Ein Teil des
Erlöses aus den Phi-Essenzen
und den Büchern von Andreas
Korte wird einem Fonds zur
Unterstützung der National-
parks in Amazonien gestiftet,
um zur Erhaltung der
tropischen Regenwälder
beizutragen.*

Auch sonst kombiniert Korte in seiner Therapie die Energien von
Blüte und Kristall: Jeder seiner Orchideenessenzen ist ein Edelstein zugeordnet, der diese in ihrer Wirkung verstärkt. Man kann nun parallel
zur Einnahme der Blütenessenzen entweder mit den Edelsteinen direkt
arbeiten (indem man sie bei sich trägt, im Zimmer aufstellt, auf die
Energiezentren seines Körpers auflegt, usw.) oder aber die Edelsteinessenzen einnehmen. Diese Essenzen kann man entweder selbst herstel-
len oder als fertige Stock bottles bei „Korte Phi Essenzen" beziehen. Die
Konzentrate können zur Einnahme verdünnt werden, müssen es aber
nicht unbedingt und lassen sich auch äußerlich anwenden, indem man
sie in Reflexzonen und Chakrabereichen oder an bestimmten Akupunkturpunkten aufträgt. Außerdem besteht die Möglichkeit, aus den jeweils
zusammengehörigen Edelstein- und Blütenessenzen eine Creme herzustellen und damit die Fußreflexzonen oder Chakras zu massieren. Bei
der Einnahme allerdings sollte man Orchideen- und Edelsteinessenzen
nie miteinander vermischen, sondern stets nacheinander einnehmen.

Andreas Korte hat farbige Fotokarten seiner Orchideen und Edelsteine mit unterstützenden Affirmationssätzen entwickelt. Auf jeder
Orchideenkarte wird die dazugehörige Edelsteinessenz genannt, und
umgekehrt. Die Karten helfen bei der Auswahl der geeigneten Essenzen:
Man kann sie vor sich ausbreiten und bis zu vier auswählen, von denen
man sich visuell am meisten angesprochen fühlt. Oder man fährt mit
geschlossenen Augen mit der linken Hand langsam in einigem Abstand
über die Karten (oder über die Essenz-Fläschchen) und versucht zu
erspüren, von welchen Energien man am meisten angezogen wird.
Dann liest man die erläuternden Texte und Affirmationen zu den entsprechenden Orchideen. Korte empfiehlt auch Pendeln oder den kinesiologischen Muskeltest, um die „richtigen" Essenzen zu finden.

Orchideenessenzen

**1 Aggression Orchid
(Asinetas superba)**

Die Blütenform (aufgerissener Mund mit Zähnen) verrät
schon, worum es bei dieser Essenz geht: Sie setzt die im Wurzel-Chakra blockierten Energien (Aggressionen, Gewalt,
Sexualität) frei. Auch diese Emotionen dürfen nicht unterdrückt, sondern müssen ausgelebt werden, damit unsere Vital-
energie frei fließen kann.

**2 Angel of Protection Orchid
(Miltonea phalenopsis)**

Diese Blüten mit dem stiefmütterchenähnlichen „Gesicht"
bringen uns mit unserem Schutzengel in Kontakt. Vor allem

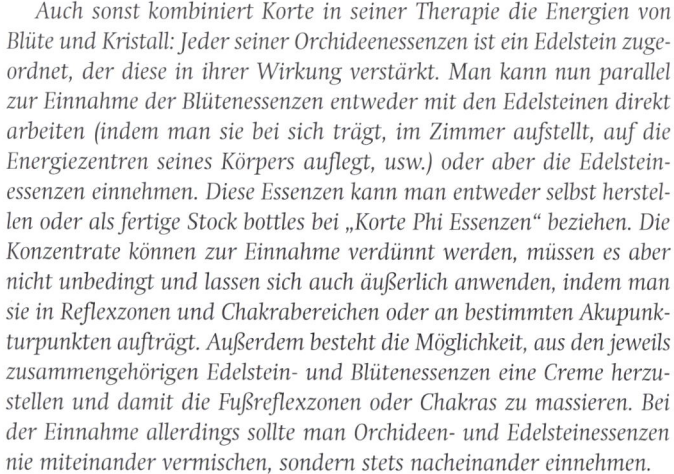

*Aggression Orchid
Edelstein: Elestial-Kristall*

sensible Menschen, die das Gefühl haben, in einer rauhen, feindlichen Umwelt zu leben, der sie schutzlos preisgegeben sind, brauchen diese Blütenessenz. Sie hält negative Schwingungen ab.

Edelstein: schwarzer Turmalin

3 Coordination Orchid
(Cymbidium lowianum)

Diese Orchidee stellt den Kontakt zu unserem elften Chakra her, das mit allen Zellkernen unseres Körpers in Verbindung steht und für die Koordination unserer körperlichen Struktur verantwortlich ist. Die Essenz kann helfen, genetisch verursachte krankhafte Veränderungen zu heilen.

Edelstein: Wassermelonen-Turmalin

4 Angel Orchid
(Epidendrum secundum)

Diese Orchidee ist noch mit ihren Wurzeln in der Erde verankert und wirkt auf unser Drittes Auge. Sie erhöht unsere Schwingung, erweitert unser Bewußtsein und eröffnet die Kommunikation mit den Engeln. Außerdem schenkt sie uns Fröhlichkeit und Leichtigkeit.

Edelstein: blauer Turmalin

5 Chocolate Orchid
(Stanhorpea wardii)

Diese Orchidee, die nach feiner Schokolade duftet, zeigt uns den Genuß des spirituellen Lebens. Spiritualität braucht nicht unbedingt etwas Todernstes, Asketisches zu sein; man muß sich nicht sklavisch an irgendwelche Ernährungs-, Meditations- oder sonstigen Lebensregeln halten, um sich innerlich weiterentwickeln zu können. Ähnlich wie die Bach-Blütenessenz Rock Water hilft diese Essenz Menschen, die alles zu ernst nehmen und sich zu viele derartige Zwänge auferlegen.

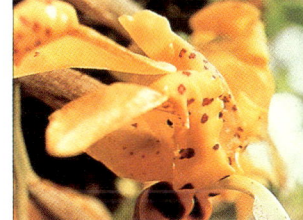

Chocolate Orchid
Edelstein: Zitrin

6 Colour Orchid
(Milonia clowesii)

Das ist die Essenz für Menschen, die zu Schwermut neigen und das Leben als traurig und trostlos empfinden. Die Colour Orchid zeigt uns, daß wir uns unsere Welt selbst erschaffen – wir bestimmen, ob sie grau oder fröhlich und farbig ist. Es gehört zu unseren Aufgaben hier auf dieser Welt, glücklich zu sein, Freude am Leben zu haben und uns der Liebe zu öffnen.

7 Fun Orchid
(Vandas tricolor)

Diese Orchidee, deren Blüten an fröhliche kleine Engel erinnern, fördert Humor, Heiterkeit und Lebensfreude. Sie verhilft

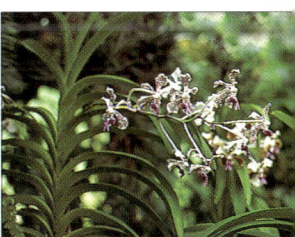

Fun Orchid
Edelstein: Olivin

depressiven Menschen zu einer entspannteren, unverkrampfteren Lebenseinstellung, so daß sie ihre Probleme nicht mehr so schwer nehmen.

8 Past Life Orchid (Paphiopedilum harrysianum)

Edelstein: Rauchquarz

Diese Orchideenessenz, zu deren Herstellung die Knospen verwendet werden, bringt uns mit früheren Leben und unserem Karma in Verbindung. Sie hilft uns, die Erfahrungen vergangener Existenzen ins Bewußtsein zu heben und uns dieses Wissen für unser jetziges Leben nutzbar zu machen. Gut für Menschen, die eine Reinkarnationstherapie machen oder mehr über ihre früheren Existenzen erfahren möchten.

9 Psycho Orchid (Paphiopedilum insigne)

Edelstein: Amethyst

Hilft, die eigene Identität zu finden, sich selbst und seine Lebensaufgabe zu erkennen. Ideal für Menschen in psychotherapeutischer oder psychoanalytischer Behandlung, oder wenn es schwerfällt, einen Sinn im Leben zu erkennen.

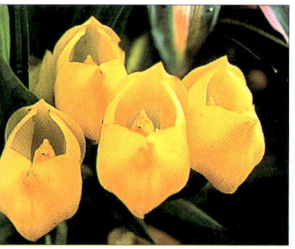

Venus Orchid
Edelstein: Smaragd

10 Sun Orchid (Epidendrum chioneum)

Diese Orchidee mit den leuchtendgelben Blüten öffnet unseren Solarplexus und hilft uns, wenn wir zu egozentrisch sind und unser Ich mehr mit den kosmischen Gesetzen in Einklang bringen müssen (Edelstein: Rutilquarz).

11 Venus Orchid (Anguloa cliftonii)

Verbindet uns mit unserer Weiblichkeit und fördert Eigenschaften, die allgemein dem „weiblichen" Prinzip zugeordnet werden, wie Sanftheit, Einfühlungsvermögen und Zuhörenkönnen. Die Essenz kann auch bei Unfruchtbarkeit helfen.

12 Heart Orchid (Laeliocattleya Hybr.)

Diese Essenz hilft Menschen, ihren Egoismus in Liebe zu verwandeln, aus dieser Liebe heraus zu handeln und die Welt mit den „Augen des Herzens" zu sehen (Edelstein: Rosenquarz).

13 Love Orchid (Oncidium abortivum)

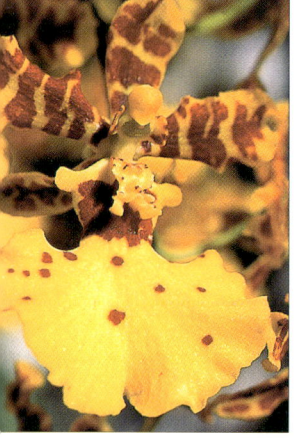

Love Orchid
Edelstein: rosa Turmalin

Diese Orchidee öffnet unser Herzchakra, so daß wir die kosmische Liebe empfangen und durch uns hindurchströmen las-

sen können, um damit auch andere Menschen zu bereichern.
Die ideale Essenz für Heiler.

14 Füllhorn-Cattleya
(Cattleya warscewiczii)
Diese Essenz stellt die Verbindung zwischen Himmel, Mensch
und Erde her. Sie läßt uns wie ein Füllhorn die ganze Liebe des
Universums empfangen und an die Erde weitergeben.

Edelstein: Hämatit

15 Channeling Orchid
(Oncidium incurvum)
Diese Orchidee wirkt auf unser zwölftes Chakra und aktiviert
somit die direkte Verbindung mit dem göttlichen Bewußtsein.
Die Essenz hilft uns, mit unserem Geistführer in Kontakt zu
treten und Botschaften aus der geistigen Welt zu empfangen
und zu übermitteln. Sie eignet sich für Menschen, die mediale Fähigkeiten besitzen oder in sich fördern wollen.

Edelstein: Diamant

16 Inspiration Orchid
(Cattleya trianae)
Diese Essenz schenkt uns künstlerische Inspiration. Außerdem hilft sie ähnlich wie die Channeling-Orchid, den Kontakt
zu unserem Geistführer aufzubauen und Botschaften aus der
geistigen Welt zu empfangen (Edelstein: Mondstein).

17 Higher Self Orchid
(Canal-Orchid; Laeliocattleya anceps clara)
Verbindet uns mit unserem höheren Selbst und befähigt uns,
mit der geistigen Welt in Kommunikation zu treten. Erweitert
die geistige Perspektive.

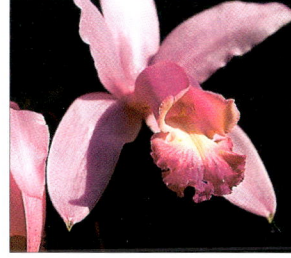

Higher Self Orchid
Edelstein: Bergkristall

18 Deva Orchid
(Epidendrum prismatocarpum)
Diese Essenz intensiviert den Kontakt mit der Natur, indem
sie uns mit den Naturenergien in Verbindung bringt – den
Devas der Pflanzen, den Wassergeistern und Elementarkräften
des Mineralreichs (Edelstein: Amazonit).

19 Victoria Regia
(Victoria amazonica)
Ist keine Orchidee, sondern eine Seerosenart; doch in ihrer
intensiven Energie gleicht diese Blüte den Orchideenessenzen.
Sie steigert unsere körpereigene Schwingung und hilft z. B.
Sterbenden, ihre Schwingungen zu transformieren und auf
den Prozeß des Sterbens einzustimmen.

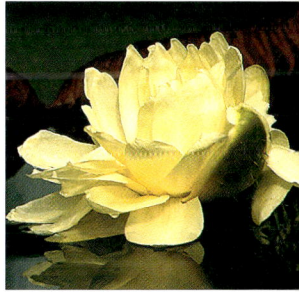

Victoria Regia
Edelstein: Rubin

20 **Amazonas-Flußpräparat**
Dieses Präparat wurde ebenfalls nach der Kristallmethode hergestellt und bringt uns mit der mächtigen Energie des Amazonas in Verbindung. Die Essenz bringt unsere Lebensenergie wieder zum Fließen und löst Blockaden auf; daher eignet sie sich hervorragend zur Behandlung von Rückenschmerzen. (Dazu wird die Essenz mit einem Wattestäbchen auf die Ohrmuscheln aufgetragen, um den Fossa triangularis zu stimulieren, der unserer Wirbelsäule entspricht.) Auf spiritueller Ebene hilft sie uns, Liebe und Verständnis für diese Erde und alle Lebewesen zu entwickeln.

Edelstein: Aquamarin

Neuere Essenzen und Forschungsessenzen

* **Ackergauchheil (Anagallis arvensis):** Hilft, unsere Spiritualität in unser tägliches Leben zu integrieren; außerdem wirkt sie unterstützend bei der Integration in eine Gruppe.
* **Banane (Musa paradisiaca L. „nana"), Fensterblatt (Monstera deliciosa):** Stimulieren und stärken die sexuellen Energien des Mannes.
* **Kanarische Kletterglockenblume (Canarina canariensis), Roseneibisch (Hibiscus rosa sinensis):** Integration und Erleben der weiblichen Sexualität.
* **Baumerika (Erica arborea):** Hilft bei „symbiotischen" Beziehungen, wenn man gefühlsmäßig zu sehr vom Partner abhängig ist.
* **Gänsedistel (Sonchus acaulis):** Entspannt, löst blockierte Emotionen (gut als Zusatz für Massageöle).
* **K 9:** Stärkt unsere Immunabwehr auf dem Weg über die Psyche.
* **Kokospalme (Cocus nucifera):** Hilft Menschen, die zu weich und sensibel sind, sich ein „dickeres Fell" zuzulegen.
* **Paradiesvogelblume (Strelitzia regine):** Gibt Menschen, die sich selber unattraktiv finden, neues Selbstvertrauen.
* **Cereus peruvianus:** Diese Kakteenessenz schützt vor Strahlen und negativen Einflüssen.
* **Weihnachtsstern (Euphorbia pulcherrima):** Löst innere Blockaden bei Menschen, die nicht in der Lage sind, über ihre Gefühle zu sprechen.
* **Silberkerze (Cleistocactus strausii):** Diese Kakteenessenz reinigt die Aura von fremden Energien; hilft Menschen, die Schwierigkeiten haben, sich abzugrenzen.
* **Pilosocereus pachycladus:** Eine Kakteenessenz, die die Energie unserer Haut schützt und regeneriert.

Manche Pflanzen, die Andreas Korte für seine Forschungsessenzen benutzt, sind so selten, daß er ihren Namen nicht nennt, sondern mit Buchstaben und Zahlen verschlüsselt, um sie zu schützen.

* **Mönchskopf, Riesentrichterling (Clitocybe geotropa):** Diese Pilzessenz hilft bei Pilzbefall im After- und Vaginal-bereich und in den Därmen und reinigt uns auch von den Giftstoffen dieser Pilze; wirkt ganz allgemein reinigend und entgiftend und unterstützt die Verdauungstätigkeit.

* **Fliegenpilz (Amanita muscaria):** Erweitert das Bewußtsein und eignet sich daher gut für Astralreisen; hilft außerdem bei der inneren Reinigung von Psychopharmaka.

* **Knopfstieliger Rübling (Collybia confluens):** Diese Pilz-essenz wirkt ebenfalls bewußtseinserweiternd; macht uns sensibler für feinstoffliche Energien, stimuliert unsere „geistigen Antennen".

* **Herkuleskeule (Clavariadelphus fistulosus, Pilzessenz):** Verbindet uns mit unserem Höheren Selbst, so daß wir den Weg, der im Augenblick für uns richtig ist, besser erkennen können.

* **Graue Koralle (Clavulina cinevea, Pilzessenz):** Regt Gehirn und Nervensystem an und fördert daher alle Lern- und Denkvorgänge; hilft bei der harmonischen Integration der linken und der rechten Gehirnhälfte.

bezugsquellen

Korte Phi Essenzen
Hauptstr. 9
78267 Aach
Tel.: 0 77 74/70 04
Fax: 0 77 74/70 09

LF Naturprodukte
Hans Finck
Treenering 105
Postfach 22
24851 Eggebek
Tel.: 0 46 09/15 26
Fax: 0 46 09/15 35

Institut für Blütenessenzen
Gabriele Mulle
Grünmarkt 16
A-4400 Steyr
Tel. u. Fax:
00 43/72 52/4 18 22

St.-Berthold-Apotheke
St.-Berthold-Allee 23
A-4451 Garsten
Tel.: 00 43/72 52/53 13 10
Fax: 00 43/72 52/53 13 16

Chrüter Drogerie Egger
Unterstadt 28
CH-8200 Schaffhausen
Tel.: 00 41/52/6 24 50 30
Fax: 00 41/52/6 24 64 57

Milagra GmbH
Postfach 747
CH-2540 Grenchen
Gratisnummern:
Deutschland: 01 30 81 41 39
Österreich: 06 60 81 95
Schweiz: 08 00 55 75 00

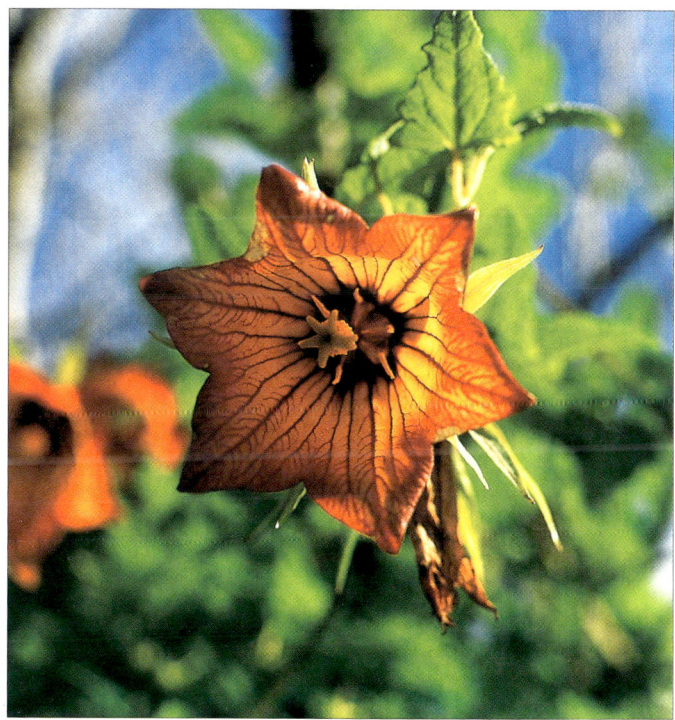

*Kanarische
Kletterglockenblume*

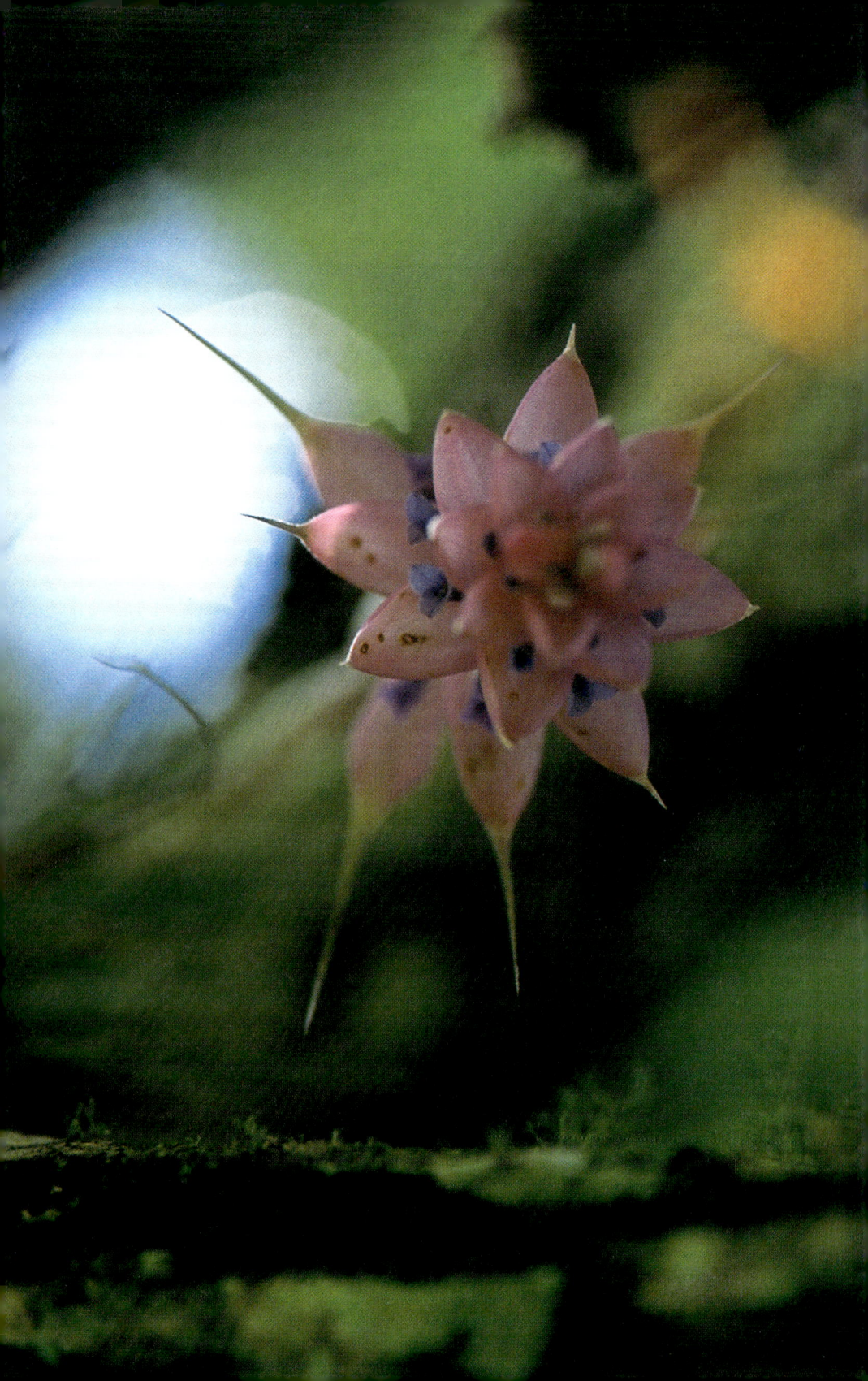

Araretama Rainforest Vibrational Healing Essences
Der Ort, von dem das Licht ausgeht

info

Araretama Rainforest Vibrational Healing Essences
Rua Guararapes 434 Apt. 94
04561-000 São Paulo
Brasilien
Tel. u. Fax: 00 55 11/5 31 90 68

Auch hier gab eine schwere Erkrankung den Impuls zur Entwicklung neuer Blütenessenzen. Die Begründerin dieser Essenzenlinie, Sandra Epstein, begab sich im brasilianischen Regenwald in der Nähe von Ubatuba (einer Stadt südlich von São Paulo) auf die Suche nach einem Heilmittel für einen an Krebs erkrankten Freund, der keine Hoffnung auf Genesung mehr hatte. Schließlich führte ihre Intuition sie zur Luftwurzel eines Philodendrons. Sie bereitete daraus eine Essenz, die er trank und in der er badete; und tatsächlich kehrten daraufhin seine verlorenen Kräfte und sein Lebensmut zurück.

Sandra Epstein beschäftigte sich zunächst mit Bach-Blüten und besuchte einen Kurs der kalifornischen Flower Essence Society, um die Bereitung von Blütenessenzen nach internationalem Standard zu lernen. Später arbeitete sie auch mit Bram Zaalberg (dem Begründer der Bloesem Remedies Nederland) und mit Tanmaya, dem Schöpfer der Himalayan Flower Enhancers, zusammen; von beiden erhielt sie wertvolle Inspirationen.

Schon von Anfang an ging Sandra Epstein über das Gebiet der reinen Blütenheilmittel hinaus und bezog auch Zapfen und Früchte von Bäumen, Lianen, Pilze und Flechten in ihre Arbeit mit ein. Die üppige Vegetation des brasilianischen Regenwaldes hat sie von Kindheit an geprägt: Freunde von ihr besaßen bei Ubatuba eine große Farm, und sie besuchte sie immer wieder und erkundete in weiten Wanderungen die umliegenden Wälder. Der Regenwald hat für sie eine regenerierende und reinigende Wirkung auf den Menschen.

„Araretama" ist der Name der hier lebenden Tupi-Guarani-Indianer für diese Region. Er bedeutet soviel wie „der Ort, von dem das Licht ausgeht". Dementsprechend sind die Araretama-Essenzen für Sandra Epstein ein Werkzeug, mit dem wir unser Bewußtsein erwecken und erweitern können.

Inzwischen hat Sandra Epstein 15 Essenzen und etliche Essenzenkombinationen hergestellt. Bei der Auffindung der Blüten und Pflanzen verläßt sie sich ganz auf ihre Intuition, ihre innere Stimme; während der Bereitung ihrer Essenzen meditiert sie, stimmt sich auf die Pflanzen ein und kommuniziert mit den Pflanzengeistern (Devas).

◄ *Abbildung:*
Die Rebirth-Essenz (Tillandsia S. Tricta, S. 273) fördert die Kommunikation zwischen Herz und Verstand.

Die Essenzen

1 Jumping Child
(Clavulina cristata)

Dieser leuchtendweiße, korallenähnliche Pilz ist ziemlich selten und schwer zu finden; daher haben wir diese Essenz einem besonderen Glücksfall zu verdanken. Sie wurde während eines Sommerregens mit dem Regenwasser hergestellt; in der Nähe spielten Kinder. Dieser „Zufall" verweist bereits auf die innere Botschaft des Pilzes: Er hilft uns, die Verbindung zu unserem inneren Kind wiederherzustellen, wie die Kinder ganz im jetzigen Augenblick zu leben. „Jumping Child" schenkt uns kindliche Spontaneität, Humor, Fröhlichkeit und Begeisterungsfähigkeit. Die Essenz hilft gegen Depressionen aller Art, Kummer und das Gefühl der Einsamkeit und Hoffnungslosigkeit. Sie wirkt auf das Herz-Chakra und erfüllt es mit einer intensiven Energie.

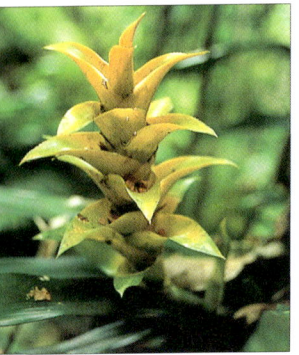

Jumping Child

2 Imbé
(Imbe philodendron)

Diese Essenz wurde aus der Luftwurzel des Philodendrons – einer Lianenpflanze – hergestellt, ohne die Pflanze zu verletzen. Sie schenkt uns die Fähigkeit zu Liebe, Vertrauen und Hingabe; so wie die Luftwurzel nach Feuchtigkeit sucht, bekommen wir durch diese Essenz Kontakt zum „inneren Strom" unserer Emotionen. Außerdem schenkt sie inneren Frieden, lindert panische Angstzustände, läßt unsere Atmung ruhiger werden, löst nervöse Muskelverspannungen und erleichtert die Meditation. Sie befähigt uns, unsere alltäglichen Probleme und Beschäftigungen beiseite zu schieben und in den Raum der Stille in unserem Inneren einzutreten.

Imbé

3 Celebration
(Nidularium seidelli L. B. Smith)

Diese Pflanze gehört zur Familie der Bromelien (Ananasgewächse). Ihre gelben Blüten, die ja strenggenommen eigentlich gar keine Blüten sind, sondern Hochblätter (besonders leuchtend gefärbte Blätter, die dazu dienen, bestäubende Insekten zu den kleinen und eher unscheinbaren „echten" Blüten hinzulocken), führen uns vor Augen, daß alles auf der Welt in ständigem Wandel begriffen ist – genau wie die Übergänge von Blatt zu Blüte fließend sind. Ebenso sollen auch wir in Phasen des Übergangs ohne jede Angst auf das Neue zugehen und es als Chance zur Weiterentwicklung sehen, statt uns davor zu verschließen. Dabei hilft uns diese Blütenessenz.

Celebration

Außerdem bringt sie ganz allgemein negative Gedankenmuster an die Oberfläche, so daß wir uns bewußt damit auseinandersetzen und sie auflösen können. Sie wirkt beruhigend bei geistiger Hyperaktivität und schenkt Lebensfreude, wie der englische Name „Celebration" bereits andeutet: die Fähigkeit, dieses Leben als Geschenk anzunehmen und zu feiern.

4 Bromélia 1 und 2 (Quesnelia testudo Lind)

Die Bromelie ist für Sandra Epstein ein Symbol der Kooperation in der Natur: In ihren Blattzisternen sammelt sich Wasser, in dem kleine Frösche leben und an dem viele Tiere ihren Durst stillen. Diese Pflanze steht für die archetypische weibliche Energie, die schützt, behütet und nährt. Die erste Essenz öffnet und reinigt die Chakren und entspannt uns auf physischer und emotionaler Ebene. Sie löst tiefverwurzelte Widerstände in unserer Psyche auf, schenkt innere Ruhe und einen tiefen, gleichmäßigen Atem, hilft gegen übermäßige Erregung. Die zweite Essenz bringt Geist, Emotionen und Instinkte in harmonischen Einklang, so daß wir von innen heraus Informationen und Orientierung für unseren Lebensweg erhalten. Bringt inneren Frieden, Demut und Bescheidenheit.

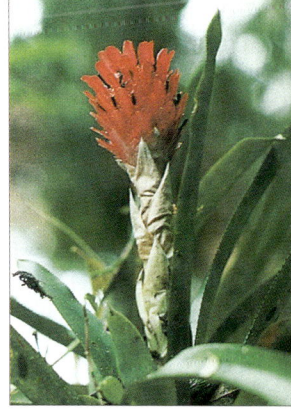

Bromelia 1 und 2

5 Embó Rudá (Imbe philodendron)

Auch diese Essenz wurde aus der Luftwurzel eines Philodendrons bereitet; allerdings war diese im Unterschied zu Imbe (Nr. 2) tief in der Erde verwurzelt, aus der sie ihre Nährstoffe bezog. Das Aroma ihres Saftes regt die sinnlichen Wahrnehmungskanäle im Menschen an. Gleichzeitig „erdet" uns diese Essenz: Sie verstärkt unsere Verbindung zur Erde und unser Vertrauen in unsere jetzige Inkarnation, symbolisiert Sexualität und Fruchtbarkeit. Die dem zweiten Chakra (Sexual-Chakra) zugeordneten Organe werden dadurch stimuliert.

6 Assá (Imbe und Ybyapo philodendron) Purification

Diese Essenz wurde aus zwei Luftwurzeln bereitet, die ein Dreieck bilden. Wie ihr englischer Name („Purification") bereits andeutet, reinigt sie sämtliche Chakren und regt sie an. Außerdem befreit sie uns von allen negativen Verhaltensmustern, die uns am vollen Ausdruck unserer Persönlichkeit und an unserem inneren Wachstum hindern und unter Umständen sogar Krebs erzeugen können. Vor allem aber hilft sie uns, das „innere Opfer" zu besiegen – jenes Ich, das zuwenig Selbstvertrauen hat und sich immer zu kurz gekommen und vom Leben benachteiligt fühlt. „Assá" befreit uns von Selbstmitleid und weckt in uns eine Haltung der Dankbarkeit für dieses Leben.

7 Pyata (Imbe und Ybyapo philodendron) Creative

Pyata bedeutet in der Sprache der Tupi-Indianer „Kraft und Energie". Diese Essenz aus zwei Philodendron-Luftwurzeln (die eine im Wasser, die andere im Boden verwurzelt), die ebenfalls ein Energiedreieck bilden, befreit unsere Sexualität und unsere Kreativität von Blockaden. Auf physischer Ebene hilft sie gegen Beschwerden und Funktionsstörungen der Fortpflanzungsorgane. Sie schenkt Lebenskraft, Willensstärke und Zielstrebigkeit und bekämpft Depressionen.

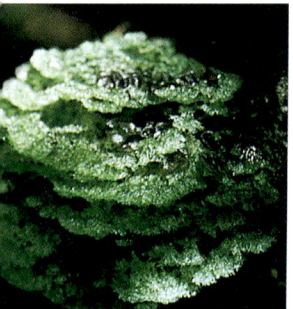

Pyata

8 Moara (Coenogonium species)

Moara heißt auf Tupi-Guarani „Frieden". Die grüne Flechte, aus der diese Essenz bereitet wurde, wächst häufig auf Kakaobäumen. Sie hilft uns bei der Loslösung von starren Verhaltensmustern und läßt uns ganz in der Gegenwart leben, ohne uns Sorgen zu machen. Sie schenkt Stabilität und inneres Gleichgewicht und bringt den hyperaktiven Geist zur Ruhe. Außerdem hilft sie bei übergroßer seelischer Verletzlichkeit und stärkt das Selbstwertgefühl. Mit Hilfe dieser Essenz gelingt uns der Schritt von der persönlichen zur überpersönlichen Liebe, die den ganzen Kosmos umfaßt.

Moara

9 Seiva (Pfirsich, Prunus persica)

Diese Essenz stellte Sandra Epstein bei Vollmond aus dem Saft eines früchtetragenden Pfirsichbaums her. Sie befreit die Seele von Schmerzen und Spannungen, öffnet das Herz und erfüllt den ganzen Körper mit Spiritualität. Wir werden dazu befähigt, selbstlos und voller Freude etwas für andere Menschen zu tun, ohne dies als Opfer zu empfinden. Aber wir lernen auch, uns selbst zu lieben und den eigenen Wert zu erkennen. Diese Essenz wandelt und heilt seelischen Schmerz, ohne daß wir eine leidvolle „Heilkrise" durchlaufen müssen.

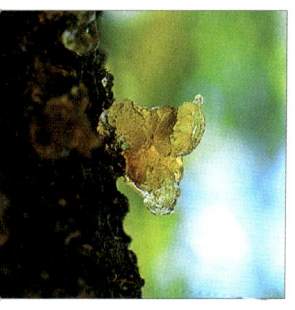

Seiva

10 Ybá (Aechmea carvalhoi)

Dieses Ananasgewächs mit rotgrünen Blüten wächst in den Wipfeln von Araukarien. Seine Essenz schenkt uns die Fähig-

keit, uns unbeschwert zu freuen und Vergnügen zu empfinden. Die Ybá-Essenz wirkt sowohl auf physischer als auch auf
psychischer Ebene entspannend und intensiviert die Orgas-
musfähigkeit.

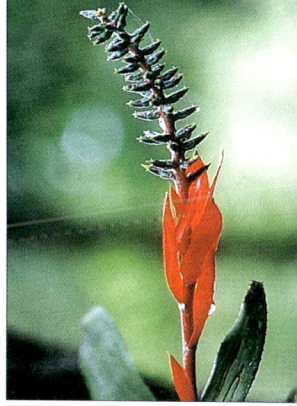

Ybá

11 Ararybá
(Araucaria angustifolia und Aechmea carvalhoi)

Diese Essenz aus einer Bromelie (Ybá, Nr. 9) und verschiedenen Teilen einer männlichen, einer weiblichen und einer jungen Araukarie verbindet uns mit unserem Höheren Selbst. Sie
bringt uns zum Bewußtsein, was für eine Aufgabe wir in diesem Leben zu erfüllen haben, und weckt in uns den Wunsch,
dieses innere Ziel auch in die Tat umzusetzen. Ararybá
befähigt uns, klarer und systematischer zu denken und eine
deutliche Vision vor Augen zu sehen, die uns inspiriert.
Außerdem macht uns diese Esssenz offen und empfänglich für
übersinnliche Einflüsse und verstärkt unsere telepathischen
Fähigkeiten.

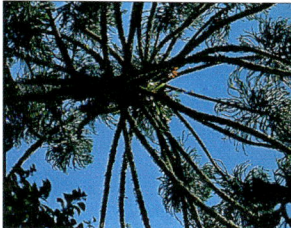

Ararybá

12 Rebirth
(Tillandsia S. Tricta)

Diese Essenz wurde aus einer Tillandsie hergestellt, die ebenfalls zur Familie der Ananasgewächse gehört. Sie stellt die Verbindung zwischen unserem Herzen und unserem Verstand
her, durch die wir erst zu ganzheitlichen Wesen werden –
gewissermaßen eine Wiedergeburt auf höherer Ebene (daher
der englische Name „Rebirth").

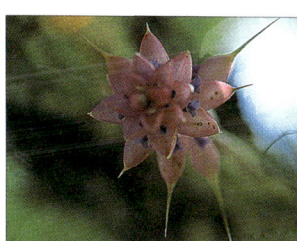

Tillandsia S. Tricta

13 Revelation
(Ipomea)

Diese Blütenessenz wurde bei Vollmond aus der weißen Blüte
einer nachts blühenden Windenart, einem weißen Quarz und
Meerwasser hergestellt. Sie fördert Blockaden ans Tageslicht
und heilt uns auf tief unbewußter Ebene, so daß wir zu einem
freieren und ungehemmteren Ausdruck unserer eigenen Persönlichkeit fähig werden. „Revelation" ist eine wertvolle Hilfe
für den Therapeuten, da sie Zugang zum Unbewußten verschafft. Sie läßt Botschaften unseres Unbewußten in uns aufsteigen, die wir deuten und für unsere innere Weiterentwicklung nutzen können. Außerdem schenkt sie uns intensivere
Träume, an die wir uns nach dem Erwachen auch erinnern,
und ermöglicht damit eine Auseinandersetzung mit den Botschaften, die diese Träume für unser Leben beinhalten. Die
Essenz trägt auch dazu bei, daß wir uns selbst akzeptieren,
und schenkt übersinnliche Fähigkeiten.

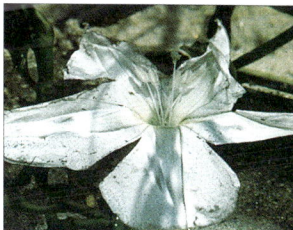

Revelation

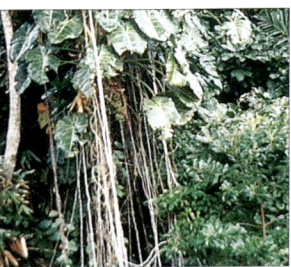

Obaiti

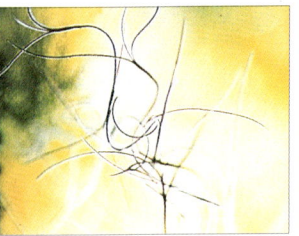

Oribá

14 Obaiti
(Imbe philodendron)

Der Name „Obaiti" bedeutet auf Tupi-Guarani „Begegnung mit dem eigenen Selbst". Diese Essenz aus einer Luftwurzel mit herzförmigen Blättern und Meerwasser – ebenfalls bei Vollmond hergestellt – zentriert uns, läßt uns zu unserem eigenen innersten Wesen finden und befreit uns von alten Verhaltensmustern, die uns hemmen. Sie schenkt innere Ruhe und Seelenfrieden und verbessert den Kontakt und die Kommunikation mit anderen Menschen. Außerdem bringt sie die rechte und die linke Gehirnhälfte in ein ausgewogenes Gleichgewicht.

15 Oribá
(Tillandsia usneoides)

Diese Essenz reinigt uns von Bitterkeit und übergroßer emotionaler Verletzlichkeit und schenkt Zuversicht und Vertrauen. Sie öffnet uns innerlich, so daß wir uns ohne Angst und Mißtrauen auf Beziehungen zu anderen Menschen einlassen können.

Essenzenkombinationen

✳ **Bei Bluthochdruck**: Moara, Celebration und Imbé

✳ **Gegen Streß**: Ararybá, Bromélia, Celebration, Embó Rudá und Assá

✳ **Bei zu ausgeprägtem Verantwortungsgefühl (Perfektionismus, „Workaholic")**: Revelation, Seiva, Assá

✳ **Bei Schuldgefühlen**: Obaiti, Revelation, Seiva, Assá

✳ **Bei Schlafstörungen**: Imbé, Assá und Moara

✳ **Bei Muskelverspannungen**: Obaiti, Seiva, Embó Rudá, Assá und Bromélia 1

✳ **Gegen Ängste und Sorgen**: Obaiti, Celebration, Seiva, Embó Rudá, Imbé, Assá und Moara

✳ **Bei Angst vor Konflikten**: Moara, Ybá und Embó Rudá

✳ **Bei Angst vor Veränderungen**: Obaiti, Rebirth und Assá

∗ **Bei Gereiztheit, leichter Erregbarkeit**: Araribá, Celebration, Embó Rudá, Assá, Imbé, Moara

∗ **Gegen das Gefühl der Verlassenheit und Trauer**: Revelation, Seiva, Assá

∗ **Bei übermäßiger Sensibilität und Verletzlichkeit**: Araribá, Celebration, Embó Rudá

∗ **Gegen Antriebslosigkeit**: Araribá, Pyata, Jumping Child, Bromélia, Embó Rudá

∗ **Bei Schwierigkeiten, seine Richtung im Leben zu finden**: Araribá, Revelation, Rebirth, Embó Rudá

∗ **Bei Unentschlossenheit**: Bromélia 2, Revelation, Celebration, Imbé

∗ **Wenn man Probleme hat, seine Gefühle auszudrücken**: Revelation, Ybá, Jumping Child, Imbé

∗ **Bei mangelnder Spontaneität**: Araribá, Jumping Child, Bromélia 1

∗ **Zur Erleichterung des Lernens**: Araribá, Celebration, Bromélia 2

∗ **Um rechte und linke Gehirnhälfte in Harmonie zu bringen**: Obaiti, Bromélia 2, Assá

∗ **Zur Verbesserung der verbalen Ausdrucksfähigkeit**: Araribá, Bromélia 2, Obaiti, Celebration, Assá

∗ **Gegen prämenstruelles Syndrom**: Revelation, Seiva, Embó Rudá, Assá, Imbé

∗ **Vor der Geburt**: Moara, Jumping Child, Embó Rudá, Bromélia 1

∗ **Bei Fieber**: Assá, Revelation, Jumping Child, Embó Rudá, Bromélia 1

bezugsquellen

Dirk Albrodt
Wittener Str. 80a
42279 Wuppertal
Tel.: 02 02/64 97 09
Fax: 02 02/66 31 20

LF Naturprodukte
Hans Finck
Treenering 105
Postfach 22
24851 Eggebek
Tel.: 0 46 09/15 26
Fax: 0 46 09/15 35

Chrüter Drogerie Egger
Unterstadt 28
CH-8200 Schaffhausen
Tel.: 00 41/52/6 24 50 30
Fax: 00 41/52/6 24 64 57

Milagra GmbH
Postfach 747
CH-2540 Grenchen
Gratisnummern:
Deutschland: 01 30 81 41 39
Österreich: 06 60 81 95
Schweiz: 08 00 55 75 00

Blütenessenzen von A bis Z

A'ali'i 206
Abelia 238, 239
Ackerkratzdistel 57
African Violet 149
Agapanthus 236
Agave 116
Aggression Orchid 262
Agrimony 35
Alder 194
Alfredo de Damas 151
Almond 108
Aloe vera 171, 208
Alpine Lily 80
Amaranthus 59, 169
Amazon Swordplant 206
Amazonas-Flußpräparat 266
Anemone 146
Angel of Protection Orchid 262
Angel Orchid 263
Angelica 85
Angelika 56
Angelsword 225
Apfel 68
Apple 109
Apricot 171
Ararybá 273
Archduke Charles 152
Ash-wood 51
Aspen 26
Assá 271
Aster 154
Authenticity 249
Autumn Damask 152
Avocado 109, 171
Awapuhi-melemele 206

Baby Blue Eyes 81
Balsam Poplar 187
Banana 106, 167, 208
Basil 80
Bauhinia 215
Beech 41
Beech-wood 51, 52
Beinwell 64
Bergahorn 62
Birch-wood 50
Birne 68
Black Cohosh 86
Black Spruce 190
Black-eyed Susan 87
Blackberry 89, 110
Bladderwort 192
Bleeding Heart 80
Blue Camas 198
Blue Elf Viola 186
Bluebell 198, 215
Blütenhilfe 71

Bo 177
Boab 225
Bottlebrush 168, 215
Bougainvillea 68, 129
Bouvardia 120
Braunelle 58, 68
Bromélia 1 und 2 271
Bush Gardenia 218
Bush Iris 218
Buttercup 89

California Poppy 83
California Wild Rose 91
Candystick 200
Cane Cholla Cactus 126
Canyon Grapevine 122
Cardon Cactus 119
Carrot 150
Cattail Pollen 193
Cecil Brünner 152
Cedar 175
Celebration 270
Centaury 35
Century Agave 172
Cerato 29
Chamomile 87
Champney's Pink Cluster 152
Channeling Orchid 265
Chaparral 86, 121
Cherry 102
Cherry Plum 27
Chestnut Bud 34
Chestnut-wood 53
Chicory 40
Chinese Violet 209
Chocolate Orchid 263
Christmas Cactus 155
Christmas Tree 232
Clarity 249
Clematis 32
Coconut 101, 207
Coffee 208
Colour Orchid 263
Columbine 190
Comandra 188
Comfrey 173
Compass Barrel Cactus 128
Coordination Orchid 263
Coral Bean 120
Corn 85, 104
Cosmos 89
Cotton 168
Cotton Grass 187
Cow Parsnip 185
Cowslip Orchid 232
Crab Apple 39
Crowea 219
Crown of Thorns 127
Curry Leaf 252

Daisy 236
Dampiera 230
Dandelion 88
Date 111
Date Palm 173
Day Blooming Jessamine 253
Desert Christmas Cholla Cactus 123
Desert Marigold 119
Deva Orchid 265
Devil's Claw 117
Dill 87, 154
Dogbane 120
Down to Earth 246
Drumstick 253

Easter Lily 198
Echinacea 94
Ecstasy 247
Elm 38
Elm-wood 49
Embó Rudá 271
Engelwurz
▶ Angelika/Angelica
Erigeron Mexican Daisy & Whau 237
Eucalyptus 170
Evening Primrose 82
Everlasting Pea 238

Fairy Duster 130
Fairy Lantern 91
Fawn Lily 84
Feinstrahl, Gemeiner 55
Fetthenne, Scharfe
▶ Sedum acre
Fig 107
Fir-wood 48
Fire Prickly Pear Cactus 134
Fireweed 185
Fishhook Cactus 125
Five Corners 219
Fivefinger 237
Flannel Flower 219
Flight 249
Forsythia 201
Fortune's Double Yellow 153
Foxglove 186
Frauenschuh 65
French Lavender 155
Fringed Mantis Orchid 232
Fringed Violet 219
Fuchs' Kreuzkraut 62
Füllhorn-Cattleya 265
Fun Orchid 263

Gaillardia 154
Gentian 28, 30, 31
Goatsbeard 199

Golden Yarrow 93
Gorse 28
Granatapfel 69, 81, 174
Grape 113
Graslilie, Astlose 62
Grass of Parnassus 188
Green Fairy Orchid 189
Green Rose 176
Green Spider Orchid 225
Günsel, Kriechender 59

Hackberry 121
Hairy Butterwort 194
Hairy Larkspur 133
Harebell 195
Harvest Brodiaea 176
Harvest Lily 199
Hawthorne 172
Heart Orchid 264
Heather 34
Helleborus 173
Hibbertia 219
Higher Self Orchid 265
Holly 36
Honeysuckle 32
Hornbeam 28
Hybrid Pink Fairy Orchid 230

Iberis Candytuft 155
Illawara Flame Tree 220
Imbé 270
Impatiens 34, 70
Indian Mulberry 255
Indian Paintbrush 89, 155
Indian Pink 88
Indian Root 128
Inspiration Orchid 265
Iris 238

Jacob's Ladder 195
Jade vine 207
Japanese Magnolia 148
Jasmine 169
Jojoba 129
Jumping Child 270

Kamille, Echte 57
Kangaroo Paw 220, 232, 233
Klein's Pencil Cholla Cactus 125
Knotted Marjoram 150
Kohekohe 241
Kornblume 55

La'au'aila 206
Labrador Tea 185
Lace Flower 190
Ladies' Tresses 193
Lady Eubanksia 151
Lamb's Quarters 189
Lani ali'i allamanda 207

Lantana 146, 176
Larch 36
Larch-wood 49
Lavender 84
Lemon 174
Lettuce 101
Lilac 155, 167
Lily 146
Lime-wood 48
Little Flannel Flower 220
Live forever 177
Loquat 167
Lotus 65, 255
Love Orchid 264
Löwenzahn 63, 69, 88
Luffa 168

Macadamia 209
Macrozamia 230
Mädesüß 64
Maggie 153
Mai'a 208
Mala Mujer 132
Malabar Nut Flower 254
Mallow 82, 173
Mamane 208
Manzanita 94
Maple-wood 50
Margerite 59
Marica iris 209
Marie Pavié 153
Marigold 174
Mariposa Lily 132
Mauerpfeffer, Weißer ▶ Sedum album
Meadow Sage 150
Melon Loco 131
Menzies Banksia 231
Mexican Oregano 150
Milchstern, Doldiger 70
Milkweed 92
Milo 209
Mimulus 26
Mingimingi 240
Moara 272
Montbretia 240
Morning Glory 94
Moschatel 189
Moschus-Malve 64
Moss Rose 147
Mountain Wormwood 191
Mugwort 85
Mulla Mulla 220
Mullein 82
Mustard 33

Naio 208
Narcissus 147
Nasturtium 94
Naupaka-kahakai 207
Nicotiana 94
Nilgiry Longy 254

Niu 207
Noble star flower cactus 176
Noho-Malie 206
Nootka Lupine 192
Northern Lady's Slipper 188
Notfalltropfen 41, 63, 71, 109, 227
NZ Native Daphne 241

Oak 38
Oak-wood 51
Obaiti 274
Office Flower 253
Old Blush 154
Old Maid (pink) 252
Old Maid (white) 252
Old Man Banksia 221
Olive 33
One-sided Wintergreen 193
Orange 110
Orange Honeysuckle 199
Oribá 274
Ox-Eye Daisy 200

Pale Corydalis 192
Pale Sundew 232
Panini-awa'awa 208
Pansy 170
Paper Birch 193
Passionsblume 56
Past Life Orchid 264
Paw Paw 221
Peach 104, 177
Peach-flowered Tea-Tree 221
Pear 108
Penstemon 90
Perilla 176
Periwinkle 202
Pill-bearing Spurge 252
Pine 37
Pine-wood 48
Pineapple 105
Pineapple Weed 184
Pink Fairy Orchid 231
Pink Fountain Trigger-plant 231
Pink Rose 147
Pink Yarrow 93
Pipsissewa 200
Polyanthus 202
Pomegranate 81, 174
Poppy 147
Pretty Face 90
Psycho Orchid 264
Purple & Red Kangaroo Paw 232
Purple Flag Flower 232
Purple Magnolia 201
Purple Mat 126

Purple Monkeyflower 84
Pyata 272

Quince 81
Quitte 69

Rabbitbrush 88
Rangoon Creeper 254
Ranunculus 148
Raspberry 112
Rebirth 273
Red & Green Kangaroo Paw 233
Red Chestnut 27
Red Helmet Orchid 222
Red Root 118
Red Silk Cotton 253
Red Suva Frangipani 226
Redwood 169
Rescue Remedy 41
Revelation 273
Ribbon Pea 233
Ringelblume 59
River Beauty 186
Robinie 58
Rock Rose 26
Rock Water 39
Rose Campion 156
Rose of Sharon 148
Rosenessenzen 151
Rosmarin 70

Sage 92
Sagebrush 90
Saguaro 91, 133, 170
Salmonberry 201
Sauerampfer 59
Schafgarbe 93
Schlangenknöterich 61
Schlehe 63
Schöllkraut 57
Scleranthus 29
Scotch Broom 86
Sedum acre 58
Sedum album 57
Seiva 272
Self heal 175
She Oak 222
Shooting Star 184
Silver Lace 151
Silverleaf Nightshade 125
Single Delight 191
Slender Rice Flower 222
Snakebush 233
Snapdragon 151, 168
Snowdrop 203
Spinach 103
Spinifex 222
Spotted Gliciridia 255
Springkraut, Drüsen-tragendes 70
Springkraut, Echtes 70
Star of Bethlehem 39, 70

Sticky Geranium 194
Sticky Monkeyflower 81
Stiefmütterchen, Wildes 64
Strawberry 111
Strawberry Cactus 128
Strength 247
Sturt Desert Pea 223
Sturt Desert Rose 223
Sugar beet 167
Sun Orchid 264
Sunflower 92
Sunshine Wattle 223
Sweet Chestnut 36
Sweet Pea 91
Sweetgale 187
Syrian Rue 126

Tall Yellow Top 223
Tansy 94
Taubnessel, Rote 56
Teakwood Flower 253
Temple 253
Theresa Cactus 124
Tiger Lily 83
Tomato 105
Trillium 83
Turkey Bush 224
Twinflower 191

Ursinia 233

Venus Orchid 264
Vervain 40
Viburnum 203
Victoria Regia 265
Vilayati Amli 255
Vine 40
Viola (white) 240
Vogelwicke 65

Walnut 35
Walnut-wood 53
Wandering Jew 154
Waratah 226
Water Violet 34
Watermelon 175
Wedding Bush 224
Well Being 247
White Chestnut 33
White Coral 254
White Fireweed 187
White Petunia 148
White Spider Orchid 233
Wild Oat 29
Wild Potato Bush 224
Wild Rose 32
Wildbirne 58
Willow 38
Wisteria 224
Wolfsauge 63

Yarrow 93

Yarrow Special Formula 93
Ybá 272
Yucca 115

Zahnwurz, Zwiebel-tragende 63

Sachregister

Abgrenzung 53, 59, 93, 152, 193, 266
Abhängigkeit 92, 105, 113, 122, 192, 240, 241, 266
Abnehmen ▶ Übergewicht
Abtreibung 200
Affirmationen 16
Aggressionen 36, 57, 64, 86, 87, 132, 262, 275
Aids 170
Akne 34, 39, 169, 222, 258 (▶ Hautprobleme)
Akupressur 229
Akupunktur 229
Alkohol 32, 35, 62, 95, 105, 108, 132, 133, 151, 161, 173, 174, 201, 223, 259
Allergien 36, 39, 41, 93, 146, 161, 168
Alpträume 26, 105, 206
Altern 90, 91, 92, 172, 173, 221, 222, 253
Alzheimer ▶ Altern; Gedächtnis; Gehirn
Angst vor dem Tod 154, 227, 233, 247 (▶ Sterbebegleitung)
Angst vor Krankheiten 40, 110, 233
Angst vor Veränderungen 56, 119, 152, 185, 194, 215, 270, 274
Ängste 26, 27, 50, 62, 63, 64, 70, 81, 82, 84, 85, 91, 105, 116, 118, 120, 138, 132, 146, 161, 167, 200, 201, 203, 206, 207, 236, 237, 256, 270, 274
Anpassung, übertriebene 48, 50, 53, 117, 198 (▶ Durchsetzungsvermögen; Identitätsprobleme; Selbstverwirklichung)
Anpassungsfähigkeit 41, 48, 83, 91, 92, 106, 107, 108, 232 (▶ Flexibilität)
Ansichten, starre/unrealistische 62, 108, 127, 219, 220, 254

Anspannung, innere 34, 63, 64, 69, 109, 199, 201, 230, 232, 263, 264, 271, 272, 273 (▶ Streß)
Antriebslosigkeit ▶ Apathie, Trägheit
Apathie 28, 32, 91, 95, 105, 194, 246, 247, 275
Armut ▶ finanzielle Probleme
Arroganz 34, 35, 41, 107, 254
Askese 39, 95, 108, 263
Asthma 170
Atemwege 150, 169, 170, 253, 259 (▶ Lungen)
Atmung 129, 130, 270, 271
Augen 176, 200
Ausgeglichenheit 108, 109, 185
Ausgewogenheit 134, 185
Autismus 167, 169, 174
Autoimmun-erkrankungen 151
Autorität, Auflehnung gegen 91, 92, 133, 134, 209, 222

Bach, Dr. Edward 8, 21
Bauchspeicheldrüse 55, 147, 167, 171, 174, 175, 221
Bedrohung, Gefühl der 63, 86, 87
Behinderung 34, 203, 224, 252
Belastungen, seelische 57, 58
Beruf, Kind oder 69, 81
Berührungen, Angst vor 147, 171, 172, 219
Besitzgier 40, 64, 80, 83, 90, 104, 113, 147, 176, 207, 215, 256
Bettnässen 258
Bewegungsstörungen 148, 151, 152
Bewußtseinserweiterung 65, 177, 203, 267
Beziehungen 68, 125, 126, 127, 128, 153, 187, 192, 199, 206, 207, 218, 224, 227, 232, 252
Bezugsquellen 13
Bindungsängste 65, 81, 82, 91, 152, 224, 252
Bindungsunfähigkeit ▶ Bindungsängste
Blase 56, 58
Blinddarm 171
Blut 58, 59, 169
Blütentagebuch 16, 17

Blutreinigung
▶ Entgiftung
Blutzuckerspiegel
▶ Bauchspeicheldrüse
Bulimie ▶ Eßstörungen

Candida ▶ Pilzinfektionen
Chakren 177, 245, 255, 256, 271
Channeling ▶ übersinnliche Fähigkeiten
Chiropraktik 229
Cholesterinspiegel 174
Colitis ulcerosa ▶ Darmbeschwerden/ -erkrankungen

Darmbeschwerden und -erkrankungen 38, 64, 151, 171, 175
Denkmuster, alte 186, 201, 227, 236, 237, 247 (▶ Verhaltensmuster, alte oder zu starre)
Depressionen 28, 30, 31, 32, 33, 86, 110, 133, 134, 161, 173, 201, 202, 247, 256, 263, 264, 271, 272
Diabetes ▶ Bauchspeicheldrüse, Autoimmunerkrankungen
Diagnosemethoden 12
Dogmatismus ▶ Moralvorstellungen, unrealistische; Ideale, zu unrealistische; Prinzipien, zu strenge; Ansichten, starre/unrealistische
Dosierung 14
Drogen 27, 32, 35, 86, 92, 95, 105, 161, 201, 208, 223, 259, 267
Durchblutungsstörungen ▶ Herz-Kreislauf-Erkrankungen
Durchhaltevermögen 59, 90, 102, 221, 224
Durchsetzungsvermögen 28, 29, 32, 35, 36, 53, 57, 59, 105, 119, 146, 152, 247, 249

Egoismus 34, 40, 48, 83, 104, 111, 112, 140, 147, 176, 207, 232, 264
Ehrgeiz 38, 41, 63, 64, 83, 232
Eifersucht 36, 113, 147, 247, 256
Einnahme 14
Einsamkeit 34, 35, 48, 65, 81, 82, 113, 121, 122, 152, 191, 195, 223, 224, 249, 270

Einseitigkeit 134, 200
Eitelkeit, übertriebene 90, 91
Ekzeme 35, 39, 158, 170, 222
Eltern, dominante 35, 40, 91
emotionale Bockaden ▶ Gefühle, unterdrückte
Emotionen, intensive 27, 101, 131, 150
Empfindlichkeit 26, 63, 146, 220, 266, 273, 275
Engel 85, 238, 262, 263
Entgiftung 39, 86, 168, 169, 170, 171, 222, 267
Entspannung ▶ Anspannung, innere; Streß
Enttäuschung ▶ Unzufriedenheit; Verbitterung
entzündliche Erkrankungen 48, 161, 174
Epilepsie 148
erbliche Krankheiten und andere ererbte Probleme 134, 135, 225, 236, 242, 263
Erfolg 118 (▶ Selbstverwirklichung)
Erkältung ▶ Atemwege, Immunsystem
Erleuchtung 65, 177, 249, 255, 256
Ernährung ▶ gesunde Lebensweise; vegetarische Ernährung
Erschöpfung 28, 33, 35, 38, 58, 59, 130, 131, 161, 168, 198, 221, 226, 231, 258
Erstverschlimmerung 15, 65
Eßstörungen 95, 105, 108, 132, 133, 147, 148, 161, 201
Existenzprobleme 246, 247

Familie 218, 233, 240, 255
Fanatismus 40, 108, 254
Fasten 175, 258, 259
Fehlgeburt 200
Fernweh 91
Fieber 275
finanzielle Probleme 83, 89, 90
Flexibilität 39, 40, 48, 62, 107, 108, 185, 194, 215, 254
Frieden, innerer 108, 109
frühere Leben ▶ Karma

Führungsqualitäten 38, 39, 40, 81, 105, 106, 154, 207
Fürsorge, übertriebene 27, 40, 142

Gallenbeschwerden 36, 38, 161
Geburt 68, 109, 141, 219, 258, 275
Geburtstrauma 70, 71, 184, 188, 193, 247
Geburtsvorbereitung ▶ Schwangerschaft
Gedächtnis 109, 170, 172, 173, 174, 202, 253, 259 (▶ Gehirn; Konzentrationsstörungen; Lernschwierigkeiten)
Gefühl und Verstand: Gleichgewicht 50, 51, 55, 56, 94, 273
Gefühle, unterdrückte 206, 215, 223, 275 (▶ Verdrängung)
Gehirn 148, 151, 170, 172, 173, 174, 175, 238
Gehirnhälfte, Gleichgewicht zwischen rechter und linker 148, 198, 238, 239, 267, 274, 275
Gehirnhälfte, linke 174
Gehirnhälfte, rechte 128
Gehör 173
Geistheilen ▶ Heilberufe
Genesung ▶ Rekonvaleszenz
Geräuschempfindlichkeit 231
Geruchssinn 169, 170
Geschäftigkeit, übertriebene 40, 51, 52, 88, 101, 136
Geschlechtsorgane 57, 58, 59, 80, 86, 87, 174, 175, 198, 199, 200, 224, 225, 230, 231, 273
Gewalt 86, 87, 94, 148
Gleichgültigkeit ▶ Apathie
Griesgrämigkeit ▶ schlechte Laune
Grippe ▶ Atemwege, Immunsystem
Großstadtleben, modernes 85, 86, 94, 105, 188, 257
Grübelei 33, 128, 129, 200, 201, 256 (▶ Sorgen)
Gruppenkonflikte 186, 199, 255

Gruppenprozesse ▶ Teamarbeit

Haarausfall 168, 169, 174, 175
Habgier ▶ Besitzgier
Hämorrhoiden 169
Haß 36, 57, 86, 87, 112, 191
Hautprobleme 34, 39, 65, 152, 168, 169, 170, 173, 222, 253, 266
Heilberufe 93, 104, 171, 172, 176, 177, 188, 189, 209, 233, 255, 256, 264, 265
Heimatlosigkeit, Gefühl der 64, 65, 91, 94, 184, 185, 223, 224
Heiterkeit ▶ Lebensfreude; Kind, inneres
Hektik ▶ Streß; modernes Großstadtleben; Reizüberflutung; Geschäftigkeit, übertriebene
Helfersyndrom ▶ Mitgefühl
Hepatitis 170
Herz-Kreislauf-Erkrankungen 28, 32, 33, 34, 36, 38, 40, 41, 56, 70, 148, 149, 152, 153, 161, 169, 170, 171, 173, 174, 199, 259, 274
Hoffnungslosigkeit 28, 32, 49, 86, 223, 240, 247, 270
Homosexualität 207 (▶ Identität, sexuelle)
hyperaktives Kind 131, 161, 168, 258
Hypochondrie 40, 110, 221
Hypoglykämie ▶ Bauchspeicheldrüse
Hysterie 27, 85

Ideale, zu unrealistische 39, 53, 62, 148, 149, 254
Identität, sexuelle 69, 80, 207
Identitätsprobleme 53, 91, 92, 117, 198, 199, 264
Illusionen 192
Immunsystem 26, 94, 95, 146, 150, 151, 153, 161, 167, 168, 169, 170, 199, 237, 240, 259, 266
Infektionen 222 (▶ Immunsystem)
Infektionsanfälligkeit ▶ Immunsystem

Intoleranz 41, 111, 215, 222, 254
Introversion 34, 35, 81, 82, 93, 108, 125, 126
Intuition 50, 55, 65, 128, 153, 177, 189, 203, 221, 249

Jähzorn ▶ Aggressivität, Wut

Karma 173, 181, 192, 205, 223, 264
Kehlkopf 168
Kiefer 168
Kind, inneres 68, 103, 220, 271 (▶ Lebensfreude)
Kinder 83, 87, 95, 176, 184, 185, 220, 224, 240
Kindererziehung 81
Kindheitserlebnisse, negative 81, 82, 87, 103, 147, 223, 224
Klatschsucht 232
Klaustrophobie 237
Knochen 167, 201 (▶ Osteoporose)
Kochmethode 9
Koffein 95, 105, 208
Kommunikationsfähigkeit 191, 192, 227, 249, 266, 274
Konkurrenzdenken 83, 232
Kontaktarmut ▶ Einsamkeit
Konzentration 29, 33, 34, 109, 148, 226, 249, 253
Kopflastigkeit ▶ Rationalismus, übertriebener
Kopfschmerzen 40, 65, 69, 148, 153, 232, 249, 257
Körperbehaarung, zu starke 168, 169, 175
Körperfeindlichkeit 95 (▶ Sexualität und sexuelle Probleme)
Krampfadern 169, 173
Krampfzustände 35
Krankheit, chronische 28, 59, 110
Krankheit, schwere 26, 28, 57, 59, 90, 110, 224, 253
Kreativität 89, 136, 137, 199, 200, 224, 226, 227, 247, 249, 265, 272
Krebs 153, 167, 170, 171, 172, 174, 175
Kriminalität 94, 209 (▶ Gewalt; unmoralisches Verhalten)

Krisensituationen 26, 27, 28, 36, 37, 39, 41, 50, 56, 68, 71, 109, 119, 128, 129, 130, 131, 133, 134, 151, 186, 187, 199, 203, 223, 233
Kritiksucht 41, 103, 111, 247
Kummer ▶ Trauer
Künstler ▶ Kreativität

Lähmungen
▶ Behinderung
Lampenfieber 93, 101, 230, 249
Lebensfreude 49, 53, 102, 103, 110, 146, 149, 155, 177, 203, 221, 223, 226, 256, 263, 264, 270, 271, 272, 273
Lebensverhältnisse, ungünstige 57, 89, 90, 190, 191
Leber 170, 171
Leere, innere 136
Legasthenie 149, 198
Lehrer 154
Lernen aus Fehlern
▶ Lernschwierigkeiten
Lernerfahrungen des Lebens 194, 236, 237 (▶ Lernschwierigkeiten)
Lernschwierigkeiten 34, 174, 190, 198, 267, 275
Lethargie ▶ Apathie; Trägheit; Stagnation
Leukämie ▶ Blut, Krebs
Liebe 34, 40, 48, 49, 51, 104, 113, 152, 153, 195, 222, 233, 247, 264, 265, 266, 270, 272
Luftröhre 168
Lügen ▶ Unaufrichtigkeit
Lungen 169, 170, 177, 198, 199
Lymphsystem 170, 174

Macho 208, 224, 225, 252
Machtstreben 40, 41, 83, 104, 154, 207, 232, 255
Magenprobleme 34, 36, 38, 56, 58, 64, 87, 88, 152, 167, 171, 219, 252, 259
Magersucht
▶ Eßstörungen
Malaria 170
Management 88
(▶ Führungsqualitäten)
Manipulation 117, 126
manuelle Fähigkeiten 176
Massage 171, 172, 188, 229, 266 (▶ Heilberufe)

Materialismus 83, 89, 90, 176, 207, 218
mediale Fähigkeiten
▶ übersinnliche Fähigkeiten
Medikamentenmißbrauch ▶ Drogen
Meditation 85, 188, 199, 203, 218, 249, 255, 256, 270
Menschenkenntnis
▶ Urteilsvermögen, kritisches
Menstruationsprobleme 69, 132, 148, 174, 175, 187, 198, 199, 221, 222, 230, 231, 258, 275
Midlife-crisis 36, 38, 173
Migräne 34
Milz 57, 58
Minderwertigkeitskomplexe 34, 36, 48, 70, 89, 90, 91, 92, 106, 219, 255
▶ Selbstbewußtsein, mangelndes)
Mißtrauen 64, 70, 81, 82, 126, 152, 226, 247, 274
Mitgefühl 93, 112, 122, 123, 124
Moralvorstellungen, unrealistische 39, 53, 62, 95, 108, 254
Müdigkeit 28, 152, 221, 226, 258 (▶ Erschöpfung; Schlafstörungen)
multiple Sklerose 151, 152, 174, 175, 177, 203
Muskelaufbau 173, 174
Muskelkater 168
Muskeltest, kinesiologischer 13
Muskelverspannungen 35, 38, 40, 63, 65, 69, 88, 152, 153, 174, 201, 230, 231, 232, 257, 259, 270, 272, 273, 274
Mutlosigkeit 49, 102, 105, 116, 117, 146, 223
Mutter, alleinerziehende 142
Mutter, Probleme mit der 132, 133
Muttergefühle 68, 132, 133, 142, 184, 185, 207, 215 (▶ Schwangerschaft)
Mutterrolle
▶ Muttergefühle

Nachgiebigkeit 29, 35
Nachtmensch 95
Natur, Beziehung zur 59, 176, 181, 188, 203, 241, 265

Neid 36, 113, 147, 153, 255
Nervenfunktionsstörungen 148, 151, 152, 173, 174, 175
Nervosität 26, 28, 40, 51, 95, 101, 109, 129, 130, 131, 161, 201, 253, 257, 275
Neubeginn
▶ Übergangsphasen
Neugier 232
Nieren 56, 57, 58, 170, 171, 198
Notfälle
▶ Krisensituationen

Ohnmacht 39, 41
Ordnungsliebe, krankhafte 39
Osteoporose 36
(▶ Knochen)

Parodontose 167
Pechsträhne 252
Perfektionismus 37, 39, 274
Pessimismus 28
Pflanzen, Beziehung zu 59, 189, 190
Pilzinfektionen 174, 175, 222, 267
prämenstruelles Syndrom ▶ Menstruationsprobleme
Prellungen 231
Prinzipien, zu strenge 39, 53, 62, 95, 108, 263
Progerie 177
Prüfungsvorbereitung 109, 174, 221, 257
Psoriasis
▶ Hautprobleme
psychische Erkrankungen 148, 151, 169, 174, 177, 206, 207, 264
psychosomatische Erkrankungen 93
Pubertät 36, 112, 141

Rachegedanken 36, 86, 87, 112
Rassismus ▶ Intoleranz
Rationalismus, übertriebener 50, 51, 55, 56, 94, 103, 128, 189, 195, 201, 202, 207, 219, 220, 238
Rauchen 62, 95, 105, 130, 131, 161, 170, 177, 201, 253, 259
Reflexzonentherapie 171, 229
Reinkarnationstherapie 202, 206, 264 (▶ Karma)

Reinlichkeitswahn 39
Reisekrankheit 167, 226, 227
Reisen 32, 64, 65, 185, 226, 227, 257
Reizbarkeit ▶ Empfindlichkeit, Nervosität, Übersensibilität, Wut
Reizüberflutung 87, 88, 89, 130, 131, 220
Rekonvaleszenz 33, 109, 177, 209, 231
Religion 84, 85, 177, 209, 253, 254 (▶ spirituelle Entwicklung)
Resignation 28, 32, 102 (▶ Mutlosigkeit; Hoffnungslosigkeit)
rheumatische Erkrankungen 38, 41, 62, 63, 171, 201, 203 (▶ Autoimmunerkrankungen; Rückenprobleme)
Routine ▶ Stagnation
Rückenprobleme 34, 35, 36, 38, 69, 167, 201, 259, 266 (▶ Muskelverspannungen)

Sarkasmus 41, 81, 82, 111
Schattenseiten der eigenen Persönlichkeit 86, 87, 119, 262
Schicksalsschläge 26, 27, 28, 36, 39, 41, 50, 51, 56, 57, 58, 90, 110, 151
Schilddrüse 59, 221
Schizophrenie ▶ psychische Erkrankungen
Schlafstörungen 34, 35, 40, 65, 87, 88, 130, 131, 161, 177, 256, 274 (▶ Nachtmensch)
Schlankheitswahn 147, 148
schlechte Laune 36, 38, 102, 103, 111
Schleimhäute 146, 169, 170
Schmerzen 35, 63, 231, 253
Schock 39, 41, 50, 70, 71 (▶ Trauma)
Schreibtischarbeit 94, 201, 202, 253
Schüchternheit
▶ Introversion; Durchsetzungsvermögen; Selbstbewußtsein, mangelndes; Einsamkeit
Schuldgefühle 37, 48, 112, 118, 226, 274
Schulprobleme 95

Schwangerschaft 36, 67, 80, 141, 175, 184, 185, 215, 224, 241
Schwellungen 231
Sekten 39, 40, 62, 208, 209, 253, 254
Selbstbeherrschung 108
Selbstbewußtsein, mangelndes 28, 29, 35, 48, 50, 59, 62, 64, 89, 90, 106, 112, 116, 117, 140, 161, 190, 201, 202, 203, 220, 226, 230, 247, 266, 271, 272 (▶ Minderwertigkeitskomplexe)
Selbsterkenntnis 55, 56, 273, 274
Selbstheilungskräfte 58, 68, 69, 146, 155, 237 (▶ Immunsystem)
Selbstmordgedanken 27, 28
Selbstverwirklichung 62, 116, 117, 118, 120, 198, 199
Sexualität 65, 68, 201, 202, 252, 266, 271, 272, 273
sexuelle Perversionen 208
sexuelle Probleme 36, 37, 39, 64, 65, 80, 108, 113, 147, 173, 174, 175, 187, 208, 218, 224, 225, 227, 230, 246, 247
sexueller Mißbrauch 148, 187, 219, 224, 225, 227, 230 (▶ Trauma)
Signaturenlehre 10, 76
Sinn des Lebens 29, 78, 86, 91, 92, 135, 136, 148, 149, 177, 181, 184, 192, 208, 249, 264, 273, 275
sinnliche Wahrnehmung
▶ Sinnlichkeit
Sinnlichkeit 59, 201, 202, 219, 271
Sonnenmethode 8
Sonnenstich 257
Sorgen 27, 53, 64, 189, 190, 219, 272, 274
Speiseröhre 168
Spielleidenschaft 161
spirituelle Entwicklung 65, 83, 84, 177, 184, 194, 195, 218, 225, 227, 238, 249, 253, 254, 255, 256
sprachliches Ausdrucksvermögen 89, 191, 192, 227, 249, 275
Sprechstörungen 148, 168 (▶ Stottern)

Stagnation *49, 62, 105, 125, 194*

Sterbebegleitung *28, 36, 57, 215, 218, 227, 265*

Stillen *69, 80, 207*

Stimmbänder *168*

Stimmungsschwankungen *29, 87, 88, 221*

Stottern *89, 148, 168*

Strahlenschäden *91, 92, 167, 170, 177, 220, 221, 226, 257, 266*

Streß *33, 34, 38, 41, 51, 52, 59, 63, 65, 85, 87, 88, 95, 101, 103, 105, 108, 120, 130, 136, 161, 174, 199, 201, 202, 231, 232, 233, 246, 247, 253, 257, 274*

Sucht ▶ *Alkohol; Drogen; Eßstörungen*

Süßigkeiten, Hunger auf *111, 133*

Taktlosigkeit *111, 220*

Teamarbeit *140, 141, 233, 241, 266*

Thymusdrüse *55*

Trägheit *94, 95, 105, 194, 246, 247, 275*

Trauer *32, 63, 80, 121, 137, 138, 139, 172, 191, 193, 226, 230, 231, 270, 272*

Trauma *26, 39, 50, 70, 71, 86, 87, 109, 110, 120, 121, 177, 185, 186, 187, 188, 193, 219, 223, 233*

Träume *85, 202, 203, 273*

Trennung *112, 137, 138, 139, 172, 173, 226, 233* (▶ *Trauer*)

Tuberkulose *147*

Übereifer *40, 49, 88*

Übergangsphasen *35, 36, 85, 105, 112, 137, 138, 139, 142, 185, 186, 187, 199, 200, 215, 230*

Übergewicht *108, 132, 133, 147, 148, 161, 208, 221, 224*

Übersensibilität *26, 35, 36, 93, 129, 130, 131, 146, 230, 266, 272, 274, 275*

übersinnliche Erfahrungen *83, 84*

übersinnliche Fähigkeiten *84, 93, 112, 176, 177, 203, 220, 225, 238, 249, 265, 267, 273*

Umwelteinflüsse, schädliche *93, 188, 226, 253, 257* (▶ *Strahlenschäden*)

Umweltschutz *241*

Umzug *64, 65, 185*

Unaufrichtigkeit *126, 192, 247*

unbesonnenes Handeln ▶ *Voraussicht*

Unbewußtes *273* (▶ *Verdrängung*)

Unentschlossenheit *29, 53, 55, 56, 116, 117, 153, 193, 194, 200, 201, 221, 275*

Unfreundlichkeit ▶ *schlechte Laune*

Unfruchtbarkeit *68, 174, 175, 187, 222, 224, 264*

Ungeduld *34, 57, 172*

unmoralisches Verhalten *82, 207, 223, 232*

Unreife *91, 172*

Unsicherheit ▶ *Ängste; Selbstbewußtsein, mangelndes*

Unterbewußtsein, Einblick ins *55, 56*

Unzufriedenheit *29, 36, 38, 62, 106, 111, 191, 202, 203*

Urteilsvermögen, kritisches *58, 110, 111, 151, 152, 153, 200*

Vater, Probleme mit dem *133, 134, 170, 222*

Vatergefühle *222* (▶ *Familie*)

vegetarische Ernährung *176*

Verantwortungsgefühl *91, 172, 224, 232*

Verbitterung *36, 38, 51, 57, 63, 112, 121, 122, 128, 129, 153, 191, 253, 274*

Verbrennungen *220, 221, 258*

Verdauung *58, 167, 169, 171, 199, 200, 221, 267* (▶ *Magenprobleme; Darmbeschwerden und -erkrankungen*)

Verdrängung *35, 50, 61, 120, 121*

Vergangenheit, Sehnsucht nach der *32, 63, 109, 202, 203*

Verhaltensmuster, alte oder zu starre *58, 126, 127, 185, 201, 227, 236, 237, 247, 272*

Verschwendungssucht *161*

Versöhnung *26, 48, 63, 186, 191*

Verträumtheit ▶ *Weltfremdheit*

Verzeihen ▶ *Versöhnung*

Virusinfektionen ▶ *Immunsystem*

Visualisation *16, 239*

Voraussicht *150, 172*

Vorfahren ▶ *Verhaltensmuster, ererbte*

Wahnvorstellungen *26, 27, 177* (▶ *psychische Erkrankungen*)

Wahrnehmungsstörungen *151, 152*

Wechseljahre *36, 81, 132, 142, 143, 173, 215, 258*

Weltfremdheit *32, 58, 89, 109, 112, 129, 148, 149, 184*

Willensschwäche *35, 105, 193, 223, 224, 272*

Wirbelsäule ▶ *rheumatische Erkrankungen; Rückenprobleme*

Wirkungsweise *9*

Wochenbettdepressionen *142*

Workaholic *33, 38, 49, 53, 58, 62, 190, 191, 274*

Wunden *41, 48, 63, 177, 222, 231*

Wut *36, 57, 63, 64, 128, 129, 130, 150, 155, 161, 186, 191, 247*

Zähne *167, 174*

Zerstreutheit *29, 32, 33*

Zielerreichung *89, 193*

Zubereitung *14*

Zynismus ▶ *Sarkasmus*

Bildnachweis

Aloha - Hawaiische Tropen-Blütenessenzen von Penny Medeiros, Chieming: Laredo Verlag 1997: 204, 206 (2), 207, 208 (2), 209 (2). Araretama Rainforest Vibrational Healing Essences (Sandra Epstein): 268, 270 (3), 271, 272 (3), 273 (4), 274 (2). AUM Himalaya Sanjeevini Essences (Dr. Atul K. Shah): 251, 252 (2), 254, 255 (o). Australian Bushflower Essences (Ian White): 212, 218, 219 (2), 220, 221, 224, 225, 226, 227. Dr. Bayer: 246 (o). Desert Alchemy (Photo © 1993 Desert Alchemy): 114, 116, 119, 120 (2), 121 (2), 122, 126 (2), 127 (2), 129, 130, 132, 133, 135, 136, 137, 140, 141. Goyert-Johann: 68 (2), 69 (o und u). Himalayan Flower Enhancers: 244, 246 (u), 247 (3), 249 (3). Hornberger: 74, 81, 82, 83 (o und M), 85 (u), 88, 90, 92 (u), 93, 101, 104 (u), 108, 110 (o und u), 113, 184, 260, 262, 263 (2), 264 (2), 265 (2), 267. Irisflora: S. 60-65 (5). Living Essences (Vasdudeva & Kadambi Barnao): 228, 230, 231, 232 (2), 233 (2). N.Z. New Perception Flower Essences (Mary Garbely): 236, 237 (2), 238 (3), 240 (u), 241, 242 (2), 243 (2). Pacific Essences: 198 (3), 199 (2), 200 (2), 201 (2), 202 (2), 203 (2). Petite Fleur (Judy Griffin): 152, 153, 154, 157, 158, 159. Silvestris: 42 Kerscher, 66 Lenz, 69 (M) Brockhaus, 70 (o) Galan, 70 (u) Frithjof, 80 Pfeiffer, 83 (u) Bruckner, 84 de Cuveland, 85 (o) Heine, 87 (o) Bühler, 87 (u) Kuch, 89 (u) Sohns, 91 Bühler, 94 Layer, 95 NHPA, 96 Hecker, 103 Partsch, 104 (o) Lenz, 105 Hanneforth, 106 Hecker, 109 Lochstampfer, 110 M Layer, 111 Mayer, 143 Ramstetter, 146 Jakobi, 147 Willner, 151 Bühler, 155 Bühler, 162 Layer, 167 Bühler, 169 Galan, 170 (o) Brockhaus, 170 (u) Usher, 172 (o) Hecker, 172 (u) Brockhaus, 173 Frank, 174 (o) Brockhaus, 174 (u) Galan, 176 Brockhaus, 177 Bauer, 178 Lenz, 185 (o) Brockhaus, 185 (u) FLPA, 186 Martinez, 187 (o) Warter, 187 (u) Rolfes, 188 Wendler, 190 Sprank, 191 Schweinsberg, 192 (o) Skibbe, 192 (u) Brandl, 193, 196 Wegner, 210/11 NHPA, 234 de Cuveland, 240 (o) Usher, 250 Sohns, 253 Pforr. WZ Media: 2/3 (2), 4/5, 6/7, 18/19, 20, 22, 39 (u), 72/3, 92 (o), 144, 149. Yggdrasil (Ute Janson): 54-59 (8). Zerbst: 2o5. Die Abbildungen S. 26-41 entstammen dem Trias Buch „Bach-Blüten" von Marion Zerbst und Roswitha Eichinger, Stuttgart 1997.